- 国家卫生和计划生育委员会"十三五"规划教材
- 全国高等学校教材

供眼视光学专业用

接 触 镜 学

第 3 版

主　　编　吕　帆

副 主 编　谢培英　刘陇黔　魏瑞华

编　　者（以姓氏笔画为序）

毛欣杰（温州医科大学）

吕　帆（温州医科大学）

刘陇黔（四川大学）

杨　晓（中山大学）

姚玉峰（浙江大学医学院）

谢培英（北京大学医学部）

魏瑞华（天津医科大学）

瞿小妹（复旦大学）

秘　　书　林　磊（温州医科大学）

融合教材数字资源负责人　吕　帆（温州医科大学）

融合教材数字资源秘书　林　磊（温州医科大学）

人民卫生出版社

6. 较上一版教材从习题类型、数量上进行完善，每章增加选择题。选择题和问答题的数量均大幅增加，目的是帮助学生课后及时、有效地巩固课堂知识点。每道习题配有答案和解析，学生可进行自我练习。自我练习由学生借助手机或平板电脑终端完成，操作简便，激发学习兴趣。

本套教材为2017年秋季教材，供眼视光学专业本科院校使用。

第三轮教材（融合教材）目录

眼镜学（第3版）　　　　　　　　　主编　瞿　佳　陈　浩

眼科学基础（第3版）　　　　　　　主编　刘祖国

眼病学（第3版）　　　　　　　　　主编　李筱荣

接触镜学（第3版）　　　　　　　　主编　吕　帆

眼视光学理论和方法（第3版）　　　主编　瞿　佳

眼视光器械学（第3版）　　　　　　主编　刘党会

视觉神经生理学（第3版）　　　　　主编　刘晓玲

眼视光公共卫生学（第3版）　　　　主编　赵家良

低视力学（第3版）　　　　　　　　主编　周翔天

屈光手术学（第3版）　　　　　　　主编　王勤美

双眼视觉学（第3版）　　　　　　　主编　王光霁

斜视弱视学（第2版）　　　　　　　主编　赵堪兴

眼视光应用光学（第2版）　　　　　主编　曾骏文

获取融合教材配套数字资源的步骤说明

① 扫描封底红标二维码，获取图书"使用说明"。

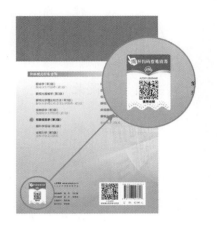

② 揭开红标，扫描绿标激活码，注册 / 登录人卫账号获取数字资源。

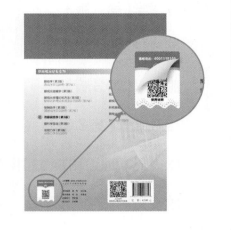

③ 扫描书内二维码或封底绿标激活码随时查看数字资源。

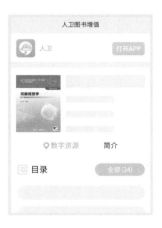

④ 登录 zengzhi.ipmph.com 或下载应用体验更多功能和服务。

扫描下载应用

客户服务热线 400-111-8166

关注人卫眼科公众号
新书介绍　最新书目

第三届全国高等学校眼视光专业教材（融合教材）评审委员会名单

主 任 委 员

瞿 佳 温州医科大学

副主任委员

赵堪兴 天津医科大学

赵家良 北京协和医学院

吕 帆 温州医科大学

委 员（以姓氏笔画为序）

王云创	滨州医学院	赵堪兴	天津医科大学
王保君	新乡医学院	胡 琦	哈尔滨医科大学
兰长骏	川北医学院	袁援生	昆明医科大学
毕宏生	山东中医药大学	徐国兴	福建医科大学
吕 帆	温州医科大学	郭 锐	南京中医药大学
刘陇黔	四川大学	蒋 沁	南京医科大学
刘祖国	厦门大学	曾骏文	中山大学
李筱荣	天津医科大学	廖洪斐	南昌大学
何 伟	辽宁何氏医学院	瞿 佳	温州医科大学
赵家良	北京协和医学院		

秘 书 长

刘红霞 人民卫生出版社

秘 书

姜思宇 温州医科大学

李海凌 人民卫生出版社

前　言

接触镜已经成为人眼屈光不正矫正的重要手段，与眼镜、屈光手术并列为当今临床屈光矫正的三大成熟方法。接触镜不仅在镜片的材料、设计、配戴方式、医疗安全上有显著进展，而且临床用途渐趋广泛，体现出独特的优势。与此同时，接触镜相关的知识、技术也不断拓展，涉及医学、光学、材料学、心理学、社会学，凸显交叉学科特色，成为眼视光学教育体系中一门主要的专业课程。接触镜的基础理论和临床应用实践已经成为眼科和眼视光学医疗工作者的必修内容。

为了适应我国眼视光学高等教育体系的需要，以及适应我国接触镜学高速发展的形势，2004年，我们与人民卫生出版社合作，首版《角膜接触镜学》发行，成为我国眼视光学高等教育课程中重要教材。2011年我们根据接触镜科学进步及临床应用的发展状态，修订并出版了第2版《接触镜学》，继续在各高等院校作为教材和参考用书。

根据接触镜学科的特点和新趋势、新进展，此次我们对第2版进行了修订。为了更好地覆盖接触镜的类型和内涵，方便学生学习和临床医师的工作，我们在内容的编排上做了重要调整："接触镜光学"和"接触镜的验配流程"单独成章，内容更加简洁明了；将原有的"接触镜的护理"章节内容分散至相应的"软性接触镜"、"硬性接触镜"以及"角膜塑形镜"等章节，与具体验配工作实际结合更加紧密；重新梳理了"硬性接触镜"的编写思路，便于对硬性接触镜的验配理解；对"角膜塑形术"相关知识进行了更新和丰富；与此同时，在内容的充实、文字的阐述、插图的设置等方面做了大量改进，使之系统性更强，准确性更高。另外，增加了一些新的环节，例如，多个章节增设了验配案例与处理，指导临床的实际验配工作。此外，每个章节新增数字资源，设置了大量的课后习题和相关知识点补充，以便课后进行巩固和提高，并增加了一些视频和动画，提高教材的趣味性。

通过以上的修订措施，我们希望在保持接触镜学科完整的理论体系的基础上，力求：①从高等教育的特点、并兼顾临床医师和验配专业人员的需要出发，尽量涵盖与接触镜有关的方方面面，做到内容完整，重点突出；②促使学生在构建学科理论框架的同时，培养临床思维，使该教材成为理论结合临床应用实践的桥梁；③注重培养学生独立的、开放式思考的能力，也给授课教师以自由发挥的空间。

本书的撰写、修订和出版得到了人民卫生出版社的大力支持，也得到了各编者所在单位的支持。本书秘书林磊不仅完成了资料收集和文字梳理，同时制作了本书的动画脚本和部分插图。迟蕙医师在"角膜塑形术"、丁辉医师在"接触镜验配：特殊人群和特殊需求"、裘文亚医师在"接触镜相关并发症及处理"、金婉卿医师在"接触镜矫正散光"、王丽丽医师在"接触镜与现代视觉生活"等章节提供资料并参与修订及核对等工作，研究生张洪芳在各章节的审校过程中做了较大的贡献。本书的完成凝聚了众多人的智慧和心血，在此无法一一列举，谨在此书出版发行之际表达我们诚挚的谢意！

吕　帆

2017年3月

目　　录

第一章　概述 ··· 1
　第一节　接触镜的历史和发展 ·· 1
　　一、早期的接触镜设想 ·· 1
　　二、接触镜材料的发展史 ··· 2
　　三、接触镜设计的发展史 ··· 3
　　四、接触镜配戴方式的发展史 ··· 4
　　五、我国接触镜发展史 ·· 5
　　六、接触镜的发展趋势和展望 ··· 5
　第二节　解剖和生理 ··· 6
　　一、角膜 ··· 6
　　二、泪膜 ··· 8
　　三、其他相关眼部结构 ·· 9
　第三节　角膜与氧气 ·· 10
　　一、角膜氧供的来源和作用 ··· 10
　　二、角膜氧供需指标 ·· 12
　　三、接触镜对角膜氧供求的影响 ··· 13
　第四节　角膜地形 ··· 14
　　一、角膜地形的模型 ·· 14
　　二、角膜地形的测量方法 ·· 15

第二章　接触镜光学 ··· 18
　第一节　接触镜的屈光力 ·· 18
　　一、接触镜屈光力的计算 ·· 18
　　二、有效屈光力 ··· 19
　第二节　泪液镜及其屈光力的计算 ·· 20
　第三节　接触镜矫正散光的原理及应用 ·· 22
　第四节　接触镜与调节、集合、放大率和视野 ·· 23
　　一、调节 ·· 23
　　二、集合 ·· 24
　　三、放大率 ··· 24
　　四、视野 ·· 26

第三章　接触镜的验配流程 ··· 28
　第一节　接触镜验配的基本流程 ··· 28

一、病史···28
二、视力检查和验光···29
三、视功能检查···30
四、眼部配戴参数测量···30
五、裂隙灯显微镜检查···31
六、泪膜评价···34
七、配戴者情况总结和接触镜选择·····································34
八、试戴评价和处方确定···35
九、镜片发放、护理系统选择和配戴者教育·····························35
第二节　接触镜验配的特殊检查··36
一、泪液和泪膜的检查···36
二、角膜曲率的检查···37
三、角膜地形图检查和分析···37
第三节　接触镜试戴···41
一、试戴镜验配法步骤···41
二、接触镜试戴要求···41
三、接触镜试戴片的选择···41
四、诊断性试戴过程···41
五、最终的镜片预订···42

第四章　软性接触镜···44
第一节　软性接触镜材料的类型和特性··································44
一、软性接触镜材料的类型···44
二、软性接触镜材料的特性···51
第二节　软性接触镜的设计及其临床相关参数····························54
一、镜片厚度···54
二、镜片后表面设计···55
三、镜片前表面设计···56
四、镜片边缘设计···57
五、镜片直径···58
六、镜片弧矢高度···58
第三节　软性接触镜的生产工艺··59
一、早期的制造方法：模铸巩膜镜·····································59
二、车削法···59
三、旋转浇铸法···61
四、旋转浇铸前表面/车削后表面······································62
五、模压法···62
六、稳定性软镜模压法···62
七、辐照加工···63
第四节　软性接触镜的检测··63
一、后顶点屈光力···63
二、直径···64
三、基弧···64

四、中央厚度 65
五、镜片表面质量 65
第五节　软性接触镜的验配和评估 65
一、适合软性接触镜的配戴者 65
二、软性接触镜的选择 66
三、软性接触镜的配戴方法 67
四、配戴评价 68
五、接触镜处方确定 69
六、护理系统的选择 69
七、配戴者教育 69
八、随访 70
第六节　软性接触镜的护理 70
一、镜片的清洁 70
二、镜片消毒和蛋白清除 71
三、多功能护理液 72
四、镜片储存和镜盒清洁 72
第七节　软性接触镜的验配案例与处理 73

第五章　硬性接触镜 74
第一节　硬性接触镜的概念和设计 74
一、RGP镜的概念 74
二、RGP镜的设计 75
第二节　硬性接触镜材料和加工 80
一、硬性接触镜材料 80
二、硬性接触镜加工 81
第三节　RGP镜的检测 82
一、曲率半径测量 82
二、镜片度数测量 85
三、RGP镜片直径测量 86
四、镜片表面检测 86
五、镜片厚度测量 87
第四节　RGP镜验配流程和方法 87
一、RGP镜的验配流程 88
二、RGP镜的验配方法 88
三、RGP镜处方规格、订片和分发 96
第五节　硬性接触镜的护理 96
一、RGP镜片的清洁 97
二、RGP镜片的消毒 97
三、RGP镜片的湿润 97
四、RGP镜片的冲洗 97
五、RGP镜片护理液中的其他成分 97
六、RGP镜的配戴指导 97
第六节　硬性接触镜的验配案例与处理 99

第六章　角膜塑形术 ·· 101
　第一节　角膜塑形术的历史与展望 ··· 101
　　一、初期 ·· 101
　　二、近期 ·· 102
　　三、国内发展现状 ··· 102
　　四、角膜塑形镜延缓青少年近视发展的研究和应用 ·································· 103
　第二节　角膜塑形镜的材料和设计 ··· 103
　　一、角膜塑形镜的材料 ·· 103
　　二、角膜塑形镜的设计 ·· 104
　第三节　角膜塑形镜的验配和评估 ··· 106
　　一、配戴角膜塑形镜的适应证和非适应证 ··· 106
　　二、角膜塑形镜的验配流程 ··· 107
　第四节　环曲面角膜塑形镜的验配和评估 ·· 111
　　一、适用人群 ·· 112
　　二、验配流程 ·· 112
　　三、配适评估与调整 ··· 113
　第五节　配戴角膜塑形镜的问题剖析与处理 ··· 114
　　一、镜片中心定位不良 ·· 114
　　二、角膜塑形效果欠佳 ·· 115
　　三、散光增加 ·· 116
　　四、角膜点染 ·· 116
　第六节　角膜塑形镜的护理 ·· 117
　　一、镜片清洁、护理指导 ··· 117
　　二、告知随访复查方案和重要性 ··· 117
　　三、讲解常见问题的表现和处理方法 ··· 118
　第七节　角膜塑形镜的验配案例与处理 ··· 118

第七章　接触镜矫正散光 ·· 121
　第一节　角膜散光和残余散光 ··· 121
　　一、角膜散光、眼内散光和残余散光的概念 ·· 121
　　二、角膜散光的类型 ··· 122
　　三、残余散光的计算 ··· 122
　第二节　软性接触镜矫正散光 ··· 123
　　一、球性软性接触镜 ··· 123
　　二、环曲面软性接触镜 ·· 123
　　三、环曲面软性接触镜的验配 ·· 127
　第三节　硬性接触镜矫正散光 ··· 130
　　一、球性硬性接触镜 ··· 130
　　二、环曲面硬性接触镜 ·· 131
　第四节　散光的验配案例与处理 ·· 134

第八章　接触镜在眼科疾病中的特殊应用 ………………………………………………………… 137
　第一节　圆锥角膜 …………………………………………………………………………………… 137
　　一、病因 …………………………………………………………………………………………… 137
　　二、分类 …………………………………………………………………………………………… 138
　　三、临床表现 ……………………………………………………………………………………… 139
　　四、诊断 …………………………………………………………………………………………… 140
　　五、圆锥角膜的矫治原则 ………………………………………………………………………… 140
　　六、圆锥角膜的接触镜矫正方法 ………………………………………………………………… 140
　　七、圆锥角膜配戴接触镜应注意的问题 ………………………………………………………… 143
　第二节　角膜手术后的接触镜验配 ………………………………………………………………… 144
　　一、角膜手术后的不规则性表现 ………………………………………………………………… 144
　　二、角膜手术后接触镜配戴的目的 ……………………………………………………………… 145
　　三、治疗原则 ……………………………………………………………………………………… 145
　　四、角膜手术后的接触镜验配 …………………………………………………………………… 145
　第三节　治疗性接触镜 ……………………………………………………………………………… 147
　　一、治疗性接触镜作用机制 ……………………………………………………………………… 148
　　二、治疗性接触镜分类 …………………………………………………………………………… 148
　　三、镜片选择和配戴 ……………………………………………………………………………… 148
　　四、适应证 ………………………………………………………………………………………… 149
　　五、治疗性接触镜临床应用介绍 ………………………………………………………………… 149
　　六、治疗性接触镜使用的注意点 ………………………………………………………………… 150
　第四节　彩色美容治疗性接触镜的配戴 …………………………………………………………… 151
　　一、临床应用介绍 ………………………………………………………………………………… 151
　　二、彩色美容治疗性接触镜的验配 ……………………………………………………………… 151
　　三、彩色美容治疗性接触镜配戴相关问题的发现与处理 ……………………………………… 152
　第五节　接触镜特殊应用的验配案例与处理 ……………………………………………………… 152

第九章　接触镜验配：特殊人群和特殊需求 …………………………………………………………… 157
　第一节　儿童与接触镜 ……………………………………………………………………………… 157
　　一、儿童接触镜验配的适应证 …………………………………………………………………… 157
　　二、儿童接触镜验配前检查 ……………………………………………………………………… 158
　　三、儿童接触镜的类型 …………………………………………………………………………… 159
　　四、儿童接触镜的验配要点 ……………………………………………………………………… 159
　　五、儿童接触镜验配的研究进展 ………………………………………………………………… 160
　第二节　老视 ………………………………………………………………………………………… 161
　　一、老视者验配接触镜的眼部特征 ……………………………………………………………… 161
　　二、老视的接触镜矫正 …………………………………………………………………………… 162
　　三、老视眼接触镜应用的研究进展 ……………………………………………………………… 166
　第三节　无晶状体眼 ………………………………………………………………………………… 167
　　一、无晶状体眼应用接触镜矫正的特点 ………………………………………………………… 167
　　二、无晶状体眼接触镜的选择 …………………………………………………………………… 167
　　三、无晶状体眼接触镜的验配要点 ……………………………………………………………… 168
　　四、无晶状体眼接触镜应用的研究进展 ………………………………………………………… 169

第四节　屈光参差···169

一、屈光参差采用接触镜矫正的光学优势··169

二、屈光参差采用接触镜矫正应注意的问题···169

三、屈光参差的接触镜矫正··170

四、屈光参差接触镜矫正的研究进展··170

第五节　低视力···170

一、接触镜在低视力助视方面应用的发展··170

二、接触镜助视系统的优点··171

三、接触镜助视系统的验配要点··171

四、接触镜在其他特定低视力病人的应用··171

第六节　色盲···172

一、色觉异常的诊断··172

二、色盲的接触镜配戴··172

第七节　接触镜特殊人群的验配案例与处理···173

第十章　接触镜相关并发症及处理···174

第一节　缺氧···174

一、缺氧引起的角膜上皮损害···174

二、角膜知觉降低···176

三、新生血管···176

第二节　机械性或非感染性损伤···178

第三节　过敏及非感染性炎症··178

第四节　感染···179

一、细菌性角膜炎···180

二、棘阿米巴性角膜炎··181

三、真菌性角膜炎···184

第五节　接触镜对泪膜的影响··185

一、泪膜···185

二、角膜接触镜配戴前的泪液检查···187

三、接触镜配戴相关的干眼··187

第十一章　接触镜与现代视觉生活···189

第一节　接触镜与体育运动··189

运动环境因素··190

第二节　接触镜与视频终端···192

第三节　接触镜与生活环境··192

一、湿度···192

二、温度···193

三、大气污染···193

四、化妆品···193

第四节　接触镜与安全防护···193

一、接触镜与化学危险··193

二、接触镜与物理损伤··194

三、配戴接触镜出现意外时的应急处理 …………………………………………………… 194

第五节　彩色接触镜与日常生活 …………………………………………………………… 195

一、镜片设计和应用 ………………………………………………………………………… 195

二、制作工艺 ………………………………………………………………………………… 196

三、临床应用 ………………………………………………………………………………… 196

四、配戴彩色接触镜的注意事项 …………………………………………………………… 197

附录1　与接触镜处方有关的角膜顶点距离换算表 ……………………………………… 198

附录2　角膜曲率换算表 …………………………………………………………………… 199

参考文献 ……………………………………………………………………………………… 200

汉英对照索引 ………………………………………………………………………………… 201

融合教材数字资源目录

第一章

二维码 1-1　动画　角膜和氧气 ·· 10

二维码 1-2　扫一扫，测一测 ··· 17

第二章

二维码 2-1　扫一扫，测一测 ··· 27

第三章

二维码 3-1　PPT　接触镜的验配流程 ·· 28

二维码 3-2　视频　软性接触镜验配基本检查和验配程序 ·························· 28

二维码 3-3　扫一扫，获取更多案例分析 ··· 43

二维码 3-4　扫一扫，测一测 ··· 43

第四章

二维码 4-1　动画　接触镜的氧通透性 ·· 52

二维码 4-2　视频　软性接触镜的取戴、护理和配戴者教育 ······················ 67

二维码 4-3　视频　软性接触镜的验配评估 ··· 68

二维码 4-4　扫一扫，测一测 ··· 73

第五章

二维码 5-1　视频　硬性接触镜的验配评估 ··· 94

二维码 5-2　视频　硬性接触镜的取戴、护理和配戴者教育 ······················ 97

二维码 5-3　扫一扫，测一测 ·· 100

第六章

二维码 6-1　视频　角膜塑形镜良好配适状态 ······································· 109

二维码 6-2　视频　角膜塑形镜平坦配适状态 ······································· 109

二维码 6-3　视频　角膜塑形镜陡峭配适状态 ······································· 110

二维码 6-4　扫一扫，获取更多案例分析 ·· 120

二维码 6-5　知识拓展　远视角膜塑形镜 ·· 120

二维码 6-6　扫一扫，测一测 ·· 120

第七章

二维码 7-1　动画　散光接触镜的轴向校正 ··· 128

二维码 7-2　扫一扫,获取更多案例分析 ·· 136

二维码 7-3　扫一扫,测一测 ·· 136

第八章

二维码 8-1　扫一扫,获取更多案例分析 ·· 156

二维码 8-2　扫一扫,测一测 ·· 156

第九章

二维码 9-1　扫一扫,获取更多案例分析 ·· 173

二维码 9-2　知识拓展　液晶接触镜的发展 ·· 173

二维码 9-3　扫一扫,测一测 ·· 173

第十章

二维码 10-1　动画　接触镜引起的新生血管 ·· 176

二维码 10-2　PPT　接触镜相关细菌性角膜炎病例诊治经过 ······················ 181

二维码 10-3　扫一扫,测一测 ·· 188

第十一章

二维码 11-1　知识拓展　接触镜与可穿戴设备 ·· 197

二维码 11-2　扫一扫,测一测 ·· 197

第一章

概　述

本章学习要点

- 掌握：角膜与氧气的关系。
- 熟悉：与接触镜相关的眼解剖和生理。
- 了解：接触镜的发展和历史概况。

关键词　接触镜　眼表　氧气

从最初的设想、雏形，直到如今大规模的临床应用和全球风靡，接触镜经历了曲折艰辛但富有成效的发展历程。接触镜的发展史，亦是医学界不断探索、不断创新和实践的缩影。

接触镜作为屈光不正矫正方法和特定眼疾的矫治手段，具有独特的、无法替代的优点。从眼球光学方面来说，由于接触镜改变了框架眼镜与角膜的距离，同时产生了镜片和角膜之间的泪液镜，形成了特定的光学系统，从而改变眼球视觉功能，为临床矫治带来新机。

在世界上的许多国家和地区，接触镜被规定为医疗器具，主要是因为接触镜贴附于人眼角膜，与眼球前表面的多个组织接触，其材料和设计决定了接触镜配适对眼睛的安全和保障。

本章将阐述接触镜的历史、与接触镜配戴相关的眼部解剖与生理以及接触镜验配相关的角膜地形图等内容，作为基础知识和基本技术准备，开启接触镜学习的第一步。

第一节　接触镜的历史和发展

回顾历史，我们将发现接触镜的发展是一部充满尝试和失败的历史，同时又是充满挑战和不断进步的历史。虽然到今天为止接触镜仍未达到十全十美，但却拥有从未有过的成功和数量众多的配戴者，科学技术的进步是现代接触镜发展的原动力。

一、早期的接触镜设想

早在 1508 年，文艺复兴时期的著名人物达•芬奇（Leonardo da Vinci）在他所写的一本 *Codex of the eye* 手册中就介绍了将眼睛浸泡到盛水容器中时，可以中和角膜屈光力的实验（图 1-1），尽管当时他的主要兴趣是为了了解眼的调节机制，但却无意中表达了接触镜的基本原理。

1636 年，Rene Descartes 介绍了一种充水玻璃管装置，该玻璃管的一端直接与角膜接

笔记

触，另一端为一透明玻璃，玻璃的形状可产生光学矫
正作用。

　　作为研究调节的一部分，Thomas Young 在 1801
年制作了一种眼杯的装置，该装置充满了水，并直接
贴于眶缘，显微镜的目镜被装在眼杯的前端，因此形
成了与 Descartes 相似的系统，但比前者适用，因为它
允许瞬目。

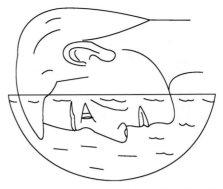

图 1-1　人眼泡到水中改变了屈光（达·芬奇的描述）

　　John Herschel 在他 1845 年编辑的一篇关于光的
论文中曾建议，视力很差的不规则散光角膜可以采
用两种矫正方法：一是应用一球面玻璃盖，在角膜面
充盈动物胶，二是作一角膜模子，然后注入一些透明
的物质（图 1-2）。

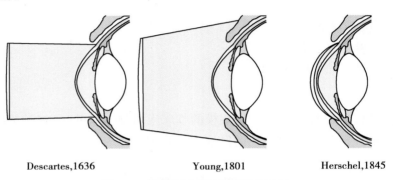

Descartes,1636　　　　　Young,1801　　　　　Herschel,1845

图 1-2　早期接触镜的设想进步过程

二、接触镜材料的发展史

　　在 1880 年以后的几年中，接触镜研究大量地开展，镜片设计为覆盖角膜和巩膜的大镜
片，称为巩膜镜片，最初所使用的材料均为玻璃。1936 年，William Feinbloom 介绍了一种复
合材料巩膜镜片，即用透明玻璃制作镜片的角膜部分，用不透明的塑胶制作巩膜的支撑部
分。同年，聚甲基丙烯酸甲酯（polymethylmethacrylate，PMMA）引进美国。不久以后，即出
现应用车床技术制出的 PMMA 巩膜镜片。

　　PMMA 很透明，而且比重比玻璃小，能被设计并加工成更薄的接触镜，所以 PMMA 很
快成为风靡全球的接触镜材料。PMMA 镜片有许多优点，包括容易制造、耐用、参数可以改
变、光学性能佳、表面湿润性好、参数稳定、能矫正角膜散光等，但 PMMA 存在一个致命的
弱点，即透氧性问题，人们逐渐从临床上观察并认识到影响角膜生理问题是由于角膜缺氧
产生的。多少年来人们一直认为，最理想的接触镜材料是 PMMA 的所有优点加上透氧性，
这就是寻找和发展接触镜材料的原动力。

　　第一种被尝试的硬性透气性镜片材料是醋酸丁酸纤维素（cellulose acetate butyrate，
CAB），虽然它有较高氧通透性，但易于翘曲却是一个不可忽视的缺点。1971 年 Gaylord
试图将硅加入 PMMA 结构中，这象征着在接触镜聚合物中引入了称为硅胶丙烯酸酯的新
家族。其他诸如苯乙烯和氟的配料也已经加入硬镜材料以试图进一步提高材料的生物相
容性。

　　20 世纪 50 年代，捷克斯洛伐克科学院的 Otto Wichterle 教授在研究人体植入的合成生
物医学材料时意外地发现了一种聚合体——甲基丙烯酸羟乙酯（hydroxyethyl methacrylate，
HEMA），这是最早用于制造软性接触镜的材料。1961 年，他用儿童机械工具包，发明了一

笔记

种旋转成型技术（spin-casting technique）制造软镜。这些成果在 1962 年获得专利。后来美国的博士伦公司获得了这项技术，并于 1972 年进入市场。同时，软镜的品种也在不断扩大，目前，大部分镜片都由包含 HEMA 的聚合物制成。

硅胶弹性体镜片（20 世纪 60 年代）：在接触镜材料中，硅橡胶形成一独特种类。根据它的物理特性，它属于软镜之类，这种材料可制作软镜，但与其他软镜材料不同的是，硅胶弹性体不含水，而这个特点与硬质材料相似。硅弹性材料高度透过氧气和二氧化碳，因此对角膜呼吸干扰很少。不过，这类材料在制作上较为困难，由于它是疏水性的，还必须经过处理才能达到舒适配戴，由于提高表面湿润性相当困难，限制了它的临床应用。

20 世纪 90 年代，人们将水凝胶和硅这两种具有截然不同理化性质的材料结合在一起形成聚合物，研发了硅水凝胶材料。由于硅的加入，使得该材料的透氧性大大提高，同时又保留了传统水凝胶镜片的亲水性，由此，硅水凝胶材料的接触镜开始崭露头角。

三、接触镜设计的发展史

在接触镜研究的早期，镜片设计为覆盖角膜和巩膜的大镜片，即巩膜镜片，这样的设计与当时制作镜片的材料——玻璃有很大关系，因为玻璃制作的镜片很重，需要有良好的支撑。1888 年德国眼科医师 Adolf Eugene Fick 在当年 3 月出版的一本 *Archiv fur Augenheilkunde* 杂志上介绍了接触镜制作过程，他设计的镜片前后表面平行，目的是为变形的角膜提供一规则的前表面，他认为巩膜镜片的巩膜缘能提供较好的支撑，能将较重的玻璃镜片力量均匀分布。他给兔子戴上了无焦的巩膜接触套，然后又戴入自己的眼睛，最后在一组志愿病人身上进行了试验（图 1-3）。

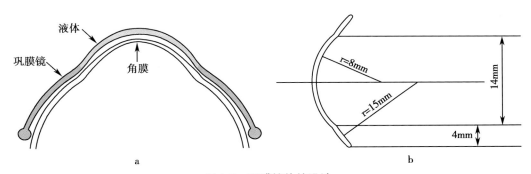

图 1-3　巩膜镜片的设计
a. 巩膜镜　b. Fick 巩膜镜

根据记载，F.E.Muller 在 1887 年时制备了一个部分透明的玻璃保护壳套。1888 年 3 月 20 日在巴黎出版的一份报告中，发表了法国医师 Eugene Kalt 为两位圆锥角膜病人配戴了无焦的玻璃巩膜套而使视力获得明显改善的文章。1889 年 August Müller（德国）还是一位医学生，就开始从事接触镜的研究，1899 年他提出，将镜片设计成后表面与角膜的前表面一致，而镜片的前表面用于矫正屈光不正。他在 Kiel 大学就职演讲中描述了他的发明，并称之为"contact lens"，他还介绍了应用有屈光力的接触镜矫正他自己的近视（-14D）。

1936 年 PMMA 材料引入接触镜工艺以后，人们可以制造更轻、更薄、易于修改的巩膜镜片。这为角膜镜片的出现奠定了基础。角膜镜片的发展可追溯到这样一个故事，当时 Kevin Tuohy 在实验中发生了一个错误，即在车削巩膜镜片时，不慎把巩膜部分和角膜部分分开了，这时 Tuohy 突发奇想，可能这样的镜片也能配戴，于是将角膜部分抛光，并将该镜片戴入自己的眼中，这时他发现能耐受，于是进行了进一步的实验，这就是现代硬性接触镜的设计雏形。

　　随着接触镜普及时代的到来，球面的 Tuohy 型镜片设计出现两个缺点：即镜片对角膜中央区的压迫和过度边缘翘起，产生角膜中央磨损和水肿，并易使镜片从眼内掉出。后来发现，这个问题可通过改变镜片周边曲率和镜片后表面来解决，由此推动了现代广泛应用的多曲率硬镜的发展。硬性透气性接触镜（rigid gas permeable contact lens，RGPCL）就其对角膜的生理来说是比较健康的镜片，而且光学性能好，矫正散光的效果佳。由于 RGP 镜的验配需要更多的理论知识和技能，RGP 镜的配戴需要一定的适应期，要求配戴者有一定的素质和理解程度，基于上述原因，RGP 镜的验配目前不如软镜普及。

　　虽然软性接触镜出现的时间较硬性接触镜晚，但却是接触镜发展至今最成功的一个里程碑，因为迄今为止，软镜占了全球接触镜市场的 80%。软性接触镜是随着 20 世纪 60 年代 HEMA 材料的发现而蓬勃发展的。20 世纪 70 年代后期和 80 年代早期，人们将软镜的设计直径适当加大，厚度减小，这样软镜可以稳定地覆盖整个角膜和角巩缘，从而改进了软镜的配戴性能，同时减少了护理液的毒性。相对硬镜而言，软镜的普及速度很快，但同时也带来了许多并发症，因此，人们对软镜的材料和配戴方式进行了不断改进（图 1-4）。

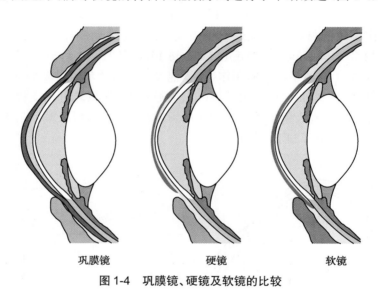

巩膜镜　　　　　　硬镜　　　　　　软镜

图 1-4　巩膜镜、硬镜及软镜的比较

四、接触镜配戴方式的发展史

　　硬性接触镜的配戴方式相对比较稳定。20 世纪 80 年代中叶之前，只要镜片保持相对清洁、无破损并能持续有效矫正病人的屈光不正，那么就认为该镜片可以继续使用。虽然镜片已有裂痕或有不同程度的沉淀物附着，但仍尽量延长镜片寿命，这种接触镜的配戴方式称为传统型配戴方式。

　　根据镜片的类型不同，一般接触镜的寿命为：PMMA 硬镜可使用几年，RGP 镜片 1 年至 2 年。

　　软性接触镜的配戴方式比较多样，更新也更迅速，这是随着人们对角膜生理和镜片透氧性的认识不断提高而得到改进的。20 世纪 70 年代最初引入美国的软镜为低含水量软镜，由美国食品药品管理局（FDA）规定为日戴型镜片，到 20 世纪 70 年代后期，消费者要求镜片能配戴过夜。一位英国视光学师 John de Carle 发表了 2000 例受试者配戴过夜型接触镜的报道，首先提出"长戴型镜片"的概念，他认为如果软镜材料的含水量能明显提高就可以持续配戴。1981 年，FDA 批准了可过夜持续配戴的长戴型接触镜，使用长戴型接触镜的人

笔记

数呈井喷式增长。然而,在短时间内就出现了大量由于使用长戴型接触镜造成角膜溃疡甚至威胁视力的临床病例,人们对软镜的长戴的安全性提出了质疑。人们逐渐了解到长戴型镜片必须比日戴型镜片传递更多的氧气到角膜,因为闭眼时睑结膜血管提供的氧只提供相当于睁眼时 1/3 的大气氧。人们也发现,软镜的透氧性与镜片的含水量成正比,与镜片的厚度成反比,出现的与临床有关的问题除角膜缺氧、角膜染色外,还有护理液的毒性反应、与镜片污染有关的炎症问题以及虽少但也偶有发生的感染问题。这使得人们去寻找更为健康的配戴方式,研发更理想的软镜材料和工艺。

1985 年,DANA 镜片作为最早的抛弃型镜片被引入丹麦,1986 年美国强生公司(Johnson & Johnson)获得该技术并经 FDA 核准可在美国使用。抛弃型镜片所用的材料与传统型软镜相同,其设计也与其相似,但其特点是作为一次性使用的医疗器具,这就意味着它们仅配戴用一次或一至两周,然后丢弃。1995 年,强生公司已在美国等许多国家推出每天抛弃的接触镜。

抛弃型配戴方式的好处包括:几乎没有传统型镜片的沉淀物和损伤等问题,以及不用或简化了镜片护理保养。

抛弃型镜片的推广使用,取决于重复性好、适合大批量生产的制造工艺以及合理、低廉的售价。

接触镜的定期更换配戴方式起源于斯堪的纳维亚国家,并且被一些眼保健工作者付诸实践多年,它是在验配者看到抛弃型镜片频繁更换带来的明显好处后于 1990 年初开始应用,配戴方式介于传统型和抛弃型配戴方式之间。其特点为定时、有计划地更换镜片,定期更换频率一般为 1 个月、3 个月、半年不等。

五、我国接触镜发展史

中国于 1946 年由上海吴良材眼镜店最早引进国外生产的接触镜。直至 1962 年,上海医学院与上海眼镜二厂联合研制生产了中国最早的 PMMA 硬性接触镜,不久北京六零八厂也试制生产了同类产品,到了 20 世纪 70 年代初,在上海由上海眼镜二厂与上海医学院再次联合生产出我国最早的软性接触镜。

20 世纪 80 年代是我国接触镜发展较快的时期,除国产镜片的生产销售以外,1986 年上海出现了第一家中外合资接触镜企业——上海海昌公司。1988 年,北京成立了中美合作博士伦公司。20 世纪 80 年代至 20 世纪 90 年代初,我国接触镜的配戴人数大大增加,同时,可供配戴者选择的接触镜品牌也越来越多,对接触镜的质量、配戴方式、保养程序也更加关注,多家国际知名的大公司如强生、视康等开始进入中国市场,给我国的接触镜市场注入了新的活力(图 1-5)。

六、接触镜的发展趋势和展望

进入 21 世纪后,现代高科技的发展为接触镜的研究提供了更多的途径,包括材料、设计等,主要包括:①长戴镜片的开发和应用,由于材料的发展和改进,使得高透氧成为可能,因此,新一代可长戴镜片通过 FDA 批准进入市场;②验配和设计的个性化,随着人们对人眼角膜地形的了解、人眼球光学性质包括像差方面的认识以及人们对视觉的个体要求等研究的深入,镜片配戴和设计的个性化成为需求并具备一定的可行性;③多种类型的选择,除屈光矫正目的外,还应用于特殊矫正或治疗,如角膜屈光手术后、角膜疾病治疗等,各种抗紫外线、美容目的、运动目的等镜片,选择更广泛。随着社会文明化和老龄化,多焦接触镜也成为普遍的选择之一。

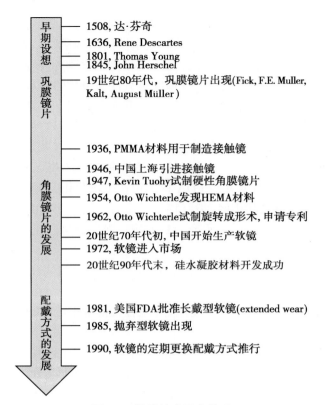

图 1-5　接触镜发展史简图

第二节　解剖和生理

　　接触镜配戴后与角膜、泪膜、结膜等直接接触，会引起这些眼部组织特别是角膜的形态结构、生理的相应改变。我们需要了解眼部和接触镜配戴有关的解剖结构、生理功能和特性，以便及时发现配戴者戴镜后的眼形态和生理的变化。关于角膜、结膜等的组织学结构详见本系列教材中的《眼科学基础》。

一、角膜

（一）形态结构

　　角膜（cornea）前表面呈椭圆形，垂直直径为 10～11mm，水平直径为 11～12mm。角膜中央厚度 0.56mm，周边厚度约 1mm。前顶点曲率半径平均值为 7.7mm，后顶点曲率半均值为 6.8mm（图 1-6）。

　　角膜透明、无血管，折射率为 1.376，屈光力为 43.05D，是眼球主要的光学介质。角膜中央部基本呈圆形，属于角膜的光学区，周边角膜向外逐渐平坦，但其平坦率并不对称，鼻侧、上侧较颞侧、下侧变化较快些，验配接触镜时要注意这种形态学特征。

　　角膜组织 78% 为水，15% 为胶原，5% 为其他蛋白，1% 为蛋白多糖（GAGs），1% 为无机盐。角膜上皮约占角膜湿重的 10%。周边角膜（和 Schlemm 管附近的结膜）由环角膜血管网供血，在为角膜提供营养物质的作用中次于房水，其余角膜区域没有血管。

　　角膜是人体感觉神经分布最丰富的器官，主要由三叉神经的眼支支配。角膜水肿时有时可见神经纤维，大约有 30 条神经纤维进入角膜，在角膜缘（limbus）呈现为轴突束，在分支之前先脱去髓鞘。

笔记

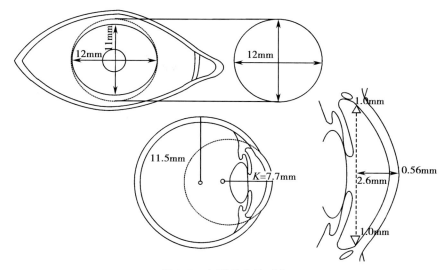

图 1-6　角膜的大体形态

（二）组织学结构

组织学上角膜自外向内可分为五层，依次为：上皮层、前弹力层、基质层、后弹力层和内皮层。

1. 上皮层（epithelium）

（1）主要功能：角膜上皮形成一个光滑、透明的光学表面；可阻止微生物、异物和化学物质的侵入，是防止水和液体弥散的屏障；周边部的朗格汉斯细胞可参与免疫反应；表面的微绒毛和微皱襞，作为泪膜的黏附表面。

（2）生理：在正常条件下，氧溶解入泪膜到达上皮，可使角膜获得充足的氧供。

2. 前弹力层（Bowman's membrane）　主要功能：维持上皮结构，损伤后不能再生，而留下不透明瘢痕。层上有小孔，角膜神经由此到达上皮。

3. 基质层（stroma）

（1）主要功能：透光，保持物理强度，维持角膜形状。

（2）生理：需要氧气来维持相对脱水状态和相对恒定的厚度，缺氧导致无氧代谢，产生乳酸，水分潴留，产生水肿，当胶原纤维的规则排列受到改变时，胶原透明性下降，出现混浊。胶原纤维再生缓慢，需 2～3 年。

4. 后弹力层（Descemet's membrane）

（1）作用：起着角膜内皮基底层的作用。

（2）生理：当因水肿或其他导致角膜形状改变的原因发生时，后弹力层保持基质形状，损伤后可以再生。角膜周边部的后弹力层膜会出现增厚或疣状突起，称为 Hassal-Henle 小体，随年龄而逐渐增多，如出现在角膜中央则属异常。

5. 内皮层（endothelium）

（1）主要功能：作为通透屏障，内皮层允许营养物质弥散到角膜；保持角膜相对脱水的状态，通过内皮泵（endothelium pump）以主动转运的方式将水分从基质中泵出到前房。

（2）生理：内皮构成角膜的后表面，形成前房的前界。内皮细胞直接与房水接触，再生受限制。内皮泵是主动转运的 Na^+-K^+-ATP 酶。

内皮细胞的密度（用每单位面积的细胞数来表示）随年龄增大而减低且发生形态改变，也可因损伤、炎症、内眼手术而引起的细胞数目减少。减少的部分一般只能通过邻近细胞移动变形来代偿，故总的细胞密度减低。原来均匀的内皮细胞就会逐渐变得形态不一，称

笔记

为内皮细胞多形变（polymegthism）。

（三）影响角膜形态和生理的因素

1. 影响角膜厚度的因素 存在个体差异，泪液蒸发和渗透压反应（高张）使之变薄，配戴接触镜时的反射性流泪（低张）使之变厚，接触镜配戴引起的缺氧使之变厚。

2. 年龄相关性的角膜结构和功能改变 随着年龄增大，角膜曲率会发生一些变化。婴儿时角膜较接近圆形，青少年时出现顺规散光，中年时又变得较圆，老年时则变成逆规散光。常见的与年龄相关的角膜结构和功能改变有：老年环、Vogt 白色角膜缘带、角膜和眼睑神经分布减少、营养不良 / 变性、睑裂斑和翼状胬肉、逆规散光、透明度下降、周边变薄、内皮细胞减少、内皮细胞多形变、角巩缘血管通透性升高、内皮泵活性降低、代谢活动下降、折射率增加、神经可见度增加等。

3. 配戴接触镜对角膜的影响 接触镜会干扰角膜正常代谢，引起细胞形态改变、角膜水肿。

（1）缺氧的影响：几乎所有类型的接触镜都会减少角膜的氧供，导致缺氧，引起角膜的许多生理改变甚至出现病理并发症。有些并发症程度轻微、可逆转，有些则比较严重。常见的变化包括角膜水肿、上皮过早脱落、愈合速度减慢、敏感度下降、新生血管、内皮泵功能下降等。

（2）机械性影响：有细胞代谢碎片的聚积、压迫、摩擦等。

4. 角膜透明性的保持

（1）上皮透明性的维持：上皮扁平细胞间以桥粒相接，这些表层细胞还相互连接或咬合，阻止泪液中液体和电解质进入基质层，使得角膜基质处于相对脱水状态，保持透明性。上皮泵的主动转运对保持角膜相对脱水的状态也起一定的作用。

（2）基质透明性的维持：基质传递 90% 的入射光，胶原纤维排列、间隔规则，胶原纤维相互平行，基质板层也相互平行，并与角膜表面平行，是保证基质透明性的前提之一。根据 Maurice 衍射理论，角膜基质的透明性取决于胶原纤维的规则排列，如果间距小于几个波长的，透明性仍能维持，当水肿程度增加时，散射效果也随之增加。

5. 角膜内皮泵 因为眼内压将房水推向基质，且 GAGs 发挥渗透压作用，将水推向基质，基质有吸水的自然趋势。内皮泵将水从基质中泵出，抵消了这种亲水趋势，同时通过其屏障作用减少水进入基质，使角膜保持透明。

内皮细胞通过一些连接复合体相互连接，但细胞间结合并不紧密，可允许小分子物质及水通过，营养物质液可自由进入角膜后层。内皮泵将离子从基质转运到房水，这就使得基质层处于并保持部分脱水状态。

二、泪膜

（一）泪液分泌和排出系统

泪液的分泌系统包括泪腺（lacrimal gland）和副泪腺。泪腺提供反射性分泌：如物理性刺激三叉神经（刺激结膜、角膜、鼻黏膜、睑缘）、心理性刺激、对视网膜的亮光刺激等。

副泪腺（包括 Krause 腺和 Wolfring 腺）提供基础分泌。据文献报道，基础泪液分泌量约为 $7.4\mu l\pm1.3\mu l$，麻醉时约为 $2.1\mu l\pm0.4\mu l$，基础泪液更新速率为 12%～16%/min，泪液产生速率约 1.2μl/min，pH 值 6.5～7.6，渗透压 295～309mOsm/L。

泪液随眼睑和眼球运动，在下睑处形成泪河（tear meniscus）。每次瞬目（blink）都使泪膜（tear film）在眼表重新分布（眼睑闭合时呈剪样运动，朝向鼻侧运动）。

眼轮匝肌收缩时泪囊（lacrimal sac）的上部扩张，形成负压，吸引泪液进入泪囊。毛细管作用力和重力也起辅助作用。泪液主要通过如下途径排出：泪液——泪小点——泪小管——泪囊——鼻泪管——鼻腔。此外,另有部分泪液在眼表蒸发,少部分被结膜组织吸收。

(二)结构和成分

经典的泪膜模型结构由外到内分三层(图1-7):脂质层、水样层和黏蛋白层。

脂质层主要由睑板腺分泌,Zeis腺和眼睑睫毛根部的Moll分泌腺也参与分泌,含胆固醇、甘油三酯等脂质。脂质层增加泪膜表面张力,减少蒸发率,防止泪水自眼睑边缘溢出。

水样层主要由Krause和Wolfring副泪腺分泌,是泪膜的最主要成分。包括水、电解质、蛋白质,维持角膜表面的亲水性,为角膜运送营养物质,含抵抗微生物的保护因子。

黏蛋白层主要由结膜杯状细胞分泌,含糖蛋白、黏多糖,附着于角膜上皮表面的微绒毛,形成水质层所吸附的亲水表面,降低泪膜表面张力,使泪膜的水能扩张开,在瞬目间隙保持完整的泪膜。黏蛋白层或角膜上皮层的异常会引起泪膜不稳定,在瞬目后迅速断开,出现干燥斑。

(三)泪膜的功能

1. 湿润眼球前表面。

2. 形成光滑的光学折射面,为形成清晰的视觉提供良好的光学介质,对泪膜表面的影响都可使视力下降。

3. 保护作用 因含有免疫球蛋白、溶菌酶、乳铁蛋白,可破坏细菌的细胞壁,抵抗感染,保护角膜;并可稀释、排出毒素。

4. 代谢作用 为角膜提供葡萄糖和氧气,来自大气和睑结膜血管的氧必须先溶解在泪膜中才能到达上皮被利用。泪水带走脱落的上皮细胞和二氧化碳等代谢终产物。

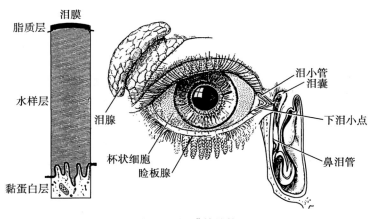

图1-7 泪膜的结构

三、其他相关眼部结构

(一)结膜

结膜(conjunctiva)是血供丰富的疏松透明黏膜组成,附着于眼睑的后表面,又从穹隆部反折覆盖巩膜的前表面,并向前连续于角膜上皮,由此形成结膜囊,囊开口于睑裂,眼睑闭合即囊口的闭合。全部结膜都是互相连续的,分为三部分:附着于眼睑表面的睑结膜(palpebral conjunctiva)、覆盖于眼球前面的球结膜(bulbar conjunctiva)和介于睑、球结膜之间的穹隆结膜(fornical conjunctiva)。

(二)眼睑

眼睑(eye lid)作为眼球的保护屏障,能使眼球免受外伤或强烈光线的刺激和伤害;通过

笔记

瞬目将泪膜涂布到眼表；瞬目同时眼轮匝肌收缩，在泪液的排出过程中起重要作用。此外，还能帮助瞳孔调节入射光线；清除表面异物，冲走代谢碎片。据统计，人眼平均瞬目频率为12 次/分钟。许多接触镜配戴者戴镜后会改变他们原来的瞬目特点，在临床上会导致对正常的角膜生理的干扰和角膜染色。

（三）巩膜

巩膜（sclera）大致呈球形，直径 22mm，覆盖 80% 的外眼表面。由很多胶原纤维组成，血管较少，活动度较小，表面较硬、韧。巩膜成分中的 65% 是水，干重中 75% 为胶原，10% 为其他蛋白，1% 为 GAGs。胶原的不规则排列导致巩膜外观呈不透明白色。巩膜表面被眼球筋膜（Tenon's capsule）包裹，其前面又被球结膜覆盖。接触镜可设计成巩膜接触镜，覆盖角膜和巩膜。

（四）角膜缘

角膜和巩膜之间的移行区，是重要的解剖参考点。深度约 1.0mm，水平宽度 1.5mm，垂直宽度 2.0mm。角膜缘功能是为角膜周边部运送营养物质，是房水排出系统的部位，对于维持眼内压有意义。角膜缘的移行变化对接触镜的边缘设计有参考意义。

（五）瞳孔

瞳孔（pupil）控制进入眼内的光线量，其直径对于镜片光学区的选择有影响。瞳孔直径对焦深也起调控作用。

第三节　角膜与氧气

一、角膜氧供的来源和作用

角膜的完整性需要：①足够的氧气：维持角膜正常功能需要 15.0%～20.9% 的氧分压，防止上皮有丝分裂受到抑制需要的氧分压不低于 13.2%，8% 的氧分压可以防止角膜敏感度下降，5% 的氧分压防止糖原耗竭；②及时清除 CO_2：对于避免 pH 值和代谢的改变是必要条件；③适量的葡萄糖：是角膜代谢的物质基础。

（一）角膜氧的来源

1. 氧气在大气中的分布　氧气在地表大气中的比例大约为 21%，大气中的主要成分是体积比占 78% 的氮气。在标准大气压（温度 15℃，压强为 760mmHg）下，氧分压（PO_2）为 156.54mm Hg，通常用的 PO_2 近似值为 155mmHg（20.615kPa）。

2. 角膜的氧供　睁眼时，角膜上皮主要通过大气中的氧溶解到泪膜中获取氧供，也有部分来自于角膜缘和睑结膜血管，然后传送到角膜基质。角膜内皮的氧主要来源于房水，然后弥散到角膜基质。

闭眼时，来自大气的氧供基本中断，而仅能从睑结膜血管、房水、角巩缘血管获取氧。闭眼时氧分压大约为 55mmHg（7.315kPa），闭眼 8 小时后角膜水肿量为 3.5%（不戴镜），睁眼后水肿快速消退。眼睛闭合的影响包括氧供减少、泪液渗透压下降、CO_2 张力（分压）上升、泪液和角膜基质 pH 值下降、角膜温度上升（37℃）等（图 1-8）。

3. 影响角膜氧供的因素

（1）海拔高度：在海平面氧气占空气中的 21%，即氧气的分压近似为 155mmHg（20.615kPa）。当海拔高于海平面时，虽然氧气在大气混合气体中所占的比例不变，但因为混合气体的总压下降了，所以氧分压随之下降。角膜获得的实际氧气减少了，如果此时戴上接触镜（该镜片在海平面时是能提供足够的氧气从而避免水肿的发生），则水肿发生的可能性增大。因此，在考虑镜片的透氧性以外，还须考虑海拔高度（图 1-9）。

二维码 1-1
动画　角膜和氧气

笔记

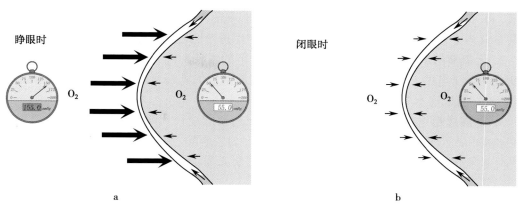

图 1-8　角膜的氧供

a. 睁眼时　b. 闭眼时

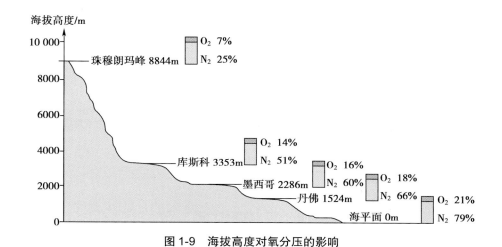

图 1-9　海拔高度对氧分压的影响

（2）接触镜配戴：接触镜直接影响了大气与角膜之间的气体交流，与镜片透氧有关的影响因素包括镜片材料、厚度、配适状况等，在本书的第四章将详细阐述。

（二）角膜氧的作用和代谢

角膜需要葡萄糖、氨基酸、氧来进行正常的代谢活动。角膜无血管，其营养物质和氧主要来自泪液、房水和通过泪液的大气。如果氧供不足，角膜需氧代谢平衡就会丧失，角膜中的糖原储备将迅速耗竭，乳酸聚积，发生失代偿。由于角膜组织渗透压负荷增加，导致角膜上皮和基质的水肿。由此可见角膜的健康与其氧供休戚相关。角膜糖代谢的主要形式有：有氧代谢、无氧糖酵解和磷酸戊糖途径（图 1-10）。

1. 有氧代谢　角膜各层均可由大气获得氧。由于氧的脂溶特性，它容易透过角膜上皮和内皮，另外还可由角膜扩散到房水。角膜摄取的氧主要被上皮和内皮消耗，这两层的 QO_2（氧系数，即每小时每微克组织摄取的氧微升数）比基质层高 25～30 倍，角膜上皮每 $1cm^2$ 每小时从大气中摄取氧约 4.8μl；如按组织体积计算，内皮比上皮耗氧速度快 5 倍。除直接来源大气外，角膜上皮的氧来自角膜前泪膜或角巩缘的毛细血管；眼睑闭合时，还可来自睑结膜的毛细血管，内皮的氧可来自房水。

泪液中的氧张力为 20.7kPa；房水的氧主要由虹膜血管供给，氧张力为 7.3kPa，所以两者间存在一个梯度，为保持其正常功能，角膜需要氧张力 3.3～4kPa，最低甚至可到 2～2.7kPa 的临界范围，低于此，角膜即发生水化和肿胀。

角膜糖的有氧代谢是通过三羧酸循环生成 CO_2 和 H_2O。三羧酸循环，通过利用丙酮酸

笔记

和氧，每分子葡萄糖能产生 36 分子 ATP，所以上皮含有的 ATP 和氧化酶远较基质层高，而乳酸量仅为 1～3ug/(h•mg)干重，角膜之所以能保持透明，有氧氧化起到重要的作用。

2. 无氧糖酵解　无氧酵解是角膜葡萄糖分解的重要形式。无氧酵解时，每分子葡萄糖转变成两分子乳酸，并生成两分子 ATP，通常角膜上皮的乳酸含量高于基质层；乳酸由角膜输入房水，所以房水中的乳酸较多。

3. 磷酸戊糖途径　角膜上皮的葡萄糖可以通过此途径代谢，经 6- 磷酸葡萄糖生成 5-磷酸核糖和 NADPH，最终生成磷酸丙糖，再代谢为丙酮酸，丙酮酸转化为乳酸，或参与三羧酸循环被氧化。NADPH 是角膜上皮合成脂类时所必需；产生的磷酸核糖被用以合成核糖。

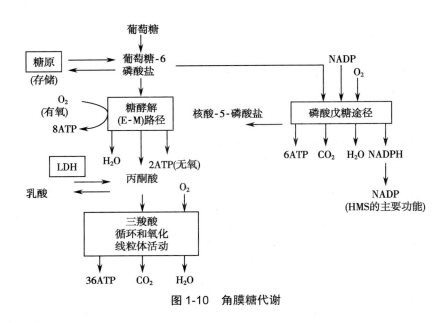

图 1-10　角膜糖代谢

二、角膜氧供需指标

低氧传导性会导致角膜生理改变，如产生上皮微囊、内皮多形变、角膜 pH 值改变（如果二氧化碳潴留会出现酸化）、角膜水肿、角膜内皮油滴状改变等。

配戴接触镜时的角膜氧供情况的描述或测量指标有：①离体测量指标：如氧通透性和氧传导性；②在体（间接）测量指标：如临界氧需求和等效氧分压等。

（一）氧通透性和氧传导性

氧通透性（oxygen permeability），也称 Dk 值，是描述镜片材料对氧通透的物理指标，是接触镜材料的一个非常重要的属性，是材料本身的固有属性，和镜片厚度、后顶点屈光力无关。要提高材料透氧率需要较高的温度、减少材料聚合物的交联结构或增大大气压。

氧传导性（oxygen transmissibility），常用 Dk/L 或 Dk/t 表示，是描述接触镜片传导氧气的能力，其中 L 或 t 代表镜片中央厚度或者局部厚度，不仅受 Dk 值的影响，还受镜片厚度的影响，与临床关系较 Dk 更为密切。氧气通过镜片的传导和泪液泵的作用到达角膜，Dk/L 是大致估计接触镜传导氧气到达角膜能力的指标。Dk/L 用于描述接触镜对角膜氧供的影响，也有人用其他方法来表示。

气体通过硬性接触镜到达角膜表面的途径包括：①气体首先溶解到镜片前表面，然后弥散入镜片材料基质；②气体到达镜片后表面后离开，溶解到镜后泪膜并到达角膜表面。

气体通过软性接触镜则不同，气体经材料中的水分传递，因此受材料含水量的影响。

笔记

聚合物材料中的水分为结合水和自由水,只有自由水才能传递气体,所以结合水/自由水比率非常重要。

（二）临界氧需求

临界氧需求(critical oxygen requirement,COR),即为能维持角膜正常生理的最低氧压,一般用 Dk/L 值来表示,临床上常用的参数是根据 Holden 和 Mertz 在 1984 的研究资料获得的,如:

1. 理想日戴(ideal daily wear)值:24×10^{-9}(cm×ml O$_2$)/(s×ml×mmHg)
2. 理想长戴(ideal extended wear)值:87×10^{-9}(cm×ml O$_2$)/(s×ml×mmHg)
3. 可接受长戴(acceptable extended wear)值:34×10^{-9}(cm×ml O$_2$)/(s×ml×mmHg)

可接受长戴值是指戴镜过夜角膜水肿不超过 8% 时所需的最小 Dk/L 值。

（三）等效氧分压

等效氧分压(equivalent oxygen percentage,EOP)用来表达配戴镜片后角膜面实际的氧分压,通过测量不同的接触镜在角膜上产生的缺氧压力的方法而获得,具体测量方法多种,常见的是测量正常的眼耗氧速率,即在将眼睛暴露于用潜水镜制造的已知缺氧气体(包括氮气)中测量一系列的消耗决定因素,在戴镜结束后立即测量氧气消耗速率,通过比较戴镜后结果和气体系列结果得出镜片的 EOP。

（四）配戴接触镜时的角膜氧需求

1. 日戴   为使角膜水肿为零,需要 Dk/L = $(24.1 \pm 2.7) \times 10^{-9}$(cm×ml O$_2$)/(s×ml×mmHg),EOP 为 9.9%。这个指标一般现在许多软镜和 RGP 接触镜都可以达到。

普通软镜中央厚度分别为 0.13mm、0.07mm 和 0.03mm 时,配戴 8 小时后角膜水肿各为 8%、5% 和 1%。而含水量为 75% 的水凝胶软镜,配戴同样长时间后角膜水肿为 2%(中心厚度 0.3mm)和 0.5%(中心厚度 0.15mm)。低 Dk/L 值的 RGP 镜片引起的为 3%～4%,中 Dk/L 者为 1%,高 Dk/L 的为 0。

2. 过夜配戴   要使角膜水肿不超过 4.0%,Dk/L 至少为 87;若使水肿减少到 3.5%,则要求 Dk/L 在 107 以上;如将水肿减到 3.2% 以下,则要有至少 125 的 Dk/L 值。

三、接触镜对角膜氧供求的影响

上皮前表面到底需要多少氧气才能保证角膜正常的呼吸、营养和细胞活动,这是角膜和接触镜研究者日益重视的研究课题。在正常的氧环境,如在海平面,大气中氧含量为 21%,即氧分压为 155mmHg(20.615kPa),此时维持正常的代谢,在该氧水平,角膜上皮表面可以获得足够的氧而避免产生水肿和其他生化、生理改变。当闭眼时,或者当配戴接触镜时,氧气的利用率将下降,保证角膜健康的关键是确定角膜的临界氧,即氧气下降到该值以下将会出现角膜功能异常(表 1-1)。同时个体之间存在差异。

表 1-1   保持正常角膜生理所需要的最低氧需求

指标	最低氧分压（%）
角膜肿胀	日戴 9.9%,长戴 17.9%
上皮有丝分裂	13.2%
上皮愈合	10.4%
角膜敏感度	8%
糖原耗竭	5%
内皮油滴状改变	15%～16.6%
神经末梢密度	9%～10%
环境氧分压	20.946% ±0.002%

笔记

接触镜造成的缺氧对角膜的影响包括以下几个方面。

1. 角膜水肿　缺氧状态下无氧代谢增加，导致乳酸聚积产生水肿（edema），并因日戴或配戴过夜等配戴方式而不同。并受镜片厚度、镜片含水量、度数和最低泪液交换量的影响。镜片的配适特征对于氧供有重要的影响。

角膜水肿是乳酸聚积产生的渗透压梯度引起的，由于很多镜片甚至不能达到日戴所需的必要的 Dk/L，许多配戴者会有轻度角膜水肿，但并无临床表现，上述状况在戴镜过夜或戴镜时间过长时更加严重。

角膜水肿反应被广泛用来评价配戴接触镜后角膜的氧供水平。当接触镜不能提供给角膜以足够的氧气时，角膜水肿就会发生，但是水肿反应因个体适应状况和测量的时间而异。此外，许多因素，如闭眼对角膜水肿也产生明显作用。

在配戴同样材料接触镜时，角膜水肿反应的个体差异非常大，尤其是配戴镜片过夜。当然可以将不同透氧性的镜片配戴在同一个病人的角膜上来测定角膜的水肿反应，通过这种方法，算出个体病人日戴或长戴最低需氧量。

除了个体之间的差异外，同样镜片材料、不同度数透氧性也有差异，如高负度数镜片比低负度数产生的中央水肿明显，这说明前者有较大的平均厚度（边缘较厚）；如由于镜片形状的差异，镜片下氧的利用从中央到周边有差异；研究也发现多年长戴病人对镜片材料的水肿反应比新配戴者的少。

2. 角膜 pH 值　可用荧光测定法进行测定。导致 pH 值下降即酸度升高的主要原因是眼睛闭合、缺氧、接触镜配戴等。酸度过高可出现内皮油滴状改变反应。

维持正常的 pH 值，角膜上皮需要 21% 的氧分压，内皮 / 房水需要 8% 的 O_2 分压。

3. 上皮有丝分裂　配戴接触镜造成的缺氧可能会抑制上皮细胞有丝分裂，从而抑制细胞再生。一般需要 13.2% 以上的氧气分压来防止抑制有丝分裂。

4. 角膜神经末梢　在动物实验中发现缺氧减少神经末梢密度，至少需要 9%～10% 的氧气来阻止这种变化。

5. 角膜知觉　导致阈值上升（即知觉降低）的主要原因有长时间闭眼、配戴接触镜、缺氧。需要 8% 以上的氧分压用来维持阈值。

配戴接触镜造成缺氧而产生的相关问题和处理将在第十章中详述。

第四节　角 膜 地 形

一、角膜地形的模型

（一）角膜地形的临床意义

理解角膜地形（corneal topography）对于准确把握接触镜的配适特征，如镜片的定位、镜片的运动特征、镜片与角膜的关系和参数改变对配适的影响等非常重要。充分地理解角膜地形，能够提高首配成功率。正确了解角膜的正常形态，能够帮助鉴别异常角膜形态，并在为不规则角膜的验配中起重要作用。角膜地形图能够帮助需要配戴接触镜的角膜状况的诊断和处理，并帮助与接触镜配戴相关的角膜并发症的诊疗，如圆锥角膜和其他角膜变性、角膜变形综合征（corneal warpage syndrome）等。

（二）角膜地形的模型

1. 角膜顶点（corneal apex）　指角膜的最前面的点，通常也是角膜曲率最大的位置，一般位于中心位置，但也可能略偏心，一般向下、颞侧偏心。

2. 非球面性（asphericity）　非球面是指椭圆、抛物线、双曲线等二次曲线围绕对称轴

笔记

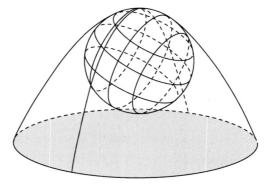

旋转形成的表面,圆可以被认为是离心率为零的特殊的非球面。角膜并不是在所有点都有球面曲率,属于非球面。角膜曲率半径连续改变,正常的角膜在顶部最陡峭(即曲率半径最小),然后逐渐向周边部平坦(图1-11)。

离心率(eccentricity, e)是曲率自角膜顶部向周边变化的速率,在角膜各点离心率各不相同。角膜中央近似椭圆($e \approx 0.50$)。正常的角膜自中央向周边渐趋平坦,所以近角膜顶部平坦化速率较慢,即离心率较小,而近角巩缘处则越快,即离心率较大。形式因子 $p = 1 - e^2$。

图1-11 角膜地形模型

3. 环曲面性(toricity) 指曲率的子午线变化,散光角膜各子午线曲率半径不相同。散光包括规则散光和不规则散光两大类。

(1)规则散光

顺规散光:屈光力最大子午线在 $90° \pm 30°$

逆规散光:屈光力最大子午线在 $180° \pm 30°$

斜轴散光:屈光力最大子午线在 $30° \sim 60°$,$120° \sim 150°$。

(2)不规则散光

"正常"型不规则散光:两主子午线并不互相垂直,角膜并无其他异常,但不适合上述规则散光中的任何一种分类。

病理型不规则散光:角膜表面不规则是由变性、疾病或外伤引起,导致异常屈光不正。

4. 对称性

(1)正交对称:两主子午线互相垂直

(2)上 - 下对称:在大多数情况下,角膜上下两部分是对称的,但是有可能发生上或下偏移,如圆锥角膜。

(3)鼻 - 颞对称:在大多数正常角膜,鼻侧角膜比颞侧角膜平坦化的速率更快,即离心率更大。

(4)左右对称:在大多数正常人,左眼角膜和右眼角膜是对称的,互成镜像。

5. 角膜到角巩缘的移行区 从角膜过渡到角膜缘,曲率稍微变得陡峭,进入到巩膜后则又明显平坦。

二、角膜地形的测量方法

(一)角膜曲率计法(keratometry)

使用角膜曲率计进行测量。优点是角膜曲率计比较普及,设备比较便宜,容易使用、精确度较高,所获得信息基本满足大多数接触镜验配需要。其缺点是测量范围小,只能测量角膜中央直径 3mm 的区域。不能测量周边角膜和角膜顶部,这种方法假设角膜是球面的,不能表达角膜周边或旁周边的情况,而且不能特异性地描述角膜改变。

(二)摄影角膜镜法(photokeratoscopy)

将一个较大的 Placido 盘图像投照到角膜上,通过观察 Placido 像或将角膜表面上反射的 Placido 盘像用 Polaroid 照片拍摄下来,用专门设备对照片进行分析,这种方法的优点是可以测量比较大的区域,包括角膜顶部和周边角膜的点,可以发现角膜表面的不规则形态,可以用所获得的信息来设计硬镜。缺点是设备不如角膜曲率计普及,操作较复杂,使用难度较大,且对照片的分析时间长,有时候拍摄的照片不够清晰,影响分析的准确性。

笔记

（三）计算机辅助角膜地形仪

目前，绝大多数的角膜地形仪的基本原理也是基于 Placido 盘，即将一个 Placido 盘图像投照到角膜上，然后捕捉角膜表面反射回的图像，用计算机软件分析图像，并通过复杂的运算将数据转换为角膜曲率数值（图 1-12）。用预先设定的颜色可以显示彩色地形图，并可用这些数据形成不同的显示模式。如果根据角膜地形图来设计接触镜，也可利用接触镜验配程序模式。

计算机辅助角膜地形仪（computer-assisted videokeratography）在临床正广泛使用，其优点是测量范围广，可以获得周边角膜的数据；数据采集点多，可以获得大量的数据；使用方便、直观，借助计算机软件，可以发现角膜地形特征，容易分析。

角膜地形图的分析一般是根据不同坐标的颜色或数值，结合图像形态进行分析。

1. 颜色 与地图类似，角膜地形图用色阶来表示角膜各个位置曲率半径的变化。通常暖色（如红色、橙色）往往代表角膜曲率较大的位置，而冷色（如蓝色、绿色）则说明曲率比较平坦，黄色一般代表中间值。

2. 坐标 绝对坐标和相对坐标。绝对坐标采用统一的颜色固定代表一个曲率值，不同的地形图之间可以相互比较，但是采用的颜色范围往往较大。相对坐标则以特定的某一地形图的曲率范围设定相应的颜色代表相应的曲率值，可以用相对较少的颜色种类来表示，但是由于不同的图所参照的相对坐标不同，难以直接比较。各坐标采用颜色的规律近似，都是以黄色代表中间值，暖色表示曲率较大的位置，冷色反之。

3. 形态分析 球形代表球性角膜，椭圆形说明存在小量角膜散光，蝴蝶结形提示中、高度角膜散光的存在，包括对称蝴蝶结和不对称蝴蝶结两种比较接近的形态。不规则形则提示角膜地形与正常可能有所不同，例如：某一位置存在局限范围的异常陡峭区域，有可能是圆锥角膜早期的特异性改变；而中央区非常平坦，有可能是经过角膜屈光手术或角膜塑形术治疗。

4. 在接触镜验配的临床应用

（1）检测角膜形态的异常变化：如与接触镜配戴有关的角膜变形、圆锥角膜/角膜变性、外伤等。

（2）辅助接触镜验配：包括常规 RGP 镜片验配，可帮助确定合适的配戴者、选取合适的试戴镜片，以及采用设备内设软件程序，并模拟配适状态。也可以在圆锥角膜、角膜术后角膜、角膜变形等不规则角膜的接触镜验配中得到应用。

（3）角膜塑形镜及其他特殊设计的接触镜的验配。

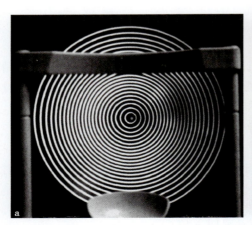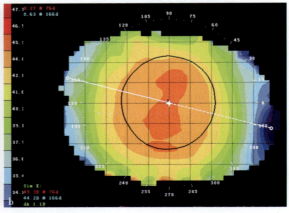

图 1-12 角膜地形仪
a. 角膜地形仪上的 Placido 盘 b. 角膜地形分析

笔记

（4）辅助镜片设计：如通过角膜地形图，采集人眼角膜表面形态，用于设计符合人眼角膜特征的镜片和消像差的镜片等。

（四）基于 Scheimflug 原理和相干光断层成像技术的角膜形态测量

这两种技术是新近发展起来的角膜形态的光学测量技术，其中 Scheimflug 成像技术使用可见的裂隙光，而相干光断层成像（optical coherence tomography，OCT）技术使用近红外光通过光学干涉进行成像。这两项技术的优点在于：①分辨率较传统的角膜地形图大大提高，甚至能够拍摄到角膜各个层次的图像，对探测角膜病变和形态异常具有更高的敏感性；②不仅能测量角膜前表面的曲率半径，也能测量角膜后表面的曲率半径和角膜厚度，能够更全面地描述角膜形态；③通过计算机辅助，能够对角膜形态进行完整的三维重建。目前，这两项技术正在临床上逐渐普及，已用于角膜疾病和屈光手术前后的检查，将来有望用于辅助接触镜的验配和角膜地形分析。

该两项技术的内容可详见本系列教材《眼视光器械学》。

（吕　帆）

二维码 1-2
扫一扫，测一测

笔记

第 二 章

接触镜光学

本章学习要点

- 掌握：接触镜屈光力和顶点距离的概念及临床应用原则；泪液镜的计算及球性硬镜矫正散光的原理。
- 熟悉：配戴接触镜与框架眼镜时在调节、集合、放大率、视野等方面的差异及其机制。
- 了解接触镜光学系统。

关键词 接触镜光学 有效屈光力 泪液镜 顶点距离

虽然接触镜在光学特性方面与框架眼镜有许多相似之处，但由于其紧贴人眼角膜，产生了非常独特的光学特性，与框架眼镜相比，有其特定的临床价值和意义。本讲介绍与接触镜相关的光学知识，尤其是接触镜与眼结合的光学特点。通过掌握接触镜特殊的光学特性，熟悉其临床矫正中的科学机制，可以更好地发挥接触镜的临床矫治作用。

第一节　接触镜的屈光力

配戴角膜接触镜后，尤其是硬性接触镜，接触镜与角膜之间的空隙由泪液填充，形成了"泪液镜（lacrimal lens）"，在评估接触镜的光学特性时，应将接触镜、泪液镜、角膜作为一个完整的接触镜光学系统。该光学系统具有以下 6 个屈光界面：接触镜前表面、接触镜后表面、泪液前表面，泪液后表面，角膜前表面和角膜后表面。

一、接触镜屈光力的计算

通常，接触镜的屈光力即指接触镜的后顶点屈光力（back optical power，BVP）。就接触镜片本身而言，由于接触镜曲率很小，从镜片的曲率与轴性厚度关系来看，接触镜应被看成"厚"镜片，即在计算镜片表面屈光度时，应将镜片的厚度考虑在内。接触镜本身的屈光力是由材料的折射率，前、后表面光学区曲率半径，镜片厚度决定的。如果前表面光学区的曲率半径（front optical zone radius，FOZR）小于后表面光学区的曲率半径（back optical zone radius，BOZR），该镜片为正镜片，如果 FOZR 大于 BOZR，则为负镜片。

尽管临床上可以使用焦度计（lensometer）或厂家标识获取镜片的信息，镜片的光学参数也可以通过计算获得。对同一设计的接触镜来说，接触镜 BOZR 是固定的（与角膜相匹配）；镜片折射率（n）由材料确定；轴性厚度（t_c）由镜片设计确定；因此，镜片的后顶点屈光力（BVP）就随 FOZR 的改变而改变，所以，我们可以通过公式计算 FOZR。

笔记

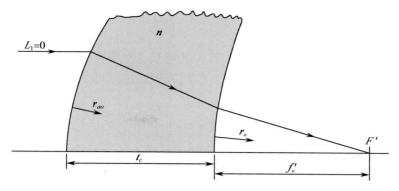

L_1为入射光线聚散度；r_{ao}为镜片前表面曲率半径；t_c为镜片厚度；
n为镜片材料折射率；r_o为镜片后表面曲率半径；f_v'、F'为光线的焦长和焦点

图 2-1　接触镜屈光力的计算

如图 2-1 所示，我们可以采用光学镜片屈光力的公式：$F_v'=F_{ao}+F_o-(t_c/n)F_{ao}F_o$ 来计算 FOZR（其中 F_v' 为镜片的后顶点屈光力，F_{ao} 为镜片前表面屈光力，F_o 为镜片后表面屈光力，t_c 为镜片厚度，n 为镜片材料折射率）。

已知：F_v'（BVP）=−8.00D

　　　　r_o（BOZR）=8.00mm

　　　　t_c=0.30mm（计算时用米）

　　　　n=1.49

求 r_{ao}（FOZR）=？

计算时，r_o 应以"米"为单位，所以

$$F_o = \frac{1000(1-n)}{r_o} = \frac{1000(1-1.49)}{8} = -61.25D$$

将结果代入：

$$F_{ao} = \frac{F_v' - F_o}{1 - \dfrac{t_c}{n}F_o}$$

$$F_{ao} = \frac{-8.00 + 61.25}{1 + (\dfrac{0.0003}{1.49}) \times 61.25}$$

得：F_{ao}=52.60D

这样：FOZR（r_{ao}）=1000（n−1）/F_{ao}

$$\text{FOZR}(r_{ao}) = 9.32mm$$

如果此时不考虑镜片厚度的话，根据薄透镜公式：$F_v'=F_{ao}+F_o$ 来计算，将结果代入公式：$F_{ao}=F_v'-F_o=-8.00+61.25$，得：$F_{ao}$=53.25D，与实际度数有明显差异。

二、有效屈光力

有效屈光力（effective power）是指镜片将平行光线聚焦在指定平面的能力。使用框架眼镜矫正屈光不正时，框架眼镜与角膜顶点的距离一般为 10~15mm，这个距离称为顶点距离（vertex distance）或镜眼距离；如果换用接触镜矫正时，镜片直接与角膜接触，矫正镜片相对于人眼的位置发生了变化，因而要矫正相同大小的屈光不正，所需接触镜的屈光力和框架眼镜的屈光力是不一样的。

如图 2-2 所示，用于矫正屈光不正的框架眼镜平面离角膜顶点距离为 d，为使无穷远处

笔记

的物体聚焦在远点（M_R），所需的镜片焦距为 f_s（镜片的屈光力为 F_S），即镜片的焦点 F' 与 M_R 共轭。

眼（角膜顶点）离 M_R 的距离为 k，其倒数 K 为眼顶点的屈光度。配戴接触镜时，由于镜片与角膜直接接触，因此所需的接触镜片的度数和眼顶点的屈光度是一致的。如图 2-2，眼顶点的屈光度和眼镜屈光的关系推导为：

$$K = \frac{1}{k}$$

$$K = \frac{1}{f_s - d}$$

$$K = \frac{1}{1/F_s - d}$$

$$K = \frac{F_s}{1 - dF_s}$$

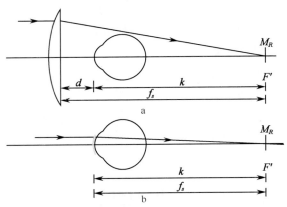

图 2-2　接触镜的有效屈光力计算
a. 配戴框架眼镜　b. 配戴接触镜

例如，框架眼镜处方为 −8.00D，离角膜顶点 13mm，则：

$$K = \frac{-8}{1 - 0.013 \times (-8)} = -7.25\text{D}$$

即所需的接触镜片的屈光度为 −7.25D。同样，框架眼镜处方为 +8.00D 时，则眼屈光度为 +8.93D；再如，框架眼镜处方为 −4.00D，眼屈光度为 −3.80D。

通过上述计算得知，屈光度低于 ±4.00D 差异较小，临床上可以忽略距离效应，大于 ±4.00D 时，要考虑镜片的镜眼距离的效应。为了便于快速换算，临床上经常使用换算表（见附录 1）。

第二节　泪液镜及其屈光力的计算

硬性接触镜材质比较坚韧，不易变形，因此配戴到角膜上后，镜片和角膜之间空隙会由泪液填充，形成了"泪液镜（lacrimal lens）"。通常我们将泪液镜看成"薄"透镜，泪液镜的屈光力由接接触镜后表面曲率半径和角膜前表面曲率半径共同决定。如果接触镜后表面的曲率半径大于角膜时，会产生一个负屈光力的泪液镜（图 2-3a），反之则产生正屈光力的泪液镜（图 2-3b）；如果两者的曲率半径相等，则泪液镜的屈光力为零。在临床上，接触镜后表面光学区的曲率半径即为"基弧（base curve，BC）"的值，而角膜前表面曲率半径通常由角膜曲率计获取，它也称为"K 读数"或"K 值"。

笔记

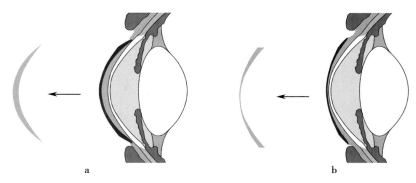

图2-3　泪液镜
a. 正泪液镜　b. 负泪液镜

由于泪液镜也具有屈光力，当配戴硬镜时，接触镜和泪液镜相当于形成了一个"接触镜-泪液镜"光学系统，因此接触镜对眼的总有效度数是两者屈光度的总和。我们可以把接触镜和泪液镜想象成两个分别存在于空气中的镜片，以便计算它们的度数。我们可以根据泪液镜的计算公式 $F = F_{ao} + F_o$ 来计算泪液镜的屈光力（其中 F 为泪液镜的屈光力，F_{ao} 为泪液镜前表面屈光力，F_o 为泪液镜后表面屈光力）。

例如：硬性接触镜试戴片的基弧为 8.0mm，配戴在角膜上，该角膜的角膜曲率计读数为 7.86mm，求泪液镜的度数为多少？

一般取泪液的折射率为 1.336，空气的折射率为 1，计算时，曲率半径的单位应以"米"为单位，这样在空气中：

泪液镜前表面的屈光度 $F_{ao} = 1000(n-1)/r_{ao} = 1000 \times (1.336-1)/8 = +42.00D$；

泪液镜后表面的屈光度 $F_o = 1000(1-n)/r_o = 1000 \times (1-1.336)/7.86 = -42.75D$；

泪液镜的厚度相对接触镜和角膜来说非常小，因此可看成"薄透镜"，则：

泪液镜的屈光度 $F = F_{ao} + F_o = 42.00 - 42.75 = -0.75D$。

如果这时硬镜屈光度为 −3.00D，戴在角膜上的总有效度数为 −3.75D。

在上题中，如果试戴片的基弧更改为 8.40mm，为了仍然能够矫正 −3.75D 的屈光不正，则硬镜的屈光度应为多少？

此时，应该维持"接触镜-泪液镜"系统的总有效度数不变。由于接触镜基弧改变，泪液镜的度数发生了变化，首先计算泪液镜的度数：

泪液镜前表面的屈光度 $F_{ao} = 1000 \times (1.336-1)/8.4 = +40.00D$；

泪液镜后表面的屈光度 $F_o = -42.75D$，维持不变；

泪液镜的屈光度 $F = 40.00 - 42.75 = -2.75D$。

此时硬镜的屈光度应为：−3.75−(−2.75)=−1.00D。

可见，如果改变了硬镜的基弧，则由于泪液镜的屈光力发生改变，硬镜本身的屈光度数也要做相应调整，在临床的验配工作中，需要充分考虑泪液镜效应。此外，由上述计算我们还可以得出一个粗略的关系式：在配戴硬镜时，镜片基弧与角膜曲率读数相差 0.05mm 时，会产生 0.25D 的泪液镜。这条关系式在应用时应谨慎，特别是用于超陡或超平坦角膜时，该关系式会失去其准确性。

软性接触镜材质柔软，当它配戴到角膜上后，会发生形变以顺应角膜表面的形态。通常认为，软性接触镜与角膜之间的泪液量非常有限，不足以产生稳定的泪液镜屈光力，不能借此矫正角膜散光。如果使用球面设计的软镜矫正散光眼，则仍然会存在残余散光。

笔记

第三节　接触镜矫正散光的原理及应用

球面硬性接触镜对矫正角膜前表面散光有良好效果。由于角膜前表面为环曲面，泪液镜同时含有球、柱镜度数。此时泪液镜的计算步骤基本上与上文所述类似，只是要在两条主子午线上分别计算。

例如：一名病人的 K 读数为 44.00D@90/43.00D@180，框架眼镜处方为 −2.00DS/−1.00DC×180，如果配戴基弧为 43.00D 的球面硬镜，求镜片的屈光度为多少？

对比病人的角膜曲率值和框架眼镜处方，我们可以发现病人的 −1.00D 散光主要来源于角膜，因此非常适合配戴球面硬镜。首先应计算出泪液镜各主子午线上的屈光力。为便于计算，我们列出光学十字逐步进行。图 2-4a、b 列出了两条主子午线上的角膜曲率和硬镜的基弧值，泪液镜各子午线的屈光力为两者的差值（图 2-4c）。

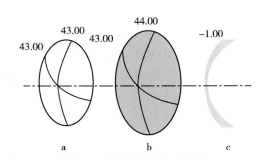

图 2-4　泪液镜屈光力的计算
a. 硬镜的基弧　b. K 读数　c. 泪液镜的屈光力

然后根据泪液镜的屈光力和框架眼镜处方，计算出硬镜所需的屈光力。在 180° 主子午线上，泪液镜屈光力为零，因此硬镜的屈光力即等于框架眼镜处方 −2.00D；在 90° 主子午线上，泪液镜为 −1.00D，则硬镜屈光力应为框架眼镜处方减去泪液镜的差值，也为 −2.00D（图 2-5）。由此可见，球面硬镜能够理想地矫正角膜前表面的散光。需要注意：如果框架眼镜处方大于 ±4.00D 时，根据有效屈光度的概念，需要将它换算成角膜平面的处方。例如上述病人，若角膜顶点距离为 13mm，如果框架眼镜的处方是 −6.00DS/−1.00DC×180，则需先换算成角膜平面的处方：−5.50DS/−1.00DC×180，再进行接触镜处方的计算。

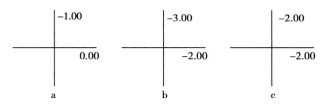

图 2-5　接触镜处方的计算

有时候，为了使接触镜达到良好的配适状态，镜片的基弧不一定与角膜曲率计读数相等。如上例，如果球面硬镜的基弧更改为 43.50D，则泪液镜的屈光力相应变为 −0.50D@90/+0.50D@180，结果得到硬镜所需的屈光力为 −2.50D。可见，无论球面硬镜的基弧是大于还是小于角膜曲率，都能够矫正角膜前表面散光。

需要指出的是，人眼散光来源于角膜和眼内（主要为晶状体）。配戴球面硬镜时产生的泪液镜由于和角膜直接接触，对矫正角膜前表面散光有良好效果，但是它却不能矫正眼内散光。在这种情况下可以使用环曲面设计的硬性接触镜。环曲面硬镜设计可分为前环曲面、后环曲面和双环曲面三类。前环曲面硬镜的后表面也是球面设计，能够通过泪液镜矫正角膜前表面散光；后环曲面和双环曲面硬镜的后表面设计目的为适合角膜表面形态，稳定镜片配适，而将所需的矫正度数制作在前表面上。由于镜片后表面基与角膜基本匹配，因此可忽略掉泪液镜的屈光力。有关接触镜矫正散光的内容，将在第七章作详细介绍。

笔记

第四节 接触镜与调节、集合、放大率和视野

接触镜与框架眼镜的区别主要在于顶点距离，顶点距离的差异所造成的光学变化，使得诸多眼视觉功能变化，包括调节、集合、成像放大率和视野等。本节将以框架眼镜作为对比，阐述调节等主要眼视觉功能的变化机制及其临床应用。

一、调节

当人眼看近物时需作适当的调节才能看清。看清近物的调节需求，在戴框架眼镜和戴接触镜时存在差异。

（一）接触镜

由于接触镜离眼的主点的距离极小，可忽略不计，所以戴接触镜时对近物的调节量 A_{cl} 与未配戴眼镜的正视眼基本相同（图2-6a）。

$$A_{cl} = -V_s = -\frac{1}{s}$$

例如，一名病人的框架眼镜处方为6.00D，配戴接触镜矫正屈光不正，注视眼前262mm处的近物，调节需求 $A_{cl} = -1/s = -1000/-262 = 3.82D$。

（二）框架眼镜

由于框架眼镜距离角膜顶点有一定距离，即顶点距离，以至近物至角膜处的会聚程度不同于未配戴眼镜的正视眼（图2-6b）。

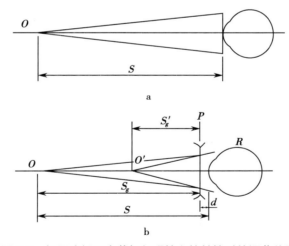

图2-6 相同注视距离戴框架眼镜和接触镜时的调节差异

O. 近物；S. 近物至角膜顶点的距离；S_g. 为近物到框架眼镜的距离；d. 框架眼镜和角膜顶点的距离；P. 框架眼镜的屈光力；R. 眼的屈光不正度数

如图2-6示，近物 O 至眼镜的聚散度 V_g 为：

$$V_g = \frac{1}{S_g} = \frac{1}{S+d}$$

近物 O 经眼镜（屈光力 P）成像于 O'，眼镜的屈光力为 P，像 O' 至眼镜的聚散度 V_g' 为：

$$V_g' = V_g + P$$

像 O' 至角膜处的聚散度 V_e

$$V_e = \frac{1}{1/V_g - d}$$

笔记

眼的屈光不正度 R 与眼镜屈光力 P 的关系式如下：

$$R = \frac{P}{1 - dP}$$

戴眼镜时对近物调节 A_g 为：$A_g = R - V_e$

经简化，可得近似公式：

$$A_g = \frac{1}{S(1 - 2dP)}$$

如上例，该病人配戴 $-6.00D$ 框架眼镜，镜面离角膜距离 12mm，代入上式，得调节需求为 3.34D。可见，在近视眼，配戴框架眼镜后调节需求比戴接触镜时减小；在远视眼则相反。

二、集合

由于接触镜随眼球而转动，故看近物时的集合需求与正视眼相同，戴框架眼镜看近物时，由于眼球内转，视线向内偏离眼镜光心，产生棱镜效果，从而改变了集合需求。

如图 2-7 所示，看近物时视线通过框架眼镜处产生的棱镜效应 L（以棱镜度为单位）为：

$$L = \frac{ieP}{2S}$$

上式中 i 为瞳距，以厘米为单位；e 为眼镜至眼转动中心的距离，以米为单位，P 为框架眼镜的屈光力，S 为近物至框架眼镜的距离。

一般近物位于眼前正中，两眼视线通过透镜处的偏心距离相等，故总棱镜效果 L_T 为：

$$L_T = \frac{ie(P_l + P_r)}{2S}$$

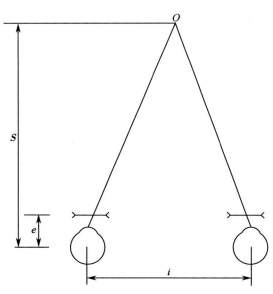

图 2-7　配戴框架眼镜时的眼球会聚

例如：病人双眼均配戴 $-4.00D$ 的框架眼镜，近物离眼镜距离为 330mm，镜面至眼转动中心的距离为 27mm，瞳距为 60mm，则总棱镜效果为：$L_T = -1.964^{\triangle}$（负值为底朝内）。这说明此时框架眼镜使集合需求（比正视眼或戴接触镜眼）减少 $1.964^{\triangle}$；在远视眼则正好相反，配戴框架眼镜时集合需求增加。

三、放大率

框架眼镜和接触镜所产生的视网膜像放大差异在临床有重要意义，与矫正镜片有关的放大效应主要有两种：眼镜放大和相对眼镜放大。

（一）放大率的概念

1. 眼镜放大 眼镜放大率（spectacle magnification）定义为参看无穷处物体时，已矫正的非正视眼中的视网膜像大小，与未矫正眼中的像大小之比。

图 2-8 显示一近视眼看所对角度为 ω 的轴上远物时的情形。折射力为 D 的矫正透镜置于 S 位置，在其与眼睛的远点面重合的第二焦面上，形成一个直立的虚像。此像在 S 处所对角度为 ω，但在眼球入射光瞳中心 E 处对着较小角度 ω'。如果没有戴矫正透镜，物体应在 E 处对着角度 ω。可以把眼镜放大率表达如下：

$$\frac{像在入射光瞳中心所对角度（\omega'）}{物在入射光瞳中心所对角度（\omega）}$$

设虚像高度 $=h'S_e=a$ 米。则：

$$\tan\omega'=\frac{h'}{-f'+a} \qquad \tan\omega=\frac{h'}{-f'}$$

从而，眼镜放大率 $=\tan\omega'/\tan\omega=-f'/(-f'+a)$

$$= 1/(1-aD)\approx(1+aD)$$

从等式中可以看出，眼镜放大率，对于正透镜而言，总是大于 1，对于负透镜，总是小于 1。显然，对某特定眼睛而言，无论眼镜戴在何处（除非戴在入射光瞳平面上，但这是不可能的），其戴镜前后的视网膜像的大小是不相等的。

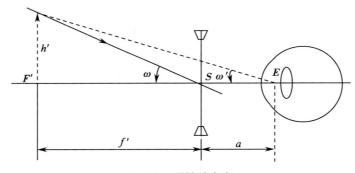

图 2-8 眼镜放大率

当使用接触镜来矫正非正视眼时，接触镜与眼球入瞳中心的距离很小，约为 3mm，则眼镜放大率与 1 的差异很小，甚至在较高度的非正视眼也如此。用薄透镜（框架眼镜）置于入射光瞳 15mm 处和用接触镜置于入射光瞳 3mm 处接触镜（假设都看成薄透镜）的眼镜放大率的曲线，如图 2-9。显然，用接触镜矫正高度近视眼的优势是明显的。例如，当框架眼镜处方是 −16.00D 时，对于框架眼镜的眼镜放大率是 0.81，而对于接触镜是 0.96，也就是说，用接触镜时视网膜像较框架眼镜放大约 18.5%。

在至此为止的讨论中，我们都假设了"薄透镜"，也就是说，在实际上有一定厚度、后顶点度折射力 D'_v 的透镜，简略为折射力 D'_v 置于真实透镜后顶点上的假想的薄透镜。如果考虑到形式和厚度，则能显示如下：

$$眼镜放大率 = \frac{1}{1-\dfrac{t}{n}D_l} = \frac{1}{1-aD_v}$$

式中 D_l 为透镜前面折射力。

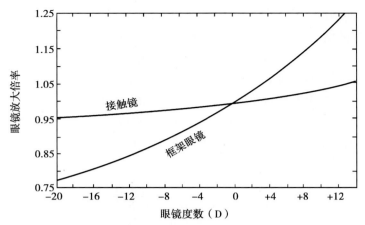

图 2-9　接触镜放大率和框架眼镜放大率的比较

2. 相对眼镜放大　相对眼镜放大（relative spectacle magnification，RSM）定义为参看远物时，在已矫正的非正视眼中的视网膜像对正视模型眼的像之比。此处没有模糊像的问题。相对眼镜放大（RSM）可从以下变量推算表达：

$$RSM = \frac{D_0}{D}\left(\frac{F_0}{F}\right)$$

F：眼的等量屈光度 / 矫正眼系统（由某非正视眼和其眼镜所组成的光系的等价折射力）；

F_o：正视模型眼的屈光度；

F_e：非正视眼的屈光度（某眼睛的等价折射率）；

F_s：眼镜屈光；

d：眼镜背面离眼的主点的距离；

$$RSM = \frac{F_0}{F_s + F_e - dF_s F_e}$$

则 $F = F_s + F_e - dF_s F_e$

（二）放大率的概念在临床中的应用

1. 近视　如图 2-9 所示，随着近视的增加，接触镜矫正后的像比等量框架眼镜矫正的视网膜像也逐渐增大，这对增进视力有用。

2. 无晶状体眼　白内障摘除后戴框架眼镜，视网膜像增加 20% 至 50%，如戴接触镜，可能分布范围为 ±2%。

无晶体眼配戴接触镜可产生双眼视，如果此时用框架眼镜，由于像大小的侈开而无法产生双眼视，这对于单眼白内障摘除术后的病人尤为有意义。

3. 屈光参差　为了使视网膜像大小接近，对于轴性为主的屈光参差病人，框架眼镜是最好的矫正形式；如果是屈光性为主的，接触镜是最好的矫正形式。

4. 显著性散光　在显著性散光眼中，两条子午线的眼镜放大率不均等，造成视网膜像的变形，接触镜可明显减少此现象，但配戴者需要一段时间来适应戴接触镜后新的视网膜像。

四、视野

当眼睛处于第一眼位时配戴框架眼镜的视野取决于入瞳中心与镜片边缘连线所成的角度和镜片的类型。当眼睛处于转动状态时，配戴框架眼镜的视野取决于眼的旋转中心与镜片边缘连线所成的角度和镜片的类型，两者有所不同（图 2-10）。

笔记

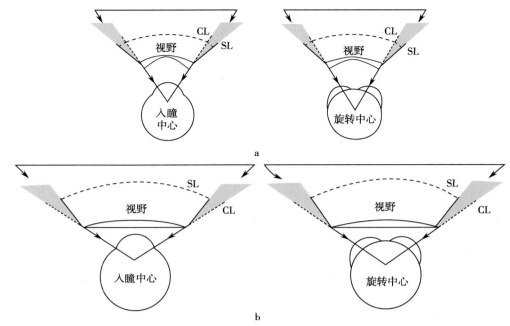

图 2-10 近视眼和远视眼的视野
a. 近视眼 b. 远视眼

对于远视眼，环形视野"盲区"取决于眼镜片和框架不同的视野限制和正镜片的光学特征，因为正镜片缩小视野使得某些区域无法看见，"环形盲区"的量取决于镜片的度数和框架的厚度。

对于近视眼，环形视野"复像"产生于眼镜片和框架不同的视野限制和负镜片的光学特征，因为负镜片比正镜片的视野大，一些区域的影像可以清楚在镜片范围以内看见，而同时在镜片外面的区域被模糊的看见，这种"环形复像区"的形成取决于镜片的度数和框架的形态和厚度。接触镜与眼睛一起同步转动，没有如此的限制和复视。

（吕　帆）

二维码 2-1
扫一扫，测一测

笔记

第 三 章

接触镜的验配流程

二维码 3-1
PPT 接触镜的验配流程

本章学习要点

● 掌握：接触镜验配的基本流程；裂隙灯显微镜检查的基本方法；泪液和泪膜的评价方法；接触镜的试戴步骤、配戴评估及戴镜验光。

● 熟悉：问诊的主要内容；眼部配戴参数的测量；角膜曲率计的临床应用。

● 了解：角膜地形图仪的临床应用。

关键词 基本流程 配前检查 试戴

接触镜验配是一个严格而科学的医疗过程，配戴前必须了解配戴者的一般健康状况，对眼部有关组织做全面的检查和评价、检测视力、精确验光，并对与验配有关的相应眼部参数做特殊检测，开出接触镜处方，指导配戴过程；配戴后要进行配戴评价、戴镜验光，同时要制定随访计划，对配戴者进行教育等。这样才能科学地确定镜片类型、配戴方式和护理系统，对配戴后的效果有更高的预见性。

第一节　接触镜验配的基本流程

为确保有效管理接触镜配戴者，需要一个有系统的接触镜验配过程，此过程包括以下步骤：

1. 病史。
2. 视力检查和验光。
3. 视功能检查。
4. 眼部配戴参数测量。
5. 裂隙灯显微镜检查。
6. 泪膜评价。
7. 配戴者情况总结和接触镜选择。
8. 试戴评价和处方确定。
9. 镜片发放、护理系统选择、配戴者教育。

本节将阐述接触镜验配的基本流程和基本内容。部分内容的细节将在相应的章节中详述。

二维码 3-2
视频 软性接触镜验配基本检查和验配程序

一、病史

与配戴者交谈和询问病史，可以了解配戴者的需求，全面了解健康状况，使接下来的检查更有针对性，有助于镜片和配戴方式的选择，避免出现许多不必要的问题。

笔记

病史询问的主要内容有：

1. 配戴接触镜的目的　如体育运动、社会交际、美容等。另外还需询问配戴时间（长期配戴还是间歇配戴，全日配戴还是短时配戴）、配戴场合以及职业、生活环境和娱乐爱好等，这些信息有助于帮助验配者了解配戴者的配戴目的，选择合适的接触镜。

2. 眼部病史　包括眼部疾病、外伤、手术和用药史，注意询问眼部是否有不适症状，以备下一步检查。

3. 全身病史　包括全身疾病、用药和过敏史等。特别注意与眼部相关的全身疾病和药物，如糖尿病、甲状腺异常、关节炎，及地西泮、免疫抑制剂、阿托品等药物。

4. 接触镜配戴史　如果曾经戴过接触镜，应了解曾验配镜片类型、配戴方式（日戴、长戴、更换频率等）、护理方式、曾发生过的配戴问题；此外需了解病人原先的屈光矫正方式和习惯性处方。

二、视力检查和验光

（一）目的

验光主要有两个目的，一是得到配戴者的屈光不正度数，二是得到最佳矫正视力。在接触镜配戴者的初诊和随访中，验光还应包括裸眼验光和戴镜验光，其目的包括：

1. 确定就诊者是否适合配戴接触镜。

2. 有助于接触镜类型的合理选择。

3. 确定接触镜的度数。

4. 发现配戴者屈光状态的变化，及时更换镜片。

（二）方法

验光方法分为客观验光法和主觉验光法，在验光过程中，两种方法缺一不可。

1. 客观验光　客观验光常用的方法有两种：电脑验光仪和检影验光。电脑验光仪是快速、简捷的屈光普查方法，但电脑验光仪会对人眼的调节和聚散功能产生一定干扰，影响结果的准确性，因此，应尽量排除其他因素对验光结果的影响。检影验光是传统的验光方法，需要经验和技能，用检影验光，要注意病人的配合、视标和照明的标准化。

2. 主觉验光　视力检查是典型的心理 - 物理过程，验光的意义不仅在于对人眼屈光状态的准确检测，得到人眼的屈光不正度数和最佳矫正视力，还在于对病人的主观愿望和主观满意程度的权衡，达到看得清晰、舒适和持久的目的。因此，主觉验光是验光程序中最关键的部分。主觉验光仪器主要有综合验光仪和试镜架及镜片箱。

视力检查和验光的程序和相关细节请参照本系列教材《眼视光学理论和方法》。

（三）验光处方的分析

这里阐述如何应用科学规范验光后得到的处方进行接触镜的选择和配适。

验光获得的处方是以框架眼镜平面为验光参考面，拿到处方后，应该通过分析处方的球性部分和散光部分，获得所需接触镜的度数。以验配球性软镜为例，具体分析如下：

1. 等效球镜度计算　当处方出现散光时，如：OD：−3.00DS/−1.00DC×180，若选用球性软镜，可将散光度数的一半加到球镜中，则接触镜的处方为 −3.50DS，称为等效球镜度（spherical equivalent，SE）。等效球镜度计算采用最小弥散斑原理，就是使规则散光状态形成的史氏光锥的最小弥散斑位置刚好落在视网膜上，达到相对最佳视力。

2. 顶点距离的换算　框架眼镜平面与角膜顶点的间距约 12～15mm，近视眼在角膜平面比框架眼镜平面需要少一点的负度数，而远视眼需要多一点的正度数。当验光处方的屈光不正度数小于 ±4.00D 时，顶点距离差异可以忽略，处方无须换算，直接使用相同度数的接触镜即可。

笔记

若验光处方中等效球镜度大于 ±4.00D，则应该进行顶点距离的换算，如：验光处方为 OD：-6.00D，则选择接触镜时，其度数为（设顶点距离为 13mm）-5.50D。若处方为 OD：-6.00DS/-1.00DC×180，则等效球镜度为 -6.50DS，通过顶点距离换算，所需接触镜度数为：-6.00DS。有关顶点距离和有效屈光力的介绍详见第二章。

注意：在散光眼，角膜平面屈光的计算应该基于各子午线上的屈光度。

（四）需要特殊处理的验光处方

有些病人的验光处方比较特殊，因此在基本检查时需要特殊处理。

1. 高度近视　尤其需要考虑顶点距离的影响，理想的是试戴镜片的后顶点屈光力尽可能接近最后的度数。高度数接触镜的镜片边缘可能会过厚或过薄，要考虑镜片边缘对舒适度可能产生的影响，尤其是在配戴硬性镜片时，要特别关注。

2. 高度散光　一般情况下≥0.75D 的散光需要考虑矫正，对于高度散光，尽可能达到全矫，但也需要考虑病人适应等的需求。如，长期视力差又有高度散光和屈光不正的病人对残余散光有较强耐受而无法接受全矫等。

3. 高度远视　高正度数的接触镜中央部分比较厚，需要高 Dk 的材料和特殊设计以减少角膜缺氧。

4. 屈光参差　通常认为，接触镜是两眼屈光度相差比较高时较为合适的矫正方法，主要是因为接触镜所产生的放大率差异少于同等屈光参差状态下的框架眼镜。

5. 其他　圆锥角膜、病理性虹膜等的接触镜特殊应用在第八章中阐述。

三、视功能检查

视功能检查内容有：①调节幅度；②集合近点；③瞳孔检查；④角膜映光点检查；⑤眼外肌运动；⑥遮盖试验；⑦色觉；⑧立体视觉；⑨视野。该部分检查是所有眼科和眼保健检查的基础部分，配戴接触镜者也不例外。

从框架眼镜转变为接触镜配戴者，其调节和集合会发生变化，对于接近老视年龄的配戴者和本身已经有调节集合功能异常者，这种转化后带来的变化会非常明显，要特别关注。其机制见本书第二章第四节。

四、眼部配戴参数测量

（一）角膜曲率和角膜地形

角膜曲率和角膜地形是接触镜验配中一个重要参数，其检查主要有以下作用：

1. 作为镜片基弧选择的参考　角膜曲率计测量结果（K 读数）正常范围：41～46D。目前市场上常见镜片基弧适合 K 读数在该范围的配戴者，太陡峭或太平坦都会影响镜片配适。在基弧选择方面，软镜比较宽松，一般规则是比 K 读数平坦 0.6～0.8mm；硬镜要求就比较严格，需要进行一系列试戴评估过程。

2. 确定配戴者角膜散光度数　验光处方中的散光来自角膜和眼内两个部分。角膜曲率的测量可以得到角膜散光的量，帮助我们选择合适的接触镜类型来矫正散光。

3. 发现角膜的异常形态　如角膜不规则散光，过于陡峭的 K 读数可能提示一些病理情况的存在，如圆锥角膜、角膜瘢痕等，有助于疾病的早期发现和处理。

4. 提供详细的角膜参数　角膜地形可以提供更多更详细的角膜前表面的情况，在特殊镜片的验配中尤为重要，如圆锥角膜病人的接触镜验配、角膜塑形镜片验配等。

（二）角膜和瞳孔直径

镜片直径的选择主要参考角膜直径，角膜直径测量包括对水平和垂直子午线的测量。因为肉眼很难分辨角膜和巩膜移行区，测量可以用毫米尺经瞳孔中央从一侧角膜缘量到另

笔记

一侧角膜缘而获得,角膜水平和垂直直径取可见虹膜横径(horizontal visible iris diameter, HVID)和可见虹膜纵径(vertical visible iris diameter, VVID)而获得(图3-1)。

镜片的后表面光学区应该始终覆盖住瞳孔的总直径,这样才能消除因光学区小于瞳孔而可能引起的视觉干扰。瞳孔的直径是用毫米尺测得,在暗光下测量较为困难,特别是当虹膜颜色比较深的时候。

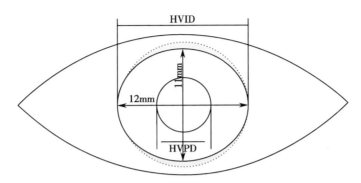

图3-1　角膜横径和瞳孔横径的测量

(三)睑裂高度和眼睑张力

不同种族,眼睑特征差异较大,特别在睑裂和眼睑张力方面。

睑裂的测量是在第一眼位时用毫米尺通过瞳孔中央从上睑缘至下睑缘进行测量。至今尚无精确的方法测量眼睑张力。无论对硬性还是软性接触镜,眼睑的张力都明显影响镜片的中心定位和移动度。

正常的不自主的瞬目是由于泪液蒸发或角膜"感觉"泪膜破裂所致。适当的瞬目对防止眼表面干燥是必需的。瞬目不完全可能会引起角膜表面的点状染色。正常瞬目频率可在裂隙灯检查时计数或最好是在与病人谈话时计数。

五、裂隙灯显微镜检查

(一)裂隙灯显微镜的检查内容

裂隙灯显微镜是接触镜验配的重要工具,贯穿接触镜验配前检查、配戴评价和随访的所有过程,裂隙灯显微镜检查的内容包括:

1. 外眼和眼前节健康检查。

2. 泪膜检查。

3. 接触镜配戴评价。

4. 鉴别与接触镜配戴有关的问题。

5. 监控角膜的完整性。

6. 接触镜片表面质量的检查。

(二)裂隙灯显微镜检查的基本方法

裂隙灯显微镜主要用于检查外眼和眼前节,如眼睑、结膜、角膜、前房、虹膜、晶状体等,配上相应的附件,还可以检查房角、眼底、眼压等;而且,在接触镜配戴评价方面有很大的价值。裂隙灯显微镜一般由不同倍率的双目显微镜和光源系统两个主要部分组成。

裂隙灯的特征是"裂隙"。其光源可以产生一个非常窄的垂直光带,当裂隙光带与显微镜呈一定角度照在眼上时,观察者就能看见活体眼的光学切面,在正常情况下,人眼的透明组织,如角膜、前房、晶状体在裂隙光带照明下能被看清,转动或变化观察系统和照明光源

笔记

的相对角度，可以检查外眼和眼前节的大部分组织。有关裂隙灯的原理和使用基础在本系列教材《眼科学基础》和《眼视光器械学》中详细阐述。

我们使用裂隙灯显微镜按照从前至后，从低倍放大至高倍放大的顺序进行，并作规范和详细的记录。此外，在配戴接触镜后，我们常用以下方法对可能存在的问题进行针对性检测：

1. 弥散照明法　该法使用弥散光线，用低倍放大率检查外眼和眼前节的大致情况，如眼睑、结膜、角膜、虹膜等（图 3-2）；也是检查角膜大体水肿的良好方法，将宽光束聚焦在角膜周边，角膜水肿面会在角膜中央呈现为灰色。

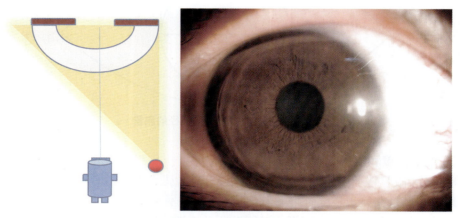

图 3-2　弥散照明法：观察眼表的整体情况

2. 直接焦点照明法（直接对焦法）　直接焦点照明法就是将裂隙光束直接照在观察系统对焦的部位，是最基本、最广泛使用的照明方法（图 3-3）。它可以精确判断病灶的深度，并通过高倍放大作用，观察镜片下方角膜的情况，如上皮点状角膜炎、糜烂、划痕、溃疡；能发现镜片划痕，边缘缺损等。直接焦点照明法还可以用于大部分眼前节组织的检查、接触镜配戴评价和接触镜片表面质量检查。根据光束的宽度和（或）高度的变化可分为：光学切面、平行六面体、锥形光束等方法。

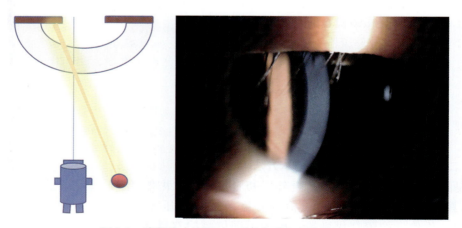

图 3-3　直接焦点照明法：观察角膜上皮的缺损

3. 间接焦点照明法　这是在照明光束外观察角膜截面的一种方法。通过直接观察明亮光束的另一侧来实现的。为实现这种方法，将光束投射在所要观察结构的一侧，通过平行六面体光的侧向散射光照射所要观察的区域。这种技术可以发现角膜透明度的细微改

笔记

变,这些细微改变是直接对焦法所不能发现的。如高倍率的间接照明用于观察上皮微囊、上皮糜烂等。

4. 后照法 此法是利用漫反射表面作为检查其前面结构的第二光源。使用中等宽度的裂隙光束,光束通过旋转照明系统"头"上的棱镜产生偏移,通过虹膜、晶状体或眼底反射的光照亮角膜,使用中至高倍率观察(图3-4)。根据反射光线和检查物体之间的关系,可分为3种后照明法:直接、间接和边缘后照法。如直接后照法用于观察角膜新生血管和角膜异物,间接后照法用于观察角膜浸润、镜片表面的沉淀物等。

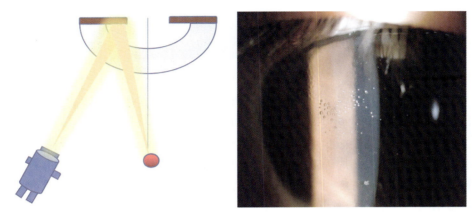

图3-4 后照法:观察RGP配适不当形成的"酒窝"症

5. 镜面反射法 镜面反射法是较难掌握的方法,该法利用组织表面的镜面反射功能观察角膜内皮细胞,操作时,照明光路与观察光路的夹角很重要,只能使用单眼高倍率下观察,把观察系统的焦点聚在内皮上,同时调整裂隙灯的角度,这样就可以检查内皮细胞的形状、大小和数量(图3-5)。

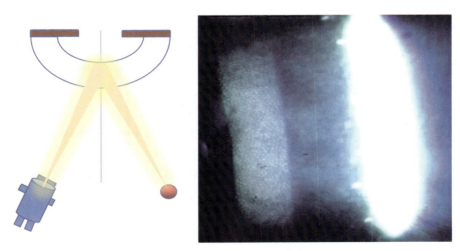

图3-5 镜面反射法:观察角膜内皮

6. 角膜缘分光照明法 这种方法常用于观察大范围角膜清晰度的细微变化,比如中心角膜水肿。裂隙灯设置为广角平行六面体(45°～60°),并且观察系统集中聚焦。手动转移光线并聚焦于角膜缘。裂隙光线被完全内部反射穿过角膜,并且在这个角膜周围可以看到一个明亮的角膜缘的光晕(图3-6)。任何异常的区域如角膜瘢痕会中断光线原本的路径转而反射到其他角膜区域。当以黑色的瞳孔为背景观察的时候,角膜异常更容易被看到。

笔记

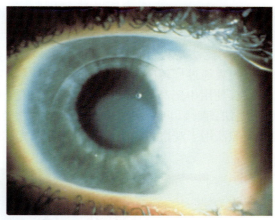

图 3-6 角膜缘分光照明法

7. 正切照明法 该方法采用非常倾斜的照明,并且观察系统在眼睛前面以便检查虹膜外观和情况。两个系统间的角度是非常大的(70°～80°)。

8. 滤光式照明法 已被证明最有价值的滤光式照明技术是使用钴蓝光结合黄色滤光片,也可以使用和这些滤光片等效的玻璃滤光片。这些滤光片增强了角膜和接触镜配适的荧光观察。这种滤光技术的一个缺点是需要高层次的照明,因为滤光片中存在明显的光损失和相对较暗的"荧光"显像。

六、泪膜评价

接触镜实际上配戴在泪膜中,泪膜的质量直接影响镜片配戴和并发症的产生,而镜片的配戴对泪膜也会产生影响,因此,泪液和泪膜的检查也是接触镜验配的重要部分,有助于评估就诊者是否适合配戴接触镜,及时发现和处理接触镜相关的并发症。泪液和泪膜检查的主要内容有:

1. 泪河 使用裂隙灯观察下睑缘的泪河高度和形态,如形态不完整或高度过小,提示结膜囊内泪液量不足。

2. 泪膜破裂时间(tear break up time,TBUT/BUT) 该指标检查泪膜的稳定性,间接反映泪膜的质量(检查方法详见本章第二节)。

3. Schirmer 试验 该指标反映泪液的分泌量。

对有干眼症状的病人或怀疑有干眼的病人应作以下检查:

(1)荧光素角膜染色的评价:能发现因严重干燥引起的角膜上皮损坏。

(2)虎红染色:这将对角、结膜失活细胞进行染色。

关于泪膜和泪液检查的详细内容以及干眼的诊断和治疗详见本系列教材《眼病学》。

七、配戴者情况总结和接触镜选择

根据配戴者的病史、验光处方、视力、视功能、配戴参数和眼部检查结果,结合配戴者的要求和个人特征进行综合分析,选择合适类型的接触镜。经上述检查所得资料如下:

1. 没有眼前节的异常,提示病人没有引起接触镜并发症的倾向。

2. 记录了所有试戴镜所需的参数。

3. 泪液量和稳定性正常。

4. 角膜平面的屈光提示有所需的接触镜的度数。

选择合适的配戴者和适当的接触镜是接触镜验配成功的关键。一旦确认配戴者适合戴接触镜,还应考虑他们的特殊要求,这样才能确定镜片的种类和配戴方式。接触镜的选择

笔记

大体从以下几方面考虑：

1. 软性接触镜还是硬性接触镜，球性镜片还是环曲面设计镜片，或者其他特殊设计的接触镜。

2. 若选择软镜，则需进一步确定配戴方式，如日戴型或长戴型。日戴型又分为不同的定期更换方式，如日抛型、周抛型、月抛型或半年抛型等。

当确定配戴者适合配戴接触镜后，验配者应该向配戴者解释各种适合的镜片类型的好处和不足，按照配戴者的需求和检查结果由验配者选择合适的镜片给配戴者试戴。

八、试戴评价和处方确定

试戴是一种非常好的临床方法，特别是对于初次选择接触镜者，或由原先的一种形式的镜片如传统型转换到抛弃型者，或由一种品牌镜片转换到另一种品牌时更重要。

诊断镜（diagnostic lenses）验配法：采用一系列不同基弧、屈光力和直径的试戴镜，根据角膜曲率计读数选择第一片试戴镜起始基弧，通过裂隙灯显微镜进行配适评估确定镜片的基弧和直径等参数，通过戴镜验光确定镜片所需的屈光力，最终得到接触镜处方。

1. 配适评估　主要根据眼部配戴参数测量结果选择合适的试戴镜片，配戴 5～10 分钟（硬镜需要稍长试戴时间，大约为 30 分钟），待镜片配适稳定、配戴者初步适应后，评价镜片中心定位、覆盖度、移动度、配戴者主观舒适度等指标。

2. 戴镜验光　戴镜验光一般在综合验光仪或试镜架上进行，能够了解配戴者的戴镜视力、确定接触镜所需的屈光力。通过戴镜验光也可间接判断镜片配适特性。如果戴镜验光结果为平光或少量远视，说明存在负泪液镜，属于较松或良好配适，反之如果戴镜验光结果为近视则说明存在正泪液镜，属于配适过紧，需重新调整。

硬镜和软镜的试戴评价内容不同，这将在随后的章节中作详细阐述。

九、镜片发放、护理系统选择和配戴者教育

接触镜镜片配发常规流程包括：

1. 配发前核实接触镜参数　镜片参数必须在可接受的容许误差范围内且无工艺缺陷。

2. 适当地存放和标记　存放接触镜的镜盒应该有一定的深度，能将接触镜全部浸没在储存液中；容器有向下凹的底和有棱角的壁，以防止镜片粘连，镜片也较易取出；镜盒上清楚地用字母标记"R"和"L"，或用其他有默契的识别方法如标记点等。

抛弃型接触镜通常是用透明独立包装。

RGP 镜片的配发准备应当包括全面的清洁和冲洗，然后是在适当的消毒 / 储存液中的消毒和护理，提倡过夜浸泡。

3. "戴镜"视力和配适评估　理想的矫正视力应该等同于或优于就诊期望的视力（visual acuity，VA）。裸眼视力应在镜片戴上前测量。戴接触镜的视力在戴最佳球镜度或球柱镜后测量，视力可用高和低对比视力表测量，远、近视力均要测量。

静态和动态的接触镜配适均需检查，评估时使用裂隙灯的白光和钴蓝光（仅对 RGP 镜片）。戴上镜片时，用裂隙灯查看镜片表面的湿润度和镜片整体状态。取下镜片时再次查看角膜，以保证角膜确实无损害。

4. 教育配戴者正确操作镜片的方法　包括戴镜、摘镜和中心定位。软镜和硬镜的摘、戴镜方法详见本书实训手册。

5. 指导镜片护理和保养　向配戴者强调镜片护理和保养是很重要的，市场上护理液种类繁多，不同的护理液禁止混合和配伍使用，并且个人对不同护理液中的防腐剂的反应不同。保养方式是根据配戴者的镜片类型、戴镜方式、戴镜日程及需要而制定。应该给予幼

笔记

年和老年的配戴者最简单的保养方式，必要时给家属或监护人护理液使用指南，使他们能督促完成保养和护理步骤。

6. 指导配戴者了解适应期　适应期是指初戴时的最初几周或几个月，包括对配戴、戴镜视力及保养和维护等常规的适应，接触镜会使配戴者改变日常生活规律。在适应期内可能发生一些问题，可通过提供急诊电话等方式进行早期指导。应该给配戴者提供一张适应症状的表格，也应该提及适应症状与并发症的区别。

适应症状中有些是镜片在眼内引起的，有些是镜片对正常生理和眼前节及睑裂功能的干扰，也可能是因为视网膜的感觉反射，如视网膜/视神经对光的反应，心理因素也有可能介入。"适应"期的长短与镜片的种类、配适、戴镜者的特点、甚至季节和气候因素（如湿度、气温）有关。

软镜和硬镜常见的适应症状包括：流泪、眼睑刺激、眼球上转困难、偶尔的视力模糊和干扰、异常头位、过度眨眼、畏光、头痛和疲劳等。

第二节　接触镜验配的特殊检查

一、泪液和泪膜的检查

泪液基本检查的一个重要内容是判断泪膜的完整性。泪膜不稳定和"干眼"的病人（包括指征模糊的病例）不是配戴接触镜的合适人选。有多种侵犯性和非侵犯性方法可以测量泪液特征，这里介绍临床上实用的几种方法。

（一）侵犯性方法

1. 泪膜破裂时间　TBUT/BUT 是一种测量泪膜稳定性的方法，是从一次完全瞬目后到泪膜首次出现破裂点（"干燥点"）的时间（秒）。把荧光素点入眼内，在裂隙灯下用钴蓝光观察泪膜，以黄色滤光片作为屏障滤光片。配戴者完全瞬目后开始计时，观察完整的泪膜并记下出现第一个破裂点的时间（图 3-7）。平均的数值是 10～14 秒，也可能有更高的数值，但低于 10 秒即提示可能存在异常。

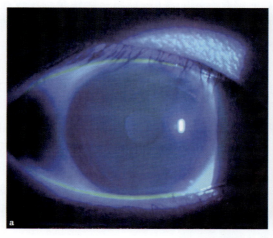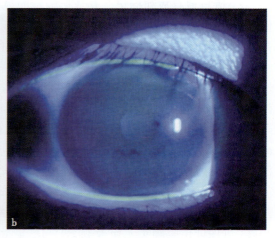

图 3-7　泪膜破裂时间（TBUT / BUT）
a. 泪膜完整　b. 泪膜破裂

2. Schirmer 试验 I　泪液生成速度可用特殊的无菌滤纸条测定。滤纸条在折痕处折叠后置于中外 1/3 结膜囊内，要求病人在滤纸放入之前和测试的 5 分钟内均向上看，测试时允许眨眼。基础泪液量是指从折痕处起所得的泪液长度。正常的泪液湿润长度为 5～33mm/5

笔记

分钟,平均 15mm,5 分钟内小于 5mm 者需要关注。

3. Schirmer 试验Ⅱ（用局麻药） 这是 Schirmer 试验的改进。使用局部麻醉,多余的泪液用棉球擦干,滤纸戴入 5 分钟,方法与之前一样,正常的数据约为 10mm。

4. 酚红棉线法 这种快速方法最初是用来测定基础泪液量。因线上染有 pH 指示剂酚红（酚磺酞,pH 指示剂）,也可同时测定泪液的 pH 值。把一条长 70mm 的浸染了酚红的双股棉线,置于下睑颞侧结膜囊内 15 秒钟,放入之后要求病人马上闭眼,测量湿润长度并注意颜色变化。在 pH 值 6.6 到 8.2 数值内,颜色从黄到红。在正常人群中,15 秒内平均湿润长度为 16.7mm。短于 6mm 的长度提示病人可能有干眼。用局麻药和不用局麻药的结果类似。

（二）非侵犯性方法

1. 非侵犯性泪膜破裂时间（NIBUT） 为了避免点滴荧光素引起的人为因素影响,可使用裂隙灯弥散的白光或泪膜镜来观察泪膜。但裂隙灯的光源能产生热量,引起泪液的挥发而影响 NIBUT。

2. 泪膜变薄时间 这是 NIBUT 的变更,用角膜曲率计代替裂隙灯和泪液镜。当不眨眼时可看到角膜曲率光标的图像,记下第一次图像改变的时间,任何图像改变都是由于泪膜的变化。测得的时间比 NIBUT 短,提示此方法对泪膜的变化敏感。

3. 脂质层测定 因表面脂质层有几种不同的脂质组成,形成不同的形状,每种形状都对应于特征性的脂质厚度,厚的脂质层能更好地阻止水样层挥发,使泪膜更稳定。用泪膜镜或裂隙灯弥散光,可检查泪膜脂质层和大致估计泪膜的稳定性。泪膜镜放在裂隙灯前（调到 20 倍）,靠近病人眼睛,泪膜镜聚焦在眼球前泪膜上,要求病人眨一次眼,用秒表记下泪膜出现不完整的时间（秒）。眼球前泪膜根据厚度增加的顺序,按照脂质层的图形分类如下:开放网筛样、闭合网筛样、流水样、无形样、彩条样以及综合型（变化的）。

4. 泪棱镜高度 上眼睑将储存的泪液散布,而下眼睑为泪液贮存库。每一次瞬目,眼睑使得含有脂质的泪液层覆盖于眼球表面。泪膜的厚度取决于泪液的挥发、角膜表面的各种成分的弥散系数和泪液量,后者最重要。正常的泪棱镜高度是泪液库的同义词,用一个有准确标记线的目镜来测量。Lamberts 等（1996）给出的正常值是 0.1～0.3mm,而干眼的病人为 <0.1mm,也有其他的测量棱镜高度的方法,数值从 0.2～1.0mm 不等。

二、角膜曲率的检查

（一）角膜曲率计

角膜曲率计主要有两类,"二位角膜曲率计"需要轴向旋转来分别测量各主要子午线。

临床上比较常用的是"一位角膜曲率计",即通过一对垂直图像可以同时测出相关子午线的曲率（图 3-8）。

（二）自动角膜曲率计

自动角膜曲率计可以沿着视轴测量角膜的曲率半径和主子午线,也能测量远离角膜顶点的预定位置的周边曲率半径。一些仪器利用计算机图像处理系统可以确定与子午线和屈光力相一致的最陡峭和最平坦的角膜曲率半径。

手持式角膜曲率计允许单手操作,有助于婴幼儿的检查。它们也可以在手术室以及传统曲率计无法操作时使用。

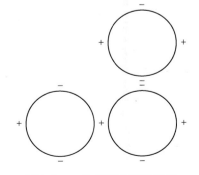

图 3-8　一位角膜曲率计光标

三、角膜地形图检查和分析

自 20 世纪 80 年代以来,角膜地形测量的发展对角膜病的诊断和治疗产生了巨大的影响。该仪器基于成千上万个数据点生成一个地形图案,用来精确测量角膜各个径线的形状。角膜地形图在接触镜验配中有三个作用:区分正常角膜和异常角膜,常用于验配前检查流程;获得整个角膜形态的参数,用于选择合适的接触镜;监控接触镜配戴后角膜的变化,如角膜塑形后角膜的压平区大小或是否有偏位等。

(一)角膜地形分析

1. 轮廓图(等高线图) 该地形图数据通过彩色编码轮廓图进行显示,每个颜色代表屈光曲率的一个特定值。暖色表示陡峭,冷色表示平坦。轮廓图可分为相对图(也叫标准化图)和绝对图。若屈光度和颜色与角膜平均曲率相比非常陡或非常平则使用相对图是首选。在绝对图中,所有被检测的眼睛用同一种颜色表示相同屈光力,所以得出的检测结果容易进行比较。除非这是一个屈光度在绝对图显色范围以外的特殊角膜。

2. 轴向图 轴向图(也叫径向图)是轴向曲率半径,屈光度数的显示是使用角膜屈光力图。轴向图假定所有点的曲率中心都在视轴上,从角膜某一点作一条法线与视轴相交,此交点与角膜上该点的距离被定义为角膜该点的曲率半径。轴向图可以显示出角膜的整体形态梗概,能够快速了解整体的形态特点,有助于镜片屈光度数的选择,并且在接触镜验配中也非常有用。轴向图的颜色显示更加平滑,这也有助于医生更加快速地发现角膜异常情况的概要。角膜曲率计测量的数值也是轴向曲率半径。

3. 切向图 切向图测量角膜表面每一个点的准确真实的曲率半径,相比轴向图在曲率上敏感度更高,因此可以更好地显示局部角膜形态的变化。由于切向图比轴向图在曲率上敏感度更高,对角膜表面局部变化更为敏感,因此能更好地显示角膜曲率的变化。切向图显示的是沿着正常角膜的某一点上的角膜表面曲率半径测量值。通常平坦的角膜正切曲率半径比轴曲率半径大,而陡峭的角膜正切曲率半径比轴曲率半径要小,这种表达形式更能将地形图上的细节变化放大。

4. 高度图 高度图在接触镜验配中非常有用。它通过叠加一个参考面表现角膜表面的"高度"或"海拔"的变化(用微米作为单位)。这样就可以确定角膜的最高位置。

5. 差异图 差异图是通过比较一系列的地形图像,用来显示角膜轮廓变化的地形图。它有助于检测手术后和创伤后角膜的愈合率,还能显示接触镜配戴引起的变化,如用轴向差异图可以看出角膜塑形镜后治疗光学区大小,而切向差异图可以用于评估夜戴角膜塑形镜在角膜上的位置(图3-9)。

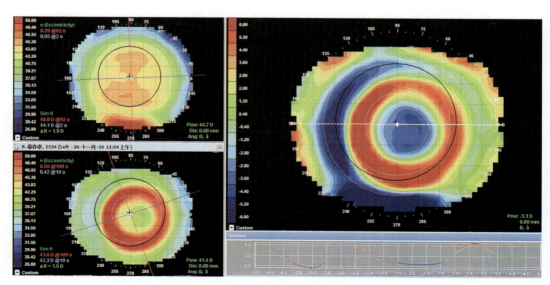

图3-9　地形图差异图

笔记

6. 地形的形状　对于正常的扁椭圆形角膜,有以下五种常见角膜地形的形状:

(1) 圆形:呈对称性,没有或低度散光(图3-10)。

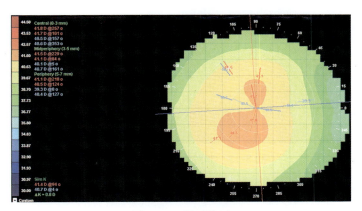

图 3-10　圆形地形

(2) 椭圆形:顶点的任何一侧平坦化的曲率不相同,没有或低度散光(图3-11)。

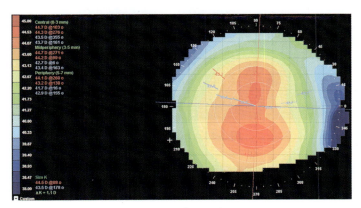

图 3-11　椭圆形地形

(3) 对称的"领结"形:顶点的任何一侧呈对称的角膜散光,顺规散光的领结是垂直的,逆规散光的领结是水平的(图3-12)。

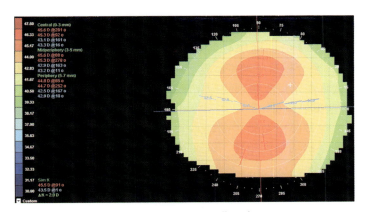

图 3-12　对称的"领结"形地形

(4) 非对称的"领结"形:顶点的任何一侧呈非对称的角膜散光(图3-13)。

(5) 不规则形:角膜呈非对称形状,无明显图案(图3-14)。

笔记

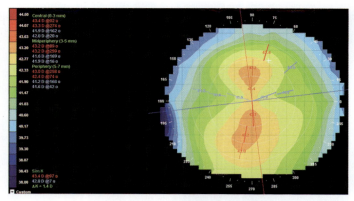

图 3-13 非对称的"领结"形地形

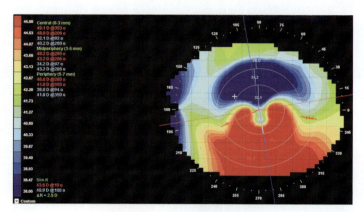

图 3-14 不规则形地形

7. 形状因子（shape factor，SF） 形状因子用偏心率来表示，这是使用数学方法描述一个椭圆。0 代表没有平坦化的一个圆，1.0 代表在周边部平坦化最大，正常角膜的平均偏心率是 0.55。

8. 傅里叶分析 傅里叶提供了角膜地形的高阶分析。傅里叶分析是将原始图像转换成单个同心环的一个二维图像。每个环的曲率以正弦曲线显示。第一阶为偏心。因为中间值是 0，因此显示的是相对值。对于一个正常的角膜，这个值很少高于 0.45mm，并且轴通常向水平子午线偏心。

9. 泽尔尼克分析 泽尔尼克分析采用多项式来描述圆透镜系统的高阶三维像差。理论上，焦点应该位于镜片中心。泽尔尼克分析通过对经过一个真实角膜和一个理想圆形表面的反射图像的对比，来分析这些畸变。这个分析非常有助于确定和量化角膜的不规则性。一些制造商已经尝试将泽尔尼克多项式应用于纠正高阶像差的仪器上。

（二）影响检查结果的因素

角膜地形图仪能够反映出角膜表面细小的异常，但由于仪器的操作误差以及被检者配合不佳也会使测得的角膜地形图出现一些假象，这些异常情况都应与真正的角膜疾病相鉴别。应注意：

1. 在摄取角膜图像前摄像头一定要居中和良好聚焦，否则角膜摄像容易失误产生不对称或不规则的角膜地形图。

2. 由于角膜摄像采取的是空气—泪膜地形图，这就要求有完整的泪膜。泪液过多会在角膜下方堆积，地形图上则会形成下方角膜局部变陡的假象。

3. 角膜表面干燥，泪膜不完整时则会在角膜表面形成局部扁平，这可通过在检查前让

笔记

病人反复眨眼或滴用人工泪液来解决。

4. 上睑下垂或老年性上睑松弛病人在做角膜地形图检查时常需牵拉上睑,此时易压迫眼球或过度牵拉眼球,亦将造成角膜地形图的改变。

第三节 接触镜试戴

一、试戴镜验配法步骤

镜片试戴包括两步:

(一)诊断性试戴

诊断镜(diagnostic lenses)是指一系列用来给病人验配试戴的镜片,按配戴者初步检查结果选择合适的镜片给配戴者试戴,可试戴多个镜片直到获得满意的结果。镜片试戴的目的是择一个合适的镜片设计,达到良好的镜片配适,并确定该配戴者的镜片处方。验配者必须知道每种类型镜片的适应证和禁忌证。

(二)最终镜片预订

镜片处方取决于镜片试戴和配戴者检查的结果,合适的镜片应不影响角膜的新陈代谢,并达到清晰视觉效果、稳定视力和持久的舒适度。

二、接触镜试戴要求

(一)试戴镜片系列

验配者需拥有参数范围较广的硬性和软性试戴镜片,镜片范围应该包括各种设计和多个公司的产品,镜片系列可以是库存或定做产品系列。较大参数范围的试戴镜片对迅速并且精确的试戴是非常有益的。

(二)接触镜护理液

详见各章节护理内容。

(三)裂隙灯或照明放大镜(Burton 灯)

裂隙灯在评价镜片配戴时是必要的,也可应用 Burton 灯或其他照明放大镜,用来检查镜片运动、中心定位和硬镜的荧光图(用近紫外光照明)。

(四)荧光素染色

荧光素钠染色是硬镜配适评估不可缺少的步骤,荧光素染色也用于镜片取下后眼表情况的观察,评估它对眼睛有无副作用,每次随访检查中可选择使用。

(五)记录

镜片试戴需要有完整而系统的记录,有助于试戴镜片后选择最合适的镜片。

三、接触镜试戴片的选择

试戴镜片选择主要是对以下几个参数进行选择:①镜片基弧;②镜片总直径;③镜片中央厚度;④镜片含水量;⑤镜片设计(常见有多弧度设计、缩径设计等);⑥镜片类型(如球镜、散光镜片等);⑦镜片材料;⑧镜片后顶点度数等。接触镜试戴片的选择详见第五章和第六章。

四、诊断性试戴过程

1. 最初的镜片选择 在基本检查和测量后,验配者选定第一副试戴镜片并给配戴者戴入。

笔记

2. 试戴镜片和视力评估　在镜片配戴后，需评价配戴效果和视力，评估应该包括定量和定性（请参阅其他章节）。当镜片试戴满意后，便可确定镜片处方并订购镜片。

3. 继续选择试戴镜片　如果最初的镜片不能令人满意，则需要试戴另外的镜片。当无需要的试戴镜片时，验配者可以凭经验修改处方，经验处方不必试戴镜片，但是，最终镜片处方仍然取决于配戴者的检查结果和验光结果。

戴镜验光（over refraction）是指戴入接触镜后验光，所需要用来矫正剩余屈光不正的球镜或球柱镜度数。最佳球镜是指当验光或戴镜验光时，能提供尽可能好的视力时，所需要的最大正球镜度数或最小负球镜度数。

硬性镜片戴镜验光：配戴硬镜后的戴镜验光与眼镜验光（框架眼镜屈光处方和顶点距离矫正）不同，需要考虑试戴镜片的总后顶点屈光力和泪液透镜的度数。公式如下：

硬镜处方 = 后顶点屈光力$_{试戴}$ + 泪液透镜屈光度 + 戴镜验光结果

软性镜片戴镜验光：配戴软镜后的戴镜验光结果是眼镜屈光度和试戴镜片后顶点屈光力的差异。公式如下：

软镜处方 = 后顶点屈光力$_{试戴}$ + 戴镜验光结果

在此的假设是镜片完全依附眼睛前表面（特别是角膜表面），且薄泪液镜片没有度数。当配戴低含水量镜片（厚而且可塑性小）时，不适合该假设。因为这些镜片相对较硬，特别是有明显的角膜散光时。其结果通常是不稳定的。

当接触镜戴镜验光与预测处方有差异时，可以考虑一下原因：原始处方没有顶点距离换算，K 读数不正确，泪液透镜屈光度的异常，试戴镜片基弧不正确、偏位和 / 或倾斜、镜片对角膜的重新塑形、角膜形态不是球面或球柱面等以上一种或多种情况的结合。

五、最终的镜片预订

（一）最终的镜片预订内容

1. 镜片参数　通常至少要将基弧、直径、度数和中心厚度等镜片参数在订单上注明。

2. 镜片材料和类型　除了材料和类型，如果镜片是库存的，还需写上镜片的品牌。

3. 特殊的要求　作为镜片订单的另一部分，验配者需注明特定镜片的中心厚度、染色、材料配方要求、透镜、双光类型等。

4. 交货日期　要求提出一个期望的镜片交货日期，以便供货商决定优先送货顺序。

（二）配发镜片

验配者需在配戴者来取镜片前核对镜片，以确保配戴者得到合适的镜片。应指导配戴者正确使用和护理镜片。正确使用和护理镜片是接触镜配戴成功的保证。配发镜片推荐的过程如下：

1. 提供口头和书面指导，包括适应过程中的（适应和不适应）症状，以及接触镜配戴时各项注意情况。

2. 练习镜片戴入和取出，直到在没有帮助的情况下能够熟练操作。取出接触镜的能力是非常重要的，规范的镜片操作是舒适配戴的前提。

3. 告知配戴者可能出现的并发症，以书面的形式记录下随访的时间并建立一个数据库系统（计算机或卡片形式），用来帮助工作人员发现并发症以及管理病人随诊。

（三）随访

接触镜配戴者需要定期随访，随访的频率取决于他们的眼部状况和屈光情况、镜片类型和特定需要。病史记录来源于定期的随访，并且记录自从初次就诊以来的情况变化。如果配戴者未按期随访，需要了解该配戴者不来随访的原因和实际发生的情况。除非证实该配戴者对接触镜有足够的经验并且明白其局限性，否则，考虑到接触镜具有的潜在危险性

笔记

和发生某些不良反应的可能性,配戴者仍需定期检查并从验配者那里取得建议和忠告。

　　1.视力减退可能提示某些眼睛或接触镜配戴的问题(如水肿、眩光、复视、过多的镜片运动等)或镜片度数不准确。

　　2.检查应该包括:戴镜验光、裂隙灯检查和其他特殊检查。必要时需要转诊配戴者。

　　3.随着时间和经验的积累,配戴者会对他们的镜片护理方式表现出懈怠,可在诊室提供学习资料,提高配戴者的依从性。

　　4.在本次就诊结束前,需预约下一次随访时间,保证定期复诊及配戴安全。

(魏瑞华)

二维码3-3
扫一扫,获取
更多案例分析

二维码3-4
扫一扫,测一测

笔记

第四章

软性接触镜

本章学习要点

- 掌握：软性接触镜的设计及临床相关参数；软性接触镜材料类型和特性。
- 熟悉：软性接触镜的验配和评估。
- 了解：软性接触镜的日常护理；软性接触镜的制作生产和检测方法。

关键词 软性接触镜 软镜材料 软镜设计 验配评估

软性接触镜（soft contact lens），简称软镜，于 20 世纪 70 年代开始大规模应用，并迅速成为临床上最普及的接触镜，堪称接触镜发展至今最成功的一个里程碑。由于材料柔软、亲水，因此，软镜具有良好的可塑性、良好的初戴舒适性，并具备相当的透氧性以保证配戴期间的角膜生理需求。软镜的材料特性和设计是根据人眼前部解剖和生理、人眼屈光矫正的需求而确定，科学验配是保证健康、安全、舒适的前提。软性接触镜不仅是矫正球性屈光不正的良好选择，同时在散光、老视、治疗性接触镜、彩色接触镜等方面有广泛的临床应用，本章节将重点阐述软镜的材料特性、软镜设计的普遍原理、生产工艺、检测和验配程序。由于软镜和硬镜在材料方面和生产方面有许多共性之处，为方便理解、减少赘述，在此一并表达，其他个性内容将在随后的章节中详细介绍。

第一节 软性接触镜材料的类型和特性

软性接触镜由柔软吸水的塑胶聚合物材料制成。目前，普遍使用的软镜材料又称水凝胶（hydrogel），"hydrogel"意为"吸水"，所以单从字面上就可以了解该聚合物的特性，它们能在一定的压力、温度和 pH 值下饱和一定的水分，表现为柔软、亲水和透氧的特性。最早的软镜是由 HEMA 材料制成，含水量为 30%，由于当时的镜片存在很多不足，无法舒适配戴。经过许多年发展和改进后，于 1971 年才获得美国食品与药品管理局（FDA）的批准。此后，软镜新产品层出不穷。

一、软性接触镜材料的类型

（一）单体和聚合物

所有塑胶都是聚合物（polymer），即一种由强键组合在一起的一种或多种单元组成的物质。聚合物这一术语来源于希腊语，意为"许多部分"。

1. 单体（monomer） 聚合物中每个小单元称作单体。单体是组成所有聚合物的原料，构成聚合物的基本单位。

笔记

2. 聚合（polymerization） 聚合是指单体之间相互作用形成了重复单元链，这些链可能通过交叉链进一步作用，结果形成很大的分子，称作聚合物。不同聚合物性能不一样，除了其他一些相关因素以外，这些性能还由单体成分、分子量、单体和单体链之间键的强度决定。

聚合是一个经过许多中间步骤而形成高度复杂混合物的过程，这给接触镜制造商们提出了巨大的挑战，因为要获得所期望的聚合物的确切性能，除了选择合适的单体，对聚合条件和单体浓度的控制必须精确无误，分毫不差。

3. 聚合物 聚合物有多种类型或形式。均聚物是只有一种类型的单体，即每个重复单体都是一样的，均聚物的一个例子就是 PMMA，其中唯一的单体是甲基丙烯酸甲酯（methyl methacrylate，MMA）。

如果有两种以上单体，就形成共聚物（copolymer），它有两种或以上重复单元，绝大部分软镜的材料都是共聚物。共聚物有不同的类型，其重复单元的排列可以是无序的或有规律的。在无规共聚物，单体没有固定或规则的次序，当两种不同单体仅相互反应而且交替排列于固定次序，就形成交替共聚物。一条合体链与另一条不同类型单体的聚合物链联结，形成嵌段共聚物。节枝共聚物是由一系列单体附着于由另一种单体形成的聚合物上而形成。

聚合物可以是线状的、分枝状的、或交联状的。使用不同的单体、不同的聚合方法，就能得到的不同结构的聚合物，相应地，它们具有不同的理化性质（图 4-1）。线状聚合物是单链，但也能是有侧枝单元的复合分子。分枝聚合物不仅有一长链，还有相连的相同重复链。在交联聚合物，长聚合物链间称作交链剂的侧链或分子相连。交联大大改变了相应材料的

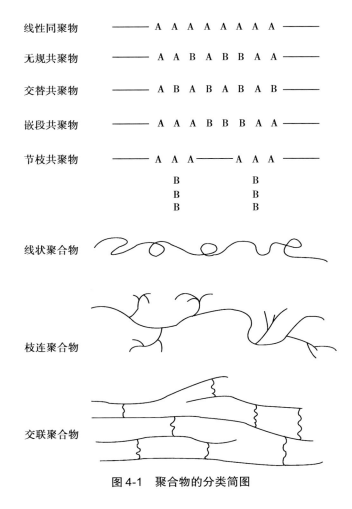

图 4-1 聚合物的分类简图

类镜片比非离子类更易形成沉淀物。

4. Ⅳ类,高含水量(>50%),离子性

该类是用于制作长戴型镜片或抛弃型镜片的主要材料,其透氧性高,持久性也令人满意。Ⅳ类是该分类法中最活泼的材料,其离子性和高含水量使其成为四类中与接触镜护理液反应性最强,也最易形成沉淀物的材料。该类镜片对环境更敏感。它们更易脱水,过早变黄,如果反复进行热消毒,很快就会变质,也容易与接触镜护理液发生反应,尤其是山梨醇。它们对 pH 值很敏感,在酸性溶液中可能产生大小或曲率改变。

由于硅水凝胶材料的出现,上述的软镜的分类不能完全体现硅水凝胶材料的特性,2012 年美国 FDA 对软镜材料分类增加了第 5 类硅水凝胶,同时对硅水凝胶软镜材料进行更细化的分类,方法见表 4-2。

表 4-2　美国 FDA 对硅水凝胶软镜分类方法（2012 年）

分组	类型
5-A	低含水量(<50%),非离子性,经表面处理过
5-B1	低含水量(<50%),非离子性,未经表面处理过和含亲水性单体
5-B2	低含水量(<50%),非离子性,未经表面处理过,含半渗透聚合物
5-C	高含水量,非离子性
5-D	离子性材料,低含水量和高含水量

(四)接触镜材料的一般性质

1. 透明度　透明度(transparency)是指材料透光的程度。它是物质的化学、纯度和水合作用以及其他因素的综合体现,是配戴接触镜后能否获得清晰视力的前提。没有一种物质是完全透明的,因为当光通过这种物质时,总有一些被反射、吸收和(或)散射。通常运用特定波长的光线通过某种物质样本的透过的百分比来表示该物质的透明度,该值在大部分无着色接触镜材料中为 92%~98%。

2. 硬度和刚度　硬度(hardness)反映了该材料是否易于加工成镜片,以及其耐用性。通常,硬度这一属性对硬镜材料来说,其关系比与软镜材料的关系更密切。刚度(stiffness)反映了材料的柔韧程度,柔软韧性的镜片通常在初始配戴阶段就具有良好的舒适度。然而,它容易顺应角膜的形态,因而不能有效地矫正角膜散光,可能导致戴镜后仍存在残余散光。刚度还反映了镜片保持原有形态的能力,刚度高的镜片能够在配戴、取出、清洗等过程中保持镜片形态,并易于操作。

3. 抗张强度　抗张强度(tensile strength)是表示材料在被牵拉断裂之前,它所能承受的最大拉力值,与抗张强度关系密切的材料性能是断裂点的伸长百分比,它表示材料样品在断裂之前能被拉伸的程度。抗张强度高的材料具有良好的耐用性,因为它们能耐受在接触镜操作过程中所受到的力(例如清洗、揉搓、戴入)而不容易破裂。

4. 弹性模量　弹性模量(modulus of elasticity)为一常数,表示一种材料在承受压力时保持形态不变的能力。弹性模量低的材料对压力抵抗能力小,容易形变;而弹性模量高的材料则能更好地抵抗压力,保持原形态,因而可以提供更好的视觉效果。在软镜材料中,硅水凝胶材料的弹性模量比水凝胶材料要高很多。

弹性模量和刚度都是抵抗变形能力的指标,但两者是不同的。弹性模量是材料的固有属性。因此对同一种材料来说,无论它被制作成何种形状的镜片,其弹性模量都是不变的。刚度是固体的属性,不仅与材料的固有性质有关,还与固体的形状、结构等因素有关。

5. 比重　比重(gravity)是在一定温度下的空气中,相同体积的镜片材料与水的重量的比率(水的比重为 1.0)。在实际应用中,比重与密度相等,后者是某一材料单位体积的质量(常用单位为克/立方厘米)。当涉及接触镜的重量或体积时,材料的比重显得比较重要,例

如，涉及高度数正透镜或复合透镜的设计时。

6. 折射率 折射率（refractive index）是指光通过空气中的速度与光通过该材料中的速度之比率。材料的折射率越高，入射光线发生折射的程度越大。软镜材料（亲水性）的折射率与含水量有关。通常含水量越高，折射率越低。例如，含水量为 42% 的水凝胶材料的折射率为 1.44，而含水量为 80% 的材料，其折射率为 1.37。

7. 湿润性 由于接触镜在角膜表面移动，并在瞬目过程中与睑结膜发生摩擦，因此，材料的湿润性（wettability）显得尤为重要，湿润性良好的材料能在表面形成一层稳定的泪膜，它是决定接触镜配戴舒适性的重要因素之一。接触镜表面的湿润性越大，所形成的泪膜也越均匀稳定。均匀稳定的泪膜是配戴舒适、视力理想和防止沉淀物形成所必需的条件。

为了更好地理解"湿润性"，我们需要首先理解"表面张力（surface tension）"的概念。液体在固体的湿润程度是由于两者之间所产生的分子作用而引起的，这些力量能保持固体和液体之间分子的紧密连接，两种物质分子间的吸引称为吸附力量。一滴水滴在玻璃表面后会散开，因为水分子的吸附力量比玻璃分子的吸附力量弱，液体或固体的分子均由其同类分子环绕，各个方向的吸附力量被相互抵消。固体表面的分子被相互吸引，产生一个向下的力量，所以表面的分子携带一种潜在的能量，这种潜能在必要的时候抵抗物质表面向下的力量。这种力量就称为固体或液体的表面张力（图 4-3）。

由于水有很强的分子羟链形成，比其他液体有较高的表面张力，当某液体和某固体接触时，由于两种物质间的吸附和黏附力量，液体表面呈现出一新的低表面能量，称为界面张力。液体对固体的黏附越大，界面的张力越小，所以湿润性取决于液体的表面张力、固体的表面能量和两种物质间的界面张力。为了增加表面的湿润性必须降低液体的表面张力、增加固体的表面能量，这些力量的合成决定了是完全湿润，或半湿润，或不湿润。

可以通过以下三种方法达到提高材料湿润性的目的：①减少液体表面的张力；②减少液体和固体材料界面之间的张力；③增加固体表面的张力。

材料的湿润性可通过实验室测量和在眼实验方法进行评估。

（1）实验室测量：主要测量材料的湿润角作为镜片湿润性高低的评估指标。材料的湿润性可通过滴在待测材料表面的一滴水、生理盐水或泪液所形成的接触角来说明，这个角就称为湿润角（angle of wetting）（图 4-4）。

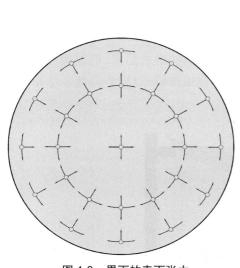

图 4-3 界面的表面张力

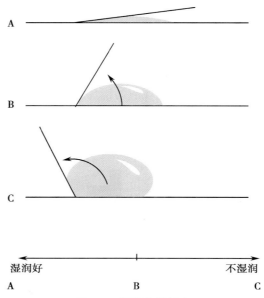

图 4-4 湿润角的概念

1）滴液附着实验（sessile drop）：将一滴纯水放在测试材料表面，测量水滴表面的切线与水平的测试表面之间的角度，如零角度＝湿润性完全；小角度＝湿润性一般；大角度（特别>90°）＝湿润性差。当进针时，水泡增大，可测出导前角；当退针时，水滴减小可测出撤退角（图4-5）。该方法历史悠久，但不够准确。

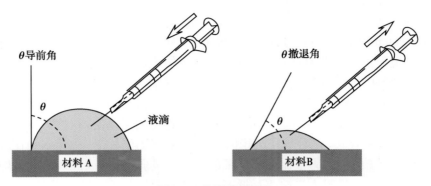

图4-5   滴液附着试验

2）Wilhelmy 板法（Wilhelmy plate）：将测试材料的平板放入水中，该方法可以测量材料的导前角，与滴液附着实验相似。同样，拉回测试板可以测量撤退角，一般撤退角度偏小（图4-6）。

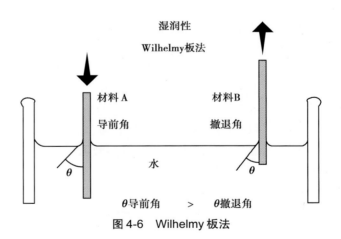

图4-6   Wilhelmy 板法

3）气泡俘获法（captive bubble）：将测试镜片凸面向下置于水槽中，在镜片下方有一个空气泡，侧面观察气泡与镜片之间的接触点，从而测出与材料接触的角度，通过增加或减少气泡的大小来测量导前角和撤退角。注意该方法测量的撤退角较大（即和其他方法相反），前面方法的材料表面预先没有湿润（图4-7）。

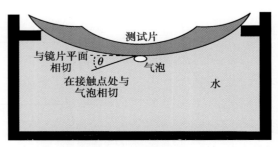

图4-7   气泡俘获

笔记

（2）在眼实验方法：直接检测人眼配戴镜片时的泪液覆盖情况，以覆盖是否完整和均匀作为镜片湿润性高或低的评估指标。

使用裂隙灯显微镜，评价镜片前泪膜破裂时间，评估镜片保持完整泪膜的能力，如果完整的泪膜形成并且保持，泪液水分蒸发使得泪液脂质层弥散进入水质层，最后，脂质侵入黏液层使镜片表面出现干燥斑。于是泪膜出现局部破裂点，测试瞬目到泪膜破裂的时间，时间短则表明材料湿润性差。

8. 吸水性　吸水性（water imbibition）定义为接触镜材料吸收水分和膨胀的能力，该特性取决于亲水功能基团和疏水功能基团的比率、这些基团的性质和交叉连接的量。对于相同厚度的软性接触镜，镜片的含水量越多，透过镜片到达角膜的氧气就越多。

二、软性接触镜材料的特性

从接触镜的历史中我们可以了解到，寻找和发明更好的材料，是接触镜不断发展的原动力。虽然迄今为止人们尚未发现十全十美的材料，但也认识到，任何材料都有其无可替代的优势，只要在理解和掌握人眼解剖和生理特征的基础上，在接触镜的设计和使用上充分利用其优点，规避缺陷，就能够获得成功；这也形成了目前软性和硬性两大类接触镜并行的局面，并都得到了广泛的临床应用。有经验的医师都会综合配戴者的需求、屈光状态、眼部特征等因素，选择合适的材料和接触镜类型。

在长期的研发过程中，人们总结出一整套关于材料的评价指标。用于制造接触镜的各种材料的性质，都可以在这个评价指标体系中得到描述和体现。同时，由于制造软性和硬性接触镜的材料性质差异较大，因而在评价两者材料的性质时，在指标的选取上各有侧重。下面将首先阐述接触镜材料的一般性质的评价指标，然后重点阐述软镜材料的特殊性质。关于硬镜材料的特有属性将在第五、六章介绍。

软性接触镜材料的特殊性质

1. 含水量　软镜材料由含有许多亲水化学基团的聚合物构成，这些基团能与水分子反应或吸附水分，使材料具有一定的吸水性并包含水分，软镜的含水量（water content）一般在30%～80%之间。

软镜材料通常为交叉链聚合物，在水合前，同硬镜聚合物相似，较硬和脆，将其浸泡到水中后，干态的聚合物吸附水分子，其含水量取决于配方的亲水成分，在水合过程中，聚合物变成柔软状态。

软镜的含水量用百分比来表达：

$$含水量 = \frac{镜片中的水重量}{镜片的总重量} \times 100\%$$

软镜常规分成两类：低含水量（含水量<50%）和高含水量（含水量>50%）。对水凝胶来说，氧的通透性与含水量成正比，因为水是氧通过软镜材料的载体，氧分子溶解到水里后，经镜片传递到角膜，所以亲水材料是透氧的。对于硅水凝胶来说，透氧性很大程度上依赖于硅的成分，而不是单纯依赖含水量。

2. 离子性　接触镜材料可带有电荷，或可为电中性，这一性质称为离子性（ionic charge）。离子性在软镜材料中尤为重要，因为它影响溶液的相容性和沉淀物形成等。

带电荷的物质称为离子性材料，这是因为材料的成分中存在带电荷的化学基团。多数情况下，所带电荷以负电荷占多数，负离子电荷的存在使材料更具活性，尤其处于酸性溶液中时，这种性质会导致镜片尺寸改变甚至变形。

离子电荷也更易使沉淀物在材料上形成。大多数沉淀物是来自泪液中带正电荷的物

笔记

质,它们被吸引到镜片材料表面的负电荷上(图4-8)。电中性的物质称作是非离子性的,这些物质惰性越大,与泪液成分的反应性就越小,因而对沉淀物形成就具有抵抗性。

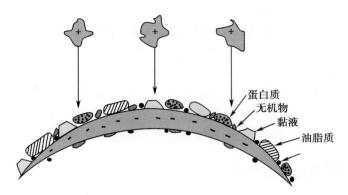

蛋白质
无机物
黏液
油脂质

图4-8   离子性材料沉淀物形成的原理

3.透气性   为了角膜的健康,镜片必须不会或者很少阻碍空气-角膜的交流,即大气中氧气传递至角膜以及角膜二氧化碳从角膜到大气的传递过程。

(1)氧通透性:通透性是指一种物质能通过某种膜或其他物质的程度。弥散是指分子通过某种物质时从高浓度区向低浓度区的运动过程。通透性是由物质分子组成的内在功能所决定的,此外,它还受外部因素的影响,如浓度、温度、压力、屏障因素等。氧要通过某些接触镜材料,它的分子必须先溶解于这种材料中,然后再通过这种材料。

某一材料的氧通透性系数 P 是材料的弥散系数 $D(cm^2/s)$ 和溶解系数 k(在 760mmHg、零度时,每立方厘米来表达)乘积,所以氧通透性常以 Dk 表示。弥散系数是气体分子在物质中移动的速度,溶解系数表示在特定的压力下,单位体积物质中能溶解的气体量。氧通透性是镜片的重要参数之一,该属性是固有的材料属性(同一材料特定的重力或折射率),它不随镜片的厚度、形态和后顶点角度而变化(图4-9)。

Dk 值用标准单位表示。实际测量条件可以不同,但结果应转换成标准 Dk 单位。下面是一个标准单位表示的典型的 Dk 值:

$$Dk=1.14 \times 10^{-11} (cm^2/s)(mlO_2/ml \cdot mmHg) @ 25°C$$

标准记录应记录测试条件中的温度,因为 Dk 值随温度上升而增大,温度高,气体分子能量大,它们通过材料的速度更快。

对于水凝胶材料来说,Dk 是含水量的函数,通常呈一个线性函数,即 Dk 值的升高与含水量的升高成正比。提高含水量是提高 Dk 值的主要方法。虽然含水量较高的镜片有较高的 Dk 值,但由于以下的原因,它们却比含水量较低的镜片做得厚些:制成薄镜时,镜片干燥、脱水更快,导致角膜干燥,出现角膜点状染色;高含水镜片制成薄镜时脆性增加,容易损坏。

Dk 通常采用离体测量,基本方法如下:把接触镜材料与一只极谱电极相接触,当大气中氧通过接触镜材料时,产生一股与通氧量成比例的电流。可由电流量的值来推算和确定 Dk 值。测量 Dk 主要有三种方法:原始 Fatt 法、改良 Fatt 法和库仑法。

1)原始 Fatt 法:也称未矫正 Fatt 法,即极谱法,如上所述,这是一种基础技术,它以 Irving Fatt 教授命名,是他把极谱法介绍到接触镜这一领域。

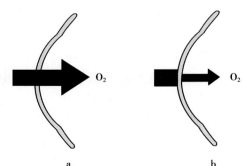

图4-9   高 Dk 材料(a)和低 Dk 材料(b)

二维码4-1
动画 接触镜的氧通透性

笔记

2）改良 Fatt 法：基本技术同上，但为了补偿一些"边缘作用"和"边界层作用"，变量作了改进。这种方法把从镜片边缘通过的氧和在材料边界处出现的差异考虑进去，得到的值比原始 Fatt 法约小 25%。

3）库仓计法：这种方法使用的仪器与前两者不同，透氧性是通过一层位于材料表面的液体（水）测得，这种方法比原先的方法更标准、精确，在食品、药物包装中已被广泛应用。测定结果与改良 Fatt 法测出的 Dk 值有很好的相关性。

总之，接触镜材料的氧通透性系数（Dk 值）是材料的一个内在特性，与材料厚度无关（表 4-3）。通常，对一定镜片材料，Dk 值是一个常数。然而，由于材料不纯，制造工艺不同，所用测试技术不同，有时可能出现一些差异。

表 4-3　不同含水量软镜的 Dk / t

含水量 %	Dk ×10^{-11}	最小厚度 mm	最大 Dk / t×10^{-9}
38	9	0.03	30
55	18	0.06	30
70	36	0.12	30

（2）氧传导性：氧通过一定厚度特定镜片的实际速度称为氧的传导性。

材料的 Dk 值除以镜片的厚度（用 L 或 t 表示）来计算某一接触镜片的氧传导性，其中镜片厚度的单位是厘米。计算负镜片 Dk/L 时通常用 −3.00D 镜片的中心厚度，人们习惯于将 −3.00D 作为负镜片系列屈光度的中间值。

氧传导性可表示为 Dk/L 或 Dk/t。注意，大部分产品标明的 Dk/L 值只代表 −3.00D 的镜片。显然，镜片厚度增大，氧传导性降低，就是说，相同材料的正镜片（中心部分为最厚）的氧传导性比负镜片（中心部分为最薄）的氧传导性低（图 4-10）。前文提到，高 Dk 值的材料由于含水量较高，所制成的镜片厚度不能太薄，因此有时会出现低含水量的、超薄镜片，其氧传导性却与高含水量镜片相当的情况。因此材料的含水量、镜片厚度、氧传导性之间的平衡是软镜设计中必须要考虑的内容。

（3）等效氧分压：氧通透性和氧传导性都是在实验室或离体条件下测得的角膜接触镜物理度量。另一种活体评价氧传导的技术称为等效氧分压（equivalent oxygen percentage，EOP）测量，即评价透镜在活体眼上的实际透氧性。

角膜不断从大气中获取氧，将装有一片氧饱和薄膜的传感器放在角膜表面，可测定摄氧率。当氧从薄膜释放到角膜时，根据传感器电流就可测出被耗的氧量（图 4-11）。

角膜能从大气中获得的最大氧量是大气体积的 21%，或海平面的氧分压：20.66kPa（155mmHg）。因此，理想的接触镜应在角膜表面维持 21% 的等效氧。如果镜片的等效氧分压为 21%，它对氧就是完全通透的，因为这是大气中氧的最大百分比。这种镜片允许 100% 的大气氧到达角膜，EOP 为 10.5% 的镜片就只允许一半大气氧到达角膜。

EOP 不是物理常数，也不是材料的通透系数，它是一种与材料 Dk 值和透镜设计有关的生理度量，但不能直接转化为材料的 Dk、Dk/L 或氧通量。

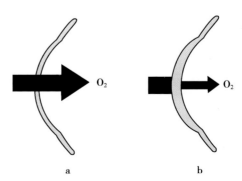

图 4-10　镜片厚度对氧传导性的影响

笔记

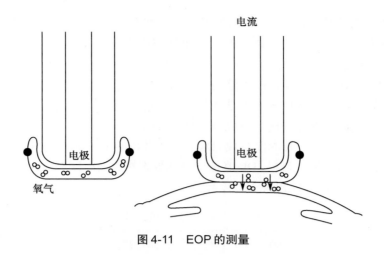

图 4-11   EOP 的测量

第二节   软性接触镜的设计及其临床相关参数

接触镜的设计科学与否直接关系到临床的验配成功与否，决定镜片设计的主要因素是镜片材料特征和眼部特征，特别是角膜的生理需求，此外，良好的镜片设计还取决于现有的生产工艺和光学设计能力，有关接触镜设计的参数非常多，本节将围绕主要的临床可变化参数进行阐述，并了解这些参数的设计和变化对临床验配的影响。

软镜的设计主要参数包括：厚度、后表面设计、前表面设计、边缘设计、直径、弧矢高度（图 4-12）。

软镜的镜片材料在镜片设计中起重要作用，现有的水凝胶材料含水量 38% ～ 80%，由于含水量范围大，材料物理特性也随之而异。但是，其中有两个因素至关重要：透气性和含水量。这两种特性都因材料亲水性增高而增高，因镜片厚度增大而减少。由于镜片厚度直接影响镜片的机械性能和透氧性，所以镜片的设计首先从镜片的厚度开始。

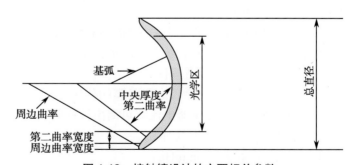

图 4-12   接触镜设计的主要相关参数

一、镜片厚度

软性镜片，其氧传递性与镜片的厚度成反比，镜片厚度的概念不仅仅局限于镜片在角膜中央部位的厚度，而应该针对整个角膜而言，据研究：①角膜上某一点的水肿直接与该点上的镜片的氧传递性有关；②整个镜片的透气性均匀一致，则整个角膜的生理反应也一致。从透氧的角度考虑，越薄对角膜健康越有利，但现代生产工艺还不能达到任意的薄，如果镜片制作太薄，容易脱水而且脆性太高。

如果镜片太厚，角膜会出现相应的缺氧问题，表现为角膜水肿、角膜染色等，如局部镜

笔记

片脱水，则镜片表面泪膜不稳定等。但若镜片太薄，也会出现一些问题，即镜片更趋于跟角膜形状相一致，与角膜吸附的力量增强，结果使镜片移动度减少，使角膜上皮代谢产物排出减少，久之影响角膜的生理代谢功能和镜片配戴的总体效果，同时，镜片在眼中还存在脱水问题，温度、pH 值、渗透压和蒸发性都在其中起一定作用。所以在实际应用过程中对镜片厚度选择和要求是一种均衡的判断。

目前，材料的最薄厚度设计是：低含水量（38%）为 0.035mm，中含水量镜片（55%）为 0.055mm，高含水量镜片（70%）为 0.10mm。这里的镜片厚度值是以 −3.00D 镜片为代表的镜片中央厚度。

二、镜片后表面设计

（一）光学区

光学区（optical zone，OZ）为外界光线通过而进入瞳孔的镜片中央区域，镜片的屈光力由该部分起作用。光学区通常为圆形，位于镜片的几何中心，原则上光学区应该覆盖瞳孔，所以其直径至少为 7.0～8.5mm，软镜光学区直径范围一般为 7.0～12.0mm。对于特殊设计的软镜，如缩径镜片（lenticular lens），用前表面光学区作为光学区的代表。

由于光学区是可用光学部分，其矫正度数包容在这个范围内，若 OZ 偏移，即将偏离瞳孔区，则会出现戴镜视力下降和眩光等现象。

（二）后表面中央光学区曲率

后表面光学区（back optical zone，BOZ）的曲率半径称为基弧（base curve，BC），可以用屈光度（diopter，D）来表示，也可用曲率半径（通常以 mm 为单位）来表示。

软镜由于其材料的柔软性，趋于同角膜的形态相一致。从角膜的生理健康考虑，为了排出角膜上皮代谢产物，镜片在眼表要有一定的移动度，所以，软镜的基弧设计要比角膜的前表面曲率平坦些。根据临床验配经验和角膜生理功能测定，一般软镜的基弧应比角膜前表面曲率大 0.6～0.8mm。人眼角膜前表面的曲率半径大部分在 7.6～8.2mm 范围，所以目前软镜的基弧设计基本为几类：8.4mm、8.6mm、8.8mm 和 9.0mm。另外，由于软镜的柔韧性，基弧的选择没有硬镜那么严格，一般的配戴者都能在以上几种类型中找到合适的镜片。

基弧可以是球面（spherical）的或非球面（aspherical）的，球面曲率的特征是每一点的曲率是相等的，如同一个圆球；非球面则表现为从中央到周边曲率逐渐变长或逐渐变短。非球面的特性用 e 值来表现，e 值越大，表示从中央到周边的平坦率越大，若 e 值为零，则表示为球面；e 值在 0～1.0 之间为椭圆曲线；e 值等于 1.0，则曲线为抛物线；e 值大于 1.0，则为双曲线（图 4-13）。

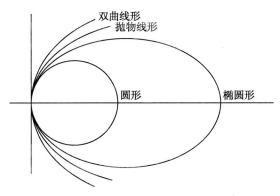

图 4-13　不同 e 值形态的弧

（三）后表面周边设计

角膜并不是一个球面，中央约 4～6mm 区域基本呈球形，向周边逐渐趋于平坦，所以以镜片后表面的设计也必然要与角膜的形态相一致，这样可以避免镜片局部对角膜产生压力，造成角膜的局部损伤。

镜片周边部可以由一至两个逐趋平坦的球性曲率相连接，称为旁周边曲率和周边曲率；通常双弧的第二弧比基弧平坦 0.8～1.0mm，亦可以融合多球面弧度，也可以用一个逐渐平坦的非球面作为周边部分（图 4-14）。

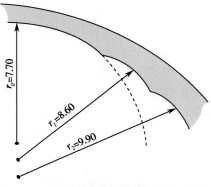

图 4-14　软镜的基本设计及镜片旁周边和周边设计参数

三、镜片前表面设计

在确定镜片的基弧、镜片厚度和材料折射率后，镜片的屈光力取决于镜片的前表面的设计。前表面的中央区为前表面光学区（front optical zone，FOZ），该区产生稳定的、精确的屈光矫正度数。（图 4-15）

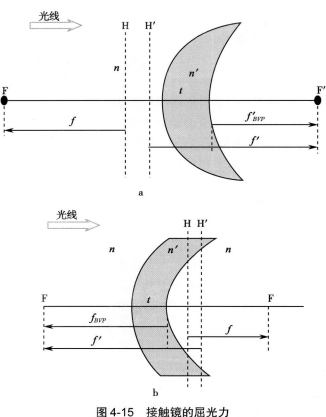

图 4-15　接触镜的屈光力
a. 正度数接触镜　b. 负度数接触镜

前表面可以是单弧或双弧度设计，如果涉及高度数的负镜片，单弧或双弧的前表面必然会产生很厚的边缘；而高度数正镜片会产生很厚的中心厚度，这两者都无法被配戴者所耐受。为了达到较好的视功能，需要将光学区制作的大些，而为了舒适和镜片机械性能，又得将镜片的光学区尽量缩小。为此，人们在设计时引入一个与中央曲率不同的合理的周边部分，称之为"周边载体"，也称"缩径设计"，该部分是球性的，与前后表面共轴（图 4-16）。

笔记

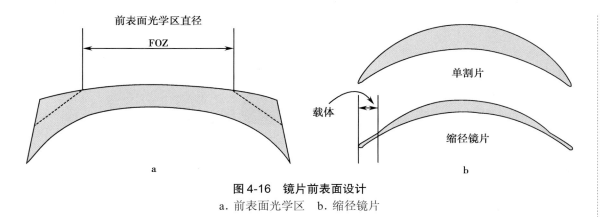

图 4-16　镜片前表面设计
a. 前表面光学区　　b. 缩径镜片

四、镜片边缘设计

镜片的边缘是镜片前表面和后表面的几何融合区，边缘设计的目的和原则是增进舒适度，并保证对泪膜的干扰减少到最低。如图 4-17 所示，边缘形态直接影响镜后泪液的流动。

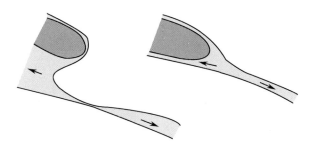

图 4-17　镜片边缘和镜后泪液的流动

镜片边缘设计涉及很多细节，包括边缘前表面的曲率和宽度，边缘后表面的曲率宽度，边缘顶角位置等。目前人们采用 Mandell 边缘评价系统来对镜片的边界设计作评价，即镜片边缘顶点的高度，顶点分别距 0.05mm，0.20mm，0.50mm 时的边缘厚度。这样对镜片边缘的设计和描述有了标准（图 4-18）。

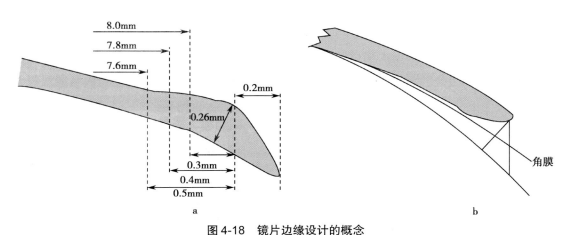

图 4-18　镜片边缘设计的概念
a. 前表面周边曲率和宽度　　b. 表达边缘的一些方式

笔记

镜片边缘按形态基本分为三类：内角型，中型和外角型（图4-19）。

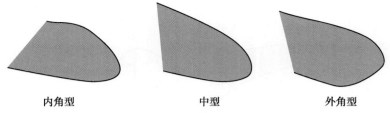

内角型　　　　　中型　　　　　外角型

图4-19　镜片边缘设计的基本类型

五、镜片直径

镜片直径（lens diameter or overall diameter）以毫米为单位，镜片直径的设计与角膜直径和睑裂高度有关。对于软镜，镜片一定要充分覆盖角膜，即在角膜静态时，镜片要覆盖角膜并至少超出角膜边缘0.5mm。角膜直径（水平可见虹膜直径）约为12.0mm，由于镜片在眼中并不都能完全中心位，所以镜片的直径至少要达到13.6mm，因而大部分的软镜设计的直径为14.0mm（图4-20）。

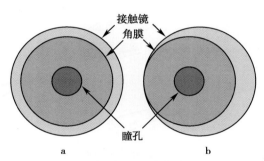

接触镜
角膜

瞳孔

a　　　　　　　　b

图4-20　镜片直径与角膜直径的关系
a. 镜片覆盖角膜面　b. 镜片移动后仍然覆盖角膜

六、镜片弧矢高度

弧矢高度（sagittal depth）指的是镜片后表面几何中心与镜片边缘平面的垂直距离。假设镜片总直径不变，增加基弧的时候必然会减少弧矢高度；反之，减少基弧，则增加了弧矢高度。假设镜片的基弧不变，则增加镜片总直径的时候必然会增加弧矢高度，从而造成镜片配适变陡；反之，降低镜片总直径则减低弧矢高度，使得镜片配适变平坦（图4-21）。

一般情况下，弧矢高度增加意味着镜片配戴变紧，反之引起镜片配戴变松。充分理解弧矢高度与镜片直径和基弧的关系，对镜片的选择和配适调整具有临床指导意义。

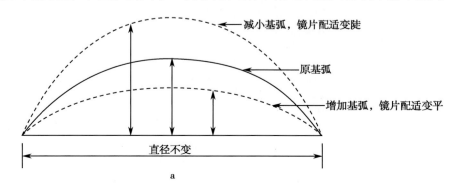

减小基弧，镜片配适变陡
原基弧
增加基弧，镜片配适变平

直径不变

a

笔记

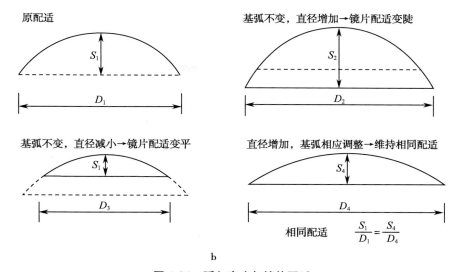

图 4-21　弧矢高度与镜片配适

a. 基弧对弧矢高度的影响　b. 直径对弧矢高度的影响

第三节　软性接触镜的生产工艺

软性接触镜的制造和工艺包括许多步骤和程序。由于接触镜是一种医疗器具，所以必须有精密的设备和严格的操作规程，此外制造设施还必须符合安全、清洁和良好制造（good manufacture program，GMP）的特殊工艺标准。

接触镜生产应包括从配方、材料的制备至镜片无菌包装全过程，现代的软性接触镜制造方法主要有车削法、旋转浇铸法、模压法和稳定性软镜模压法。由于在接触镜的生产发展过程中经历了从硬镜到软镜、从软镜到硬镜、软镜硬镜并存共同发展的历史，同时，现代的硬镜生产法主要是车削法，其生产核心原理基本与软镜相同，因此，本节在阐述时按接触镜自然发展历程描述，包括了硬镜生产工艺的发展和原理，在硬镜相关的其他章节中不再复述。

一、早期的制造方法：模铸巩膜镜

早期的玻璃镜片是将玻璃块研磨抛光或者将吹成的玻璃泡切割（Mandell，1988）而得到的，30年代初，Joseph Dallos 研制了一种生产玻璃巩膜镜的方法：先用胶质物印下眼角膜前表面形状，再通过数道程序制作出一个铜质印模，然后将融化的玻璃植入铜质印模压出镜片的后表面，最后对镜片的前表面进行研磨和抛光。

30 年代后期在 PMMA 成为接触镜材料时，应用后表面模铸法产生的巩膜镜仍然占主导地位。这一时期后所发生的变化是应用车削法对镜片前表面进行加工。

二、车削法

车削法（lathe cutting）广泛地被应用于 PMMA 镜片、RGP 镜片和软镜的生产。车削的优点在于它加工的多面性，即可对不同设计不同要求的镜片进行不受限制的加工。

在车削程序开始前，首先做材料制备，即制作镜片聚合物的毛坯，将液态单体倾倒入玻璃管中，在高温下聚合成为一长杆状，切削后成为聚合物毛坯（图 4-22）。

笔记

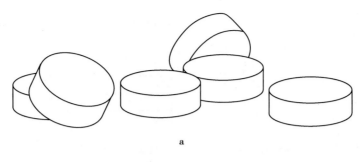

a

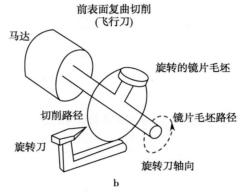

b

图 4-22　聚合物毛坯（a）和车削法（b）

车削法过程主要由以下几个步骤构成：

1. 车削（lathe）　在这个过程中，将干硬的镜片聚合物毛坯装在车床上，用金刚刀切割出毛坯的镜片曲率，切削过程可通过电脑控制和操作，切削包括镜片的前后表面、周边曲率和边缘。

2. 抛光（polish）　将镜片从车床上取下，通过抛光将车床的印记、划痕等清除，以改进光学性能、使边缘光滑。

3. 水合（hydration）　软镜制造多一道水合程序。在该过程中，"干"镜片浸泡到水中，吸附配方所要求的水量，就是在该过程将"干、硬"镜片转换为软性柔软的镜片。在水合阶段，镜片吸水后膨胀，干镜的尺寸一定要精细计算，使水合后的镜片保持精确的参数。

4. 萃取（extraction）　在萃取时，材料中的非聚合化学物质被清除。

5. 着色（tinting）　如果镜片需要着色，在该过程中染色。

6. 完成　多步质检来保证整个生产过程标准化。

7. 灭菌（sterilization）　经以上步骤后镜片开始灭菌，镜片盘被推到自动火炉中，温度为 121℃ 至 124℃，时间至少为 20 分钟，该阶段杀死所有的微生物和芽胞，保证在包装前无菌。

8. 标签　镜片上标好信息如产品名、号码和过期日期等。

但是，车削法生产过程需要较多劳力，容易产生误差，车削的过程相对缓慢。对软镜来讲，车削时处于干态，水合后材料膨胀使许多参数无法控制，容易产生误差。厂家采取许多手段和步骤来减少这种误差，如缓解湿度的控制，工人戴手套和口罩以减少皮肤和呼吸对湿润性影响等。尽管如此，车削法生产软镜的重复性差的问题仍存在，而且生产费用也比较昂贵。虽然自动车削生产方式已将上述问题的程度减少了许多，但是一些加工程序，如抛光、打边等仍然是产生误差的根源。

目前，硬镜的生产大多采用车削法，生产工艺基本如上所述，除了材料本身与软镜的区别外，硬镜不需要经过"水合"之类的步骤。

笔记

三、旋转浇铸法

旋转浇铸法(spin casting)是最早用于软镜生产的方法,在 1961 年由捷克斯洛伐克科学家 Otto Wichterle 发明,并经后人进一步发展,目前该方法仍然用于软镜的制造。

将镜片聚合物以液体形式注射到旋转模具中高速旋转,最后镜片的形状和度数取决于温度、重力、离心力、表面张力、液体注入量和旋转速度,镜片的前表面取决于模具的曲率,镜片的后表面曲率由上述所列的因素综合确定,然后接受热和紫外线照射,使液态聚合物固化。热加工处理后,镜片水合(图 4-23)。旋转浇铸法是一种经济的制造方法,重复性好,能制造出很薄很舒服的镜片。旋转浇铸法生产的镜片后表面为非球面,该种镜片的不足之处在于无法生产几何性质比较复杂的镜片,如散光镜片。

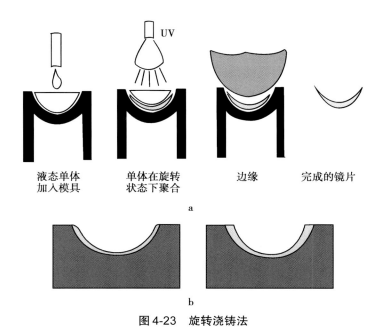

液态单体　　　单体在旋转　　　边缘　　　完成的镜片
加入模具　　　状态下聚合

a

b

图 4-23　旋转浇铸法
a. 旋转浇铸法程序　b. 模具旋转速度决定了镜片的屈光力

旋转浇铸法生产软镜的步骤如下:

1. 生产旋转模具　首先建立生产塑料模具的不锈钢工具系统,所生产的模具的内表面有精确的曲率,因为该曲率表现为镜片的前表面。

2. 制备液态单体材料　软镜单体材料通常为 HEMA 或非 HEMA,单体被注入前需要纯化。

3. 将单体材料注入旋转模具中　单体注入的量由电脑来控制。

4. 旋转浇铸　模具旋转时,离心力、重力和表面张力作用于液态材料,将单体分布在模具上。为了防止起泡,这个过程在无氧气、氮气的环境中进行。镜片的几何性质由材料注入量和模具旋转速度决定,旋转速度决定了镜片的度数,如速度越快,镜片的负度数越高。镜片的中心厚度由单体注入的量决定,如注入的量越多,中心厚度越厚。

5. 水合 / 萃取　将镜片放在无菌的 210°F 或 99℃的水溶液中进行水合,镜片含水量增加 38.6%,镜片会膨胀 12%,然后将镜片从模具中取出。水合后将镜片放入萃取箱,经过约 5 小时的萃取,将非纯化物清洗。

6. 质检　由经过严格培训的质检人员,将镜片放大 10 倍左右,对镜片的十个参数进行检验,如镜片车痕、压迹、边缘、颗粒等,同时对镜片的光学性质如镜片度数、中心厚度等进

笔记

以一个系数才能得到镜片在空气中的后顶点屈光力(图4-27)。

该系数实际上是湿房中的生理盐水和空气的折射率差异造成的。例如:假设低含水量的镜片的折射率为 1.43,在空气中,后顶点屈光力 $F=(1.43-1)/r$,在生理盐水中,$F=(1.43-1.33)/r$,因此换算系数 $=(1.43-1)/(1.43-1.33)=0.43/0.1=4.3$,如果此时镜片测度仪的读数是 0.50D,则镜片在空气中的后顶点屈光力 $=0.50D×4.3=2.15D$,即约为 2.25D。

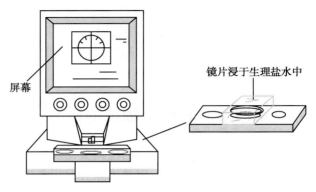

图 4-27   镜片测度仪:湿房中测量

二、直径

测量直径时,也要按上述方法吸去多余水分。然后将镜片凹面向下,放置在放大仪上进行测量。需要注意的是,不要使镜片变形或脱水过久,否则会影响测量结果(图 4-28)。为了保持软镜的形态,也可以在湿房中测量镜片直径。

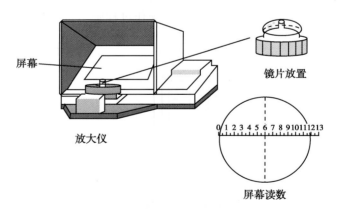

图 4-28   放大仪测量镜片直径

三、基弧

基弧是软镜所有参数中最难测量的一个。人们曾经采用模板法进行测量,即预先制作好一套不同曲率半径的玻璃半球,将镜片凹面朝下放置在半球上,观察镜片形状与半球表面的匹配程度来判断镜片的基弧。此外,人们还发明了许多仪器试图测量软镜的基弧,但在准确性和可重复性上都不尽如人意,这一矛盾在抛弃型和频繁更换型软镜广泛使用的今天显得更为突出。因此在临床实践中,一般以厂家标识的基弧数值为准,如果对基弧有所怀疑,一般的做法是更换全新的镜片。

笔记

四、中央厚度

可以使用一种曲率仪（radiuscope）来测量软镜的厚度，这是目前最快速和广泛应用的方法，精确度可达 0.01mm。首先在测量仪上放置一块载玻片，调整测量仪的光标像清晰；然后将镜片凹面向上放置在载玻片中央，再次调整测量仪的光标像清晰，两次成像之间读数的差值就是镜片的中央厚度（图 4-29）。

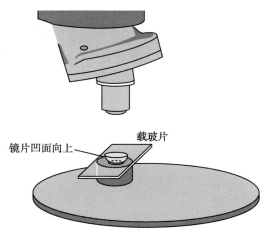

图 4-29　镜片中央厚度的测量

五、镜片表面质量

镜片表面质量检查可以在活体和离体的条件下进行。当接触镜配戴在角膜上时，一般使用裂隙灯显微镜进行检查。然而，泪液中的碎屑、泪液反光、深色的虹膜等因素可能妨碍进一步的检查，此时，使用放大仪进行离体检查就显得必要。镜片表面检查除了可以检出镜片的划痕、破损之外，还可以检出蛋白、脂质、钙质等沉淀物，以及镜片的颜色改变。此外，有些厂家会将品牌和参数标在镜片上，在进行镜片表面检查时能够观察到这些标志。

第五节　软性接触镜的验配和评估

在第三章我们已经介绍了接触镜验配的基本检查，所有后续的验配工作应该在基本检查的基础上进行。在完成基本检查后，根据配戴者的具体情况，选择软镜或硬镜，一旦选择定位在软镜后，我们就开始以下的验配工作。我们这里以球性软镜为例，阐述软性接触镜的验配和评估程序，这也是临床中最广泛应用的接触镜类型；其他如散光软镜、老视软镜或特殊设计的软镜，将在相应的章节中阐述。

一、适合软性接触镜的配戴者

要选择合适的软镜配戴者，应从软镜的特点和配戴者的需求两方面考虑。

（一）软镜的优点和缺点

首先应了解球性软镜的优缺点。优点：①舒适性好；②初戴适应时间短；③很少出现更换成框架眼镜后产生视觉模糊；④可间歇配戴；⑤镜片很少从眼里脱落；⑥容易找到库存镜片更换。缺点：①球性软镜矫正散光的能力有限；②镜片易损坏；③镜片容易产生沉淀物；④镜片的参数不能个性化定制。

笔记

（二）配戴者的情况和需求

选择接触镜矫正视觉始终要考虑安全性、有效性和舒适性。接触镜配戴受职业、环境、卫生习惯、年龄等各种因素影响。根据接触镜验配基本检查，应对配戴者的配戴目的、眼部因素、全身因素和接触镜配戴史等信息进行总体考虑（详见第三章第一节），是医学、心理学、社会学综合的体现。

在上述考虑的基础上，我们归纳适合球性软镜配戴者的特征如下：

1. 年龄　16～38 岁，该年龄段配戴软镜的个人或职业需求较强。考虑到镜片操作和护理，年龄太小或太大都不合适，但年龄要求不是绝对的。

2. 屈光不正　球镜>1.50D。如果太低，可能没有很迫切的矫正需求。散光<1.50D 较合适，如太高，则球性软镜的矫正视力可能不理想。

3. K 读数　41～46D。目前市场上常见球性软镜的基弧适合 K 读数在该范围的配戴者，太陡峭或太平坦都会影响镜片配适；如果 K 读数太陡峭可能提示一些病理情况的存在，如圆锥角膜。

4. 泪膜　TBUT、Schirmer 试验结果在正常范围内。

5. 角膜和结膜完整，没有病变。

6. 眼睑位置正常，瞬目次数正常，瞬目完全。

部分就诊者要求配戴接触镜，但由于以下原因，他们配戴接触镜后，具有一定的潜在危险，需要特别慎重。

1. 独眼者　由于失去备用眼，一般不主张配戴接触镜；如确实需要，验配要谨慎。

2. 妊娠和绝经期女性　如原已配戴软镜，则可继续配戴，但考虑到内分泌变化，配戴方式或镜片类型要适当，并加强随访。

3. 糖尿病病人　由于角膜知觉下降，眼部抗感染能力下降。

4. 甲状腺疾病病人　要考虑内分泌变化、瞬目不完全和角膜暴露的潜在可能。

5. 精神病病人或曾配戴软镜而失败者。

6. 儿童　由于对个人卫生、随访的依从性不佳，同时对眼部问题的感知较差，必须在监护人理解和配合下进行验配。

二、软性接触镜的选择

（一）软镜类型选择

软镜类型分为传统型（traditional）、频繁更换型（frequent replacement）和抛弃型（disposable）。作为球性软镜的选择，特别是初次选择，我们一般建议选择频繁更换型接触镜或抛弃型接触镜。镜片有各种中心厚度，通常从标准厚度开始，若度数很高或者长戴，则可从超薄型开始以增加透氧性。操作能力差或者度数较低（小于 2.00D）者，可选用标准厚度镜片或厚镜片；含水量一般也从低含水量开始。

（二）配戴方式选择

目前美国食品与药品管理局（FDA）批准的软镜配戴方式分为日戴型（daily wear，DW）和长戴型（extended wear，EW）。对于日戴型镜片，要求配戴者在日间配戴，在睡前取下。对于长戴型镜片，配戴者最长可连续配戴 7 天（7 天 6 夜）后将镜片取下并抛弃。另有一种更长时间配戴的持续配戴型（continuous wear，CW）镜片，配戴者可连续配戴 30 天后抛弃镜片。对于配戴者，特别是初次配戴，通常建议选用日戴型。

（三）软镜参数选择

镜片选择是根据配戴者的眼部参数而定，亦可利用诊断镜试戴评价后确定，由于软镜材料特性所决定的对角膜形态的顺应性，诊断镜的使用不如硬镜那么迫切。但软镜的选择

笔记

还是有很多要求：

1. 总直径　镜片总直径应比角膜直径大，保证在理想移动范围内（0.5～1.0mm），镜片依然覆盖角膜。角膜水平直径约 12.0mm（12.5～13.5mm），一般选用比角膜直径大 1.5mm 以上的镜片，对于镜片中心定位不是特别好的镜片，镜片总直径需要更大。目前，临床上常用的镜片总直径有：14.0mm，14.2mm，14.5mm。

2. 基弧　镜片配戴在眼中后，需要镜片一定程度随瞬目而移动（移动度：0.5～1.0mm），以保证镜片下泪液交换和角膜代谢物质的排出。为了获得理想的镜片移动度，软镜的基弧一般应比角膜曲率计读数平坦，平坦多少与镜片总直径的选择有关，平坦量范围在 0.3～1.5mm，若选择大直径，则需要更平坦些，约平坦 0.5～1.0mm；若选择总直径比较小的，则平坦少些的，约在 0.3～0.9mm。镜片材料和含水量也影响镜片基弧的选择，所以最后判断是根据戴镜后镜片的理想移动度达到 0.5～1.0mm 而确定得到。

3. 屈光力　接触镜的度数是根据验光结果而定的，如验光度数大于 ±4.00D，则应考虑镜片的顶点效应（见第二章第一节），可查换算表（附录1）；如散光度数超出 0.50D，可换算等效球镜度。原则上说，最终的镜片度数是根据镜片试戴评价后作戴镜验光而确定的。

三、软性接触镜的配戴方法

一般来说，配戴者初次就诊或进行试戴评价时，为减少配戴者的不适感和提高工作效率，都是由医师首先完成接触镜的戴入和取出工作；而后在配戴者教育环节，教会配戴者如何配戴接触镜。

（一）软镜配戴操作的一般要求

对操作者来说，干净的手和器具很重要，戴镜前充分清洗双手。镜片的护理不能使用自来水，自来水中有许多微生物和杂质，容易被软镜吸收，而且，水中的氯化钠的量和清洗软镜的生理盐水中的量相差很大，用水冲洗或浸泡后镜片的参数会发生变化，因此，只能用专用的护理液来护理镜片。

（二）镜片包装和确认

传统型镜片一般保存在玻璃瓶中，上有橡皮塞，外加金属封口。目前，更多的厂家，特别是生产抛弃型和频繁更换型镜片的厂家使用塑料片盒包装。

从玻璃瓶或塑料盒中取镜片有以下三种方法：①软镜镊子：专用的软镜镊子的头上有橡皮套，可防止撕破镜片，一般用于耐用的、含水量比较低的镜片，含水量高、易碎的镜片通常不用镊子。②软镜勺子：主要用于取出玻璃瓶中的镜片，因勺子没有锋利的顶部和边缘，对镜片的损伤较小。③倒出：倒出镜片是最方便、损伤最少的方法。先摇晃玻璃瓶，使得镜片脱离底部，快速翻转，倒入手心。

（三）镜片正反面辨认

软镜的正反面辨认相当重要，配戴反了，会影响视力、舒适度，严重的异物感很强甚至无法忍受。

1. 侧面检查　将镜片凹面向上放在手指上，侧面观察镜片，正面（面向角膜的一面）朝上时，成碗状，反面时，成盘状（图4-30）。

2. 贝壳试验　主要用于侧面检查无法确认时，用两手指轻轻捏起镜片中央，或者将镜片放在手掌中轻轻凹起，正面朝上时镜片会像贝壳样折叠，反面朝上时，则镜片边缘会分开（图4-31）。

3. 镜片标志　可以利用许多厂家在镜片上的标志辨认正反面。

4-2
二维码4-2
视频 软性接触镜的取戴、护理和配戴者教育

笔记

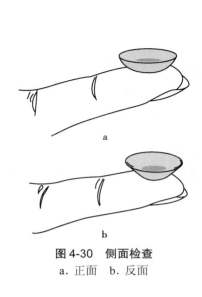

图 4-30　侧面检查
a. 正面　b. 反面

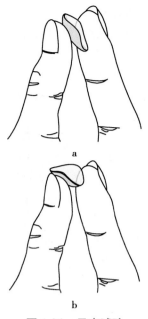

图 4-31　贝壳试验
a. 正面　b. 反面

（四）镜片戴入和取出

配戴者先洗手，确认镜片的正反面，将镜片正面（朝向角膜的一面）朝上，确认镜片干净无损，保持手指干燥，以免镜片黏附在手指上。将镜片置于右手食指尖，让配戴者向下看，左手食指或中指将上眼睑睑毛根部皮肤往上拉，固定在上眉处，再让戴者向上看，右手中指往下拉眼睑，并固定。将镜片放入眼睛时注意让镜片轻轻吸附在角膜缘上，不要施加过大的压力，让配戴者慢慢朝镜片看，直到镜片位于角膜中心，慢慢放下下睑，然后放开上睑。若镜片中心定位不佳，或者镜片后有气泡，或镜片起皱折，嘱配戴者闭上眼睛，轻轻按摩眼睑，也可以让配戴者闭上眼睛上下左右转动眼球帮助定位。

镜片取出也有多种方法：①从下巩膜夹出镜片：指导配戴者向下看，左手提起上睑固定在上眉处，再让配戴者向上看，右手中指和无名指拉开下睑，右手食指接触镜片下缘，将镜片拖到下方巩膜，右手拇指和食指轻轻夹出镜片。②颞侧巩膜滑出：指导配戴者注视鼻侧，按上述方法固定上下眼睑，用食指按住镜片的颞侧，向颞侧滑动，直到镜片滑离眼睛或者夹在外眦部，轻轻夹出。

四、配戴评价

根据配戴者要求和检查结果，可以选择合适的接触镜并进行配戴，医师可以利用经验选择试戴镜，然后根据试戴评价，确定最后的镜片。配戴评价一般在镜片戴入后 15 分钟开始，有些特殊镜片，如散光镜片，需要 30 分钟的适应时间。

1. 中心定位（position）和覆盖度（coverage）　中心定位良好的镜片相对位于角膜的中心，完全覆盖角膜，并超出角膜缘 0.5～2.0mm。有时，软镜有所偏心，但在整个运动过程中都能保证镜片覆盖角膜，这也属于可接受配戴。如果软镜覆盖不佳，首先要改善中心位置，若始终无法完全覆盖，则增加镜片直径，改善镜片覆盖。眼球向正前方注视时，镜片中心位于角膜中心，瞬目后镜片返回中心位置。

2. 移动度（movement）　在正常情况下，瞬目时镜片理想的移动度为 0.5～1.5mm，长戴镜片的移动度要大一些，一般为 1.5～2.0mm，以助镜片后的异物能及时排出。超薄型镜片薄，顺应性大，易贴在角膜上，因此，移动度比标准厚度镜片的移动度小些，一般情况下，移动度小于 0.5mm 为镜片过紧，移动度大于 2.0mm 的为镜片过松。镜片能跟随眼球上下或水平转动，但滞后约 0.5～1.0mm。另外，也可以使用"上推下睑试验（push-up test）"来评估软镜配戴松紧度。当被戴者注视正前方时，检查者用拇指压在被戴者的下眼睑中部位置，然后用拇指向上推动下眼睑，使下眼睑的内缘碰触到镜片的下边缘，产生向上的移动。如果上推镜片的移动量为零，则说明镜片配戴很紧；如果上推镜片后露出角膜缘，则说明镜片配戴很松。处于这两种情况之间的都属于可接受配戴状况。

3. 戴镜验光（over refraction）　配戴良好的镜片经过戴镜验光，应该可获得清晰的视力。有时，尽管已经做了戴镜验光，但仍然无法获得最佳视力，可能原因有：①配戴过陡，镜片中央变形，这时，瞬目后视力增加；②配戴过松，瞬目时视力增加；③残余散光，通过球柱镜戴镜验光可以获得清晰视力；④其他：镜片破损、泪液过多影响检查、正反面差错、镜片很脏、镜片偏心过大。另外，通过戴镜检影验光，观察检影光带的形态，可以帮助确认镜片配戴是否得当。如验光度数无或稍正，说明有负泪液镜存在，属于配戴较松，或配戴良好；如果验光度数较负，说明存在正泪镜，属于配戴过紧，应该进行重新评价。

4. 主观感觉　主观感觉确定了配戴者的接受性，主观感觉评价主要包括两方面内容：戴镜视力和戴镜舒适度。有时，暂时的主观舒适度不能立即反映配戴特点，特别对未适应的配戴者。一般，初次配戴时，匹配或稍紧者比稍松的舒适，但几分钟或几小时后，配戴稍紧者开始出现不舒适，而配戴稍松者在这个配戴时间内舒适度都较好。

五、接触镜处方确定

完成以上步骤后，可确定接触镜的处方。处方的书写规范如下：

眼别：品牌型号，度数/直径/基弧

举例：

OD：Acuvue，–3.00D/14.4mm/8.4mm

OS：Purevision，–3.25D/14.2mm/8.4mm

六、护理系统的选择

镜片发放给配戴者后，根据镜片的类型和配戴方式，选择相应的护理系统，这将在第六节中详述。

七、配戴者教育

配戴者教育（patient education）能够给予配戴者基本的接触镜知识，是接触镜验配程序的重要一环。据统计，配戴者知识缺乏和依从性差是导致接触镜并发症的首要因素。所以，应在配戴者初次验配接触镜时就完成配戴者教育。进行配戴者教育的人员和环境非常重要，专业的从业人员、完善的设施能使配戴者引起足够重视，从而提高教育的效果、提高配戴者依从性。

配戴者教育应至少包含以下内容：

1. 接触镜的戴入和取出方法（参考本节第三部分）。

2. 接触镜的护理方法（参考第六节）。

3. 制定接触镜的配戴时间和更换计划，告知随访计划。

4. 眼部和接触镜镜片的自查方法：这有助于及时发现相关问题。

5. 常见问题的处理：例如化妆、使用环境、镜片丢失、破损等。

八、随访

应该为配戴者建立随访（follow-up）制度，一般随访的计划为：

1．初次配戴后一周随访。

2．初次配戴后三个月随访。

3．以后至少每半年随访一次。

每次随访应至少完成以下项目：①询问病史；②戴镜视力；③验光；④裂隙灯检查，包括外眼和眼前节检查，以及镜片表面质量检查。根据检查结果及时进行相应处理。

第六节   软性接触镜的护理

接触镜护理（contact lens care）包括两方面，一方面是针对专业者来说的，从专业的角度给配戴者一个非常洁净并安全的镜片；另一方面是针对配戴者来说，让配戴者了解并学会如何清洁和保养镜片。理论上来说软性接触镜的护理一个综合复杂的过程，包括镜片的清洁、清洗、消毒、保养等程序，但随着时代发展，大量的软镜都是定期更换型镜片，使得护理的程序变得简单，以清洁和储存作为主要的护理步骤（相关视频请扫二维码4-2）。

一、镜片的清洁

定期更换的软镜，会有一定频率的多次戴镜摘除步骤。镜片在眼表时，是被泪膜覆盖的，每次瞬目后泪液蒸发，表面的湿润性降低会使沉淀加速，同时还受外界污染物的影响其表面会积聚沉淀物，需要在镜片取出时，对镜片进行清洁。这类护理液亦称为软镜清洁剂。

最常见清洁剂的成分中除了大量的水分外，还包括：

1．表面活性剂   表面活性剂包括非离子性和离子性，后者又分为阴离子、阳离子和两性离子型，带阳离子电荷的表面活性剂通常不用于软镜的护理，因为它们可能被吸附到镜片材料中。它们的作用是降低溶液和镜片之间的相互作用，将镜片沉淀物分解为可溶性碎片，能清除大多数非化学性结合到镜片表面的沉淀物。

2．缓冲液   主要用于维持液体的 pH 值。

3．渗透压调节剂   溶液的渗透压可受到其他溶液成分影响发生改变，而溶液渗透压改变可影响接触镜的参数，特别是软镜。如果软镜和环境之间存在渗透压梯度，可将水溶胶镜片的水分吸出，导致镜片参数的改变。最常见的渗透压调节剂如氯化钠。

4．防腐剂   防腐剂主要用于保护启封后的清洁液免受微生物的污染。未加防腐剂的溶液只能用一次性的包装供应。

5．螯合剂   在螯合剂（通常是有机化合物）的结构中，通常有两个甚至更多个位点，可以将金属离子结合在其上形成环状结构，以帮助去除镜片污染物，特别是钙化合物。常用的螯合剂（如 EDTA）还可以加强溶液中防腐剂的抗微生物作用。

镜片的清洁除了发挥清洁剂的功能外，其中很重要的是通过对镜片的揉搓，达到清洁的效果，所以，在指导和训练配戴者如何护理镜片时，设计了镜片清洁的规范程序。如镜片清洁的步骤：第一步，操作者首先应彻底洗手，不要用含芳香剂的肥皂、护手霜或乳剂，注意不要让毛巾上的毛屑或纸屑留在手上，以免污染镜片；第二步，用手指反复轻轻揉搓镜片，镜片的正反面均需揉搓，手指应从镜片中央向边缘揉搓将镜片上的异物搓离镜片，搓洗时间不宜太短，至少搓洗 10 秒以上；第三步，揉搓完毕后用镊子或左手拇指与示指轻轻捏住镜片，然后用护理液冲洗镜片，清除附在镜片表面的沉淀物和微生物；最后将镜片按左右分别放置在镜片盒内，放入护理液浸泡，注意让镜片沉在盒底，勿使镜片漂在护理液表面，

笔记

以免盖盒盖时损伤镜片。

此外，还可以通过以下两种方法进行镜片清洁：①机械波清洁器：机械波能使沉淀物分解，脱离镜片。低振频的机械波可改变软镜的结构，缩短镜片的使用寿命，并可导致戴镜后异物感，故目前市场上已较少使用。②超声波清洁器：除具有振荡效应外，还有热效应、空化效应、内共振效应等作用，但需要较大规模才能进行，故目前较少用于个人护理。

二、镜片消毒和蛋白清除

软性接触镜消毒的目的是减少或清除镜片上的微生物。蛋白清除是针对镜片长久配戴后镜片表面所形成的蛋白质沉淀物或胶冻块。

（一）镜片消毒

虽然临床上普遍使用全功能护理产品，这里所描述的消毒或蛋白清除方法部分已经成为过去时，但了解镜片护理的历史变迁中的各种方法，对未来研究或科学应用更好的护理产品有所帮助。

1. 化学消毒　化学消毒是利用化学消毒剂抑制或杀灭微生物的过程。大多数消毒剂都可用在软镜护理液中，在储存的同时进行消毒。镜片先进行常规的清洁和冲洗，然后在含消毒剂的护理液中浸泡 4 小时以上。

（1）过氧化氢溶液：过氧化氢溶液（俗称双氧水）是最早的软镜消毒方法之一，其代谢产物为水和氧气。过氧化氢是非选择性抗微生物制剂，常用浓度是 3%。其消毒的特点为杀菌效能高，能很快产生可与许多细胞成分结合的氧自由基；反应结束后代谢成水和氧气等无害成分；其配方中可以不加防腐剂。目前已很少使用。

（2）醇类消毒剂：乙醇或乙烷醇是很好的微生物消毒剂，由于高浓度的醇类对镜片和前部眼组织有损害作用，因此，在常规护理液中此类化学消毒剂浓度较低。

（3）多聚化合物消毒剂：多聚消毒剂是新型消毒剂。最常应用的有：聚六甲基双胍（PHMB）、聚胍氯化氢等氯已定的类似物以及多聚季铵化合物。新一代多聚化学消毒剂的特点为毒性较低，过敏反应较少，这些消毒剂多用于多功能护理液中。

多聚化合物的消毒作用不如乙醇类，尤其是对真菌和棘阿米巴原虫包囊作用较弱。在消毒之前要求使用者必须进行有效的镜片清洁，使用中需要经常更换新鲜溶液。

（4）片剂消毒剂：20 世纪 70 年代，镜片护理系统是将片剂溶解在生理盐水中，产生氯气或有关的化学成分进行消毒，常用的有二氯异氰尿酸钠（halane）和对二氯基氨磺酰苯甲酸（halaone）。近代新的片剂系统是用氯已定为消毒剂制成的。

2. 加热消毒　直到 20 世纪 70 年代，加热消毒一直是最常见的接触镜消毒形式，之后出现了过氧化氢溶液消毒法。当发现了安全的化学消毒剂之后，加热消毒法和过氧化氢溶液消毒法的应用越来越少。加热消毒是最早的消毒方式，其灭菌极为有效，不需使用防腐剂，并且经济。但是加热容易使镜片上沉淀的蛋白发生变性，降低镜片的寿命。

3. 其他消毒方法

（1）超声波：最初，超声波只是用来清洁接触镜。由于超声波可以破坏微生物细胞壁，最近它被用来消毒镜片。超声波对高含水量镜片效果较差，对 RGP 镜片几乎无效。

（2）紫外线（ultraviolet radiation）消毒法：杀菌性的 253.7nm 紫外线对软镜和 RGP 接触镜进行消毒是一种有效的方法。

（3）微波（microwave）消毒法：主要进行大量接触镜镜片（一次可多达 40 片）的同时消毒。微波消毒必须在有水的条件下才能进行，水吸收了微波后，呈极性状态，水分子运动加剧，产生热效应，通过热能实现灭菌功能。此外，还可通过谐振吸收和改变菌体的电势等非热效应而直接破坏微生物。用微波炉加热时，必须使用有通气功能的镜盒，使沸腾的生理

笔记

盐水产生的蒸气得以逸出,防止镜盒破裂甚至爆炸。

(二)镜片蛋白清除

配戴接触镜后,由于眼睛的排异反应和免疫反应,分泌物增加,泪液中的蛋白质含量增加。当泪液中水分蒸发、眼部干燥、泪液酸化、瞬目、镜片清洁不彻底或加热消毒镜片时,镜片上的蛋白质就会发生变性。变性蛋白质透明性下降,肽链伸入镜片聚合材料的网状结构中,使镜片透明度下降、透氧性降低、变硬变形和参数改变。变性的蛋白质及其附着物使配戴者感到戴镜后不适,可能引起眼部感染及视力模糊。临床上主要是应用蛋白水解酶来清除镜片所积淀的蛋白。蛋白水解酶在水的存在下可使肽键断裂,在揉搓等机械作用下从镜片上脱落。蛋白水解酶可使短链蛋白进一步分解为氨基酸和水。由于蛋白酶不稳定,应当避光保存。此外,如果蛋白水解酶残留会对眼部组织有毒性,因此,使用蛋白酶浸泡镜片后,一定要冲洗干净才能使用。

三、多功能护理液

多功能护理液(multi-purpose solutions)是目前最常用的接触镜护理系统,同时具有镜片的清洁、冲洗、消毒、蛋白溶解剂的作用,并可以作为镜片储存液。有些产品还具有湿润眼睛的作用。

1. 主要成分

(1)缓冲剂:硼酸、硼酸钠或无水磷酸氢二钠、磷酸氢二钠。控制眼环境的 pH 值,使 pH 值保持在 6.5～8.0 之间。

(2)渗透压调节剂:氯化钠。调节眼环境中的离子浓度。

(3)螯合剂:依地酸二钠。控制护理液的 Ca^{2+}、Mg^{2+} 浓度,与防腐剂协同灭菌。

(4)清洁剂:聚合物表面活性剂,如聚羟亚烃、聚羟亚烯。具有清洁、灭菌作用,使镜片润滑。

(5)消毒剂:聚合双胍,如聚胺丙基双胍、聚胍氯化氢。灭菌效能比常用的防腐剂高,而毒性相对低。聚合双胍类消毒剂不与镜片表面的蛋白质沉淀物结合,不会在镜片上聚积,因此不易产生毒性反应、镜片变色、视力模糊等现象。较少引起过敏反应。

2. 优点

(1)集清洁、冲洗、消毒、储存和润滑作用为一体,使用方法简便,易于携带。

(2)清洁、消毒效能比单效能清洁剂或消毒剂高。

(3)防腐剂浓度低,不易在镜片表面聚积。可选择性杀灭微生物,对正常眼组织的毒性低,很少引起过敏反应。

(4)可直接接触眼表面。

3. 缺点　所需消毒时间较长,对部分病原微生物灭活效能较差。

不同镜片的护理要求:对于每周或每两周更换一次的镜片,需要用多功能溶液进行护理,不需每周使用去蛋白清洁剂。每月或每两月以上更换的镜片,可使用多功能溶液或者表面清洁剂(surfactant cleaner)清洁,再用多功能溶液或者生理盐水冲洗。也可用加热法、冷化学剂、氧化物消毒。对每三个月到半年置换一次镜片,护理步骤与传统型镜片配戴相同。诊断性镜片的消毒主要使用加入防腐剂的生理盐水进行加热消毒,或用多功能溶液进行护理。

四、镜片储存和镜盒清洁

污染物可通过镜盒传播到镜片,再通过镜片感染到眼睛。因此,为了避免污染,每次使用后都应该冲洗镜盒,而且应将镜片储存在新鲜的溶液中。

笔记

在镜盒表面形成的生物膜或多糖蛋白质复合物是滋生铜绿假单胞菌和沙雷菌的温床。生物膜是细菌本身产生的，它能保护宿主细菌细胞免被化学剂和防腐剂杀灭。镜盒清洗前，倒掉镜盒中用过的溶液，用去污剂和用软牙刷刷洗，用热水冲洗后再用干净和干燥的面巾纸擦干或在空气中自然晾干，保持镜盒干燥可防止菌落形成。经常置换镜盒（每月更换新的消毒溶液和新的镜盒）以降低污染和微生物膜形成的危险性。间断性配戴者也要经常更换护理液并经常清洗镜盒。

第七节　软性接触镜的验配案例与处理

验配案例一

一般情况：病人 24 岁，女性，小学教师，既往一直配戴框架眼镜，因经常举行公开课和学生室外活动，深感框架眼镜不便，故前来要求配接触镜。检查：验光：OD：−5.50DS，OS：−6.25DS/−0.50DC×175。角膜曲率计检查：OD：42.50D@180/42.75D@90，OS：42.25D@180/42.50D@90。裂隙灯检查未见异常体征。

分析：接触镜能为室外活动提供便利，以及有美化仪表的作用，该病人深感框架眼镜的缺点，但配戴接触镜的时间有很大的弹性，因此是理想的软性接触镜配戴者。该病人的角膜 K 读数在软镜的覆盖范围之内，没有明显散光，适合球性软镜。

处理：由于病人屈光不正度数大于 4.00D，右眼度数经有效屈光力换算（镜眼距离为 13mm）为 −5.00D；左眼还有 −0.50D 散光，经有效屈光力和等效球镜度换算为 −6.00DS。根据 K 读数，双眼基弧均选择 8.6mm，镜片直径选择 14mm，类型为日戴型、月抛型镜片。配戴接触镜后，评估发现双眼中心定位良好，瞬目移动度约 1mm。戴镜视力：OD：1.2，OS：1.2。为适应病人平时工作繁忙的需要，选择全功能护理液。嘱病人一周后复诊，此后每 6 个月复诊。

验配案例二

一般情况：病人 28 岁，女性，舞蹈老师，既往一直配戴框架眼镜，因经常参加演出，深感配戴框架眼镜不便，故就诊要求验配接触镜。主觉验光度数：OD：−3.50DS/−0.50DC×180=1.0，OS：−3.00DS=1.0，角膜曲率计检查：OD：43.75D@90/43.25D@180，OS：43.50D@80/43.25D@170，裂隙灯检查未见异常体征。

分析：病人由于有演出需求，且病人自觉框架眼镜不便。该病人无明显散光，且 K 度数在软镜适应范围，因此适合球性软镜。

处理：由于病人屈光度数小于 4.00D，右眼散光 −0.50D，左眼无散光，经等效球镜度转化为 OD：−3.75D，左眼 −3.00D，根据 K 度数，双眼基弧选择 8.5mm，镜片直径选择 14.2mm。类型为日戴型镜片。配戴接触镜后，评估发现双眼中心定位良好，第一眼位瞬目移动度 1.0mm。戴镜视力：OD：1.0，OS：1.0。嘱病人一周后复诊，此后每 6 个月复诊。

（吕　帆）

二维码 4-4
扫一扫，测一测

笔记

第 五 章

硬性接触镜

本章学习要点

- 掌握：RGP 镜的基本概念；验配适应证和验配流程；验配原则和评估方法。
- 熟悉：硬性接触镜矫正的光学优势；硬性接触镜材料的特点；硬性接触镜的护理方法。
- 了解：硬性接触镜的设计和生产；RGP 镜片的检测；RGP 的应用展望。

关键词 硬性接触镜 RGP 透氧性

硬性接触镜和软性接触镜组成接触镜的两大主要类型。从接触镜发展的历史上看，硬性接触镜先于软性接触镜，经历了里程碑式的软镜时代后，现代的硬性接触镜又重获新生，主要原因是设计更加多样、材料和制作工艺不断进步。作为屈光矫正的方法之一，硬性接触镜在矫正原理上与软性接触镜存在诸多共性，同时又具有软镜无法替代的应用领域和应用价值，如镜片材料的高透氧性、优质的光学性能和良好的生物相容性、对角膜散光的良好矫正作用、对疾病角膜和手术后不规则角膜的屈光矫正等。硬性接触镜区别软性接触镜的最大特点在于"硬性"，由于硬性的特点使得镜片的设计上有所不同，如直径大小、基弧、与角膜形成的泪液镜关系等，同时验配理念和软性接触镜也有很大区别，如试戴评估、对镜片配适的验配原则、对散光的矫正等。镜片护理和软性接触镜也有所不同，两种不同的护理系统不能混用。在本章的学习中，将重点关注硬性接触镜独有的特性。

第一节 硬性接触镜的概念和设计

硬性接触镜（hard contact lens，HCL）包括非透气性硬镜和透气性硬镜。非透气性硬镜主要指 PMMA 材料制作的接触镜，由于透气性差的原因在临床上使用范围不多，目前基本使用硬性透气性接触镜（rigid gas permeable contact lens，RGPCL），或称 RGP 镜，本章内容所讲的硬性接触镜主要针对硬性透气性接触镜。

一、RGP 镜的概念

（一）RGP 镜的特性

广义上看，只要是符合硬性的接触镜材料，而且这种材料具有高透气性的特点，用这种材料制作的接触镜就可以称为 RGP 镜。

1. 硬性的特性 硬性透气性接触镜的含水量一般小于 1%，这些材料不管是在护理液里还是在眼内都保持着固体的状态。这些固态镜片的硬度大，形状不容易改变，特别是戴在角膜上不容易随着角膜的形状而改变。在角巩缘的位置上由于角膜和巩膜的弧度不同而

笔记

成一钝角，软镜由于可以柔和地改变形状，即使镜片直径跨过这一钝角也可以与角膜和巩膜较好吻合。而硬性接触镜直径如果跨过这一钝角时则因为硬度大而不能与下方的角膜和巩膜都吻合，所以，RGP 镜片直径设计比角膜直径要小，一般不超过角膜缘而软性接触镜的直径通常比角膜直径要大。

2. 透气的特性 硬性透气性接触镜的"透气"是指这种材料能很好地将大气中的氧气透入和透出镜片到达角膜，也称为硬性透氧性接触镜。除了材料的透气性外，RGP 镜片的活动度比软性接触镜要大 1~2mm，活动度大有利于镜片下方的泪液和外部的泪液进行交换，外部的泪液和大气相接触而富含氧气，经过镜片下方和外部的泪液交换而获得部分氧气。

（二）RGP 镜的种类

1. 根据镜片表面的形状可以分为球面 RGP 和环曲面 RGP（Toric RGP），而环曲面 RGP 又可以分为前表面环曲面 RGP、后表面环曲面 RGP 和双表面环曲面。

2. 根据镜片表面的形状还可以分为球面和非球面，非球面的镜片表面从中央到旁边的弧度是变化的。

3. 圆锥角膜 RGP、屈光术后 RGP、角膜塑形镜等镜片的形状设计更加多样特殊，但由于都采用硬性的透气性的材料，算是 RGP 的特殊种类。

（三）RGP 镜与软镜的比较

RGP 镜与软镜相比，有着其相应的优势：

1. 由于 RGP 镜优秀的光学质量，对高度近视、高度散光以及其他各种原因造成角膜的不规则散光有很好的矫正效果。

2. RGP 镜片材料的高透氧性，对角膜和泪膜的影响较小，可以最大限度地避免长期配戴时因缺氧导致的角膜损伤。

3. 由于 RGP 镜片不含水，灰尘、细菌、蛋白质和代谢废物等物质不易被吸附在镜片上，镜片不容易产生沉淀物，减少了感染风险。

4. 有些文献表发现 RGP 具有一定的近视控制效果，即使也有一些文献发现效果不明显，但 RGP 镜片依旧适应儿童、青少年配戴。

5. RGP 镜片材料稳定、强度高，可根据临床治疗需要进行特殊设计和加工定做，实现个体化治疗。

RGP 与软镜相比，主要的问题是初期配戴时有比较明显的异物感或不适感，需要一段时间的适应；在灰尘或粉尘比较明显的环境中，异物容易进入。

二、RGP 镜的设计

（一）镜片设计基础

1. 眼球的基本参数 接触镜和角膜相接触，成功的镜片设计需要镜片的参数和眼球的参数相匹配。眼球的基本参数有睑裂大小、可见虹膜横径、可见虹膜纵径、角膜平坦曲率和角膜形状等，不同人种的眼球参数会有较大的差别。

（1）睑裂大小会影响镜片的配适，一般为 7.9~12.3mm，睑裂大小和角膜大小会有一定的相关性，大角膜的角膜曲率较平坦，对应着较大的睑裂。

（2）可见虹膜直径包括横径和纵径，横径的平均值为 11.6mm，范围在 10.6~12.6mm 之间，由于角膜的形状近似横椭圆形，纵径要比横径要小，在镜片设计和验配中要考虑纵径较小的因素。角膜的直径大小比可见虹膜横径要大 1mm 左右，因为角膜缘是半透明，难以准确测量，一般用可见虹膜横径作为角膜大小的参考值。

（3）角膜的平坦曲率平均在 7.85mm，范围在 7.35~8.35mm 之间，一般镜片在这个范围

笔记

内进行设计。

（4）角膜的形状是个非球面，一般认为中央 3mm 角膜近似球面，而越往外角膜越平坦。有散光的角膜，周边的环曲面程度要比中央的要小。有离心率（eccentricity，e）和形状因子（shape factor，SF）等参数来描述角膜的形状。

2. RGP 镜片的作用力   镜片在眼内受到多个力量的作用（图 5-1），保持各个力量的平衡是达到良好配适的要求，也是镜片设计需要考虑的重要因素。

（1）重力：重力使得镜片往下滑落，这个力量在镜片的配适中起到很大的作用。镜片的稳定需要考虑重心的位置，一般正度数镜片的重心比负度数镜片的重心更靠前（图 5-2）可以通过镜片直径增大、镜片后表面曲率变陡峭和镜片厚度减少来使重心后移。一般认为，镜片重心越靠后越容易保持在角膜上的稳定性。

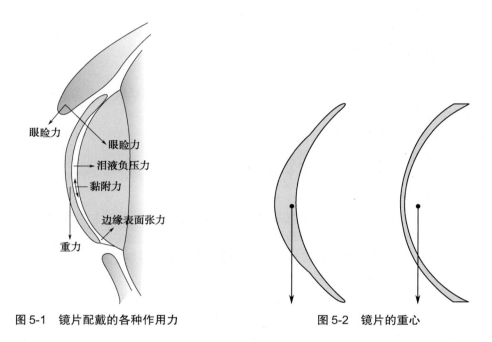

图 5-1   镜片配戴的各种作用力   图 5-2   镜片的重心

（2）镜后泪液的负压力：镜片和角膜之间有一层泪液，这层泪液会产生一定吸力让镜片紧贴角膜，这种吸力类似毛细血管的虹吸力。

（3）镜片边缘：由于镜片边缘抬高形成泪新月，泪新月处的泪液表面张力有助于抵抗镜片的重力，保持稳定。

（4）眼睑力量：眼睑对镜片的压力和摩擦力有助于镜片在眨眼时做垂直滑动，眨眼后又有助于保持镜片的稳定。

（二）球面设计和非球面设计

镜片的前后表面的弧度设计可以分为球面设计、非球面设计和联合设计。有些镜片可以设计成中央球面和周边非球面的联合设计。由于角膜本身是个非球面，理论上非球面的镜片设计能提供更好的镜片和角膜的贴合度和更好的视觉效果，但球面设计同样也有相对应的优点（表 5-1）。

1. 球面设计   镜片的后表面由中央光学区的球面弧和周边一个或多个更平坦的球面周边弧组成。周边弧的宽度为 1～2mm，根据周边弧度的数量可以分为两弧设计、三弧设计和多弧设计（图 5-3）。中央基弧加上两个周边弧是目前最常用的三弧设计，两弧设计只有一个周边弧度，常用于小直径的镜片，多弧设计常用于更大直径的镜片，多个周边弧度能使得周边弧度过渡更平缓。

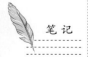

笔记

表 5-1　球面设计和非球面设计的比较

	球面设计	非球面设计
加工	容易	较困难
检测	容易	不容易
和角膜匹配	大部分	更大部分
矫正散光	好	偏位易引起少量散光
边缘太高	80~120μm	60~90μm
边缘厚度	薄	更薄
舒适度	好	更好

镜片前表面的球面设计一般为两弧设计，前表面的中央光学区为球面，比后表面光学区要大一些，周边为球面弧度。也有前表面的球面多弧设计，可以减少高度数镜片的周边厚度。

2. 非球面设计　球面镜与非球面镜弧面中心顶点至边缘曲率半径值的变化称为弧面的离心度，通常用 e 值来表示。不同的 e 值表示不同形态的弧，e=0 为圆弧；0<e<1 为椭圆弧；e=1 为抛物线弧；e>1 为双曲线弧（图 5-4）。

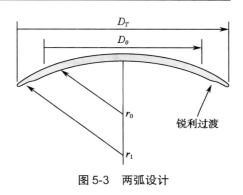

图 5-3　两弧设计

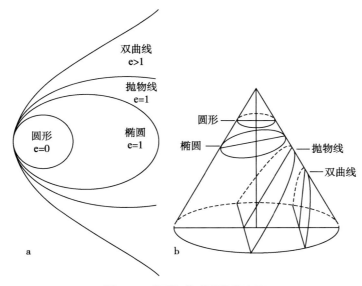

图 5-4　球面和非球面的离心率

非球面设计是从镜片表面中央到周边逐渐平坦，更好地符合角膜也是非球面的特点，但是加工难度和检测难度均增加。非球面设计可以是后表面非球面、前表面非球面和双面非球面设计。

（三）RGP 镜的参数

镜片的参数是接触镜对应眼部各个解剖部位的量化值，能够根据配戴的实际需要加以更改的参数称为镜片的可变参数。而可变参数通常是根据原材料的理化特性，配戴眼的解剖、生理学要求来决定的，确定镜片可变参数的过程称为镜片的设计。

镜片的设计需要满足三个原则：有效的屈光矫正、安全的配戴和舒适的配戴。理想的 RGP 镜设计应有合适的光学区直径、前后表面的弧度和镜片厚度以产生良好的成像质量，

5. 边缘形状   边缘的形状是影响镜片配戴的舒适度的重要因素,不同形状的边缘设计(图 5-10)使得镜片边缘和眼睑边缘有不同的接触感觉,从而影响配戴的舒适度。

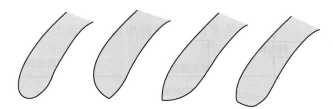

图 5-10   不同形状的边缘设计

6. 屈光力   镜片折光能力的定量参数称为屈光力(power)。以屈光度(diopter,D)为单位。负透镜中间薄边缘厚,正透镜中间厚边缘薄。屈光力越高,镜片中心与边缘的厚度差越大。硬性接触镜的屈光力通常取 −20.00～+25.00D。

7. 厚度   镜片的前、后表面的垂直距离称为厚度,以毫米为单位。分为中心厚度、旁中心厚度和边缘厚度等。

镜片过薄影响镜片的操作、耐用性和角膜散光的矫正效果,镜片过厚可影响镜片的透氧性能、舒适度和稳定性。

第二节   硬性接触镜材料和加工

一、硬性接触镜材料

(一)聚甲基丙烯酸甲酯

聚甲基丙烯酸甲酯(polymethylmethacrylate,PMMA),是甲基丙烯酸单体的聚合物,在早期就出现的硬性接触镜材料,替代之前的玻璃等材料。折射率 1.49,透光率 93%,比重 1.19,维克斯硬度 23.0,接触角 68°,吸水率 0.3%。

优点:光学性能良好,矫正效果好,矫正角膜散光效果尤佳。聚合形式稳定,耐用,不易变色,抗沉淀性好。有良好的加工性和生理相容性。

缺点:主要是透气性极差,Dk 值(评价材料透气性能的透气系数,D 为气体弥散系数,k 为气体溶解系数)仅 0.02×10^{-11},因影响角膜氧代谢而易引起角膜水肿。单纯的 PMMA 镜片因其透气性极差现已基本弃用,但有时用于需要耐磨损的试戴镜材料。

(二)硬性透气性接触镜

RGP 材料可以分为 4 类:醋酸丁酸纤维素(cellulose acetate butyrate,CAB)、硅氧烷甲基丙烯酸酯(siloxanyl methacrylate copolymers,SiMA)、氟硅丙烯酸酯(fluorosilicone acrylates,FSA)和氟多聚体(fluoropolymers)。

CAB 因其透气性比较差,性能及规格稳定性欠佳,表面容易受损并结垢,临床上基本不使用。SiMA 和氟多聚体材料最为常用,其物理特性见表 5-2。

1. 醋酸丁酸纤维素(cellulose acetate butyrate,CAB)   是在 1977 年就发现的非甲基丙烯酸单体的聚合物,按照现在的标准看这种材料透气性并不高,Dk 值勉强达到 8×10^{-11},镜片加工的过程中直径大小较难控制。

优点:很好的湿润性;相对的惰性,理化性能稳定;不吸引蛋白质沉淀;不容易破裂;引起结膜炎和角膜 3～9 点染色少。

笔记

表 5-2　RGP 镜材料的物理特性

项目	单位 / 条件	数值
透气系数（Dk 值）	$(cm^2/s) \cdot ml(O_2)/ml \cdot mmHg$，35°C 电极法	低：$8 \times 10^{-11} \sim 30 \times 10^{-11}$ 中：$>30 \times 10^{-11} \sim 60 \times 10^{-11}$ 高：$>60 \times 10^{-11} \sim 90 \times 10^{-11}$ 超高：$> 90 \times 10^{-11}$
光透过率	%	> 92
折射率	Nd 25°C	1.45 ～ 1.47
比重	g/cm^3，水中置换法 25°C	1.13 ～ 1.06
维克斯硬度	维克斯硬度计 25°C	7.5 ～ 13.0
亲水性	接触角 25°C 气泡法	56 ～ 63

缺点：Dk 低；需要用铸模法来制作，控制直径大小的准确性低；表面容易划伤；容易吸引泪液中的脂类；有时黏附至角膜上；散光矫正效果稍差。

2. 硅氧烷甲基丙烯酸酯（siloxanyl methacrylate copolymers，SiMA） 一种共聚体的材料，兼顾了 PMMA 材料的硬度和硅分子提供的更好的透氧性。

优点：较多此类材料可选；中等水平的 Dk 值；镜片加工的直径大小比较准确；硬度大，成像质量好；表面不容易划伤。

缺点：易吸引蛋白质沉淀；易引起 3～9 点染色；容易破裂。

3. 氟硅丙烯酸酯（fluorosilicone acrylates，FSA） 是氟单体和硅丙烯酸单体的聚合物，氟单体的加入有助于改善表面的湿润性和提高材料的透氧性。

优点：很高的 Dk 值；更好的表面湿润性；更少的沉淀物吸附；生物相容性好。

缺点：太薄容易碎裂，加工需要更小心；有时易黏附角膜上；加工直径大小稳定性稍差。

4. 氟多聚体（fluoropolymers） 氟单体加入的多聚体，具有很好的表面的湿润性和材料的透氧性。

优点：很高的 Dk 值；更好的表面湿润性；不容易破裂。

缺点：表面容易划伤，矫正散光效果略差。

5. 表面材料处理 为了改善镜片表面的亲水特性和生物相容性，常在 RGP 表面附上已成材料膜，又称为等离子膜。这些材料膜并不是因为吸收水分而保持亲水性，而是有更好的湿润性来提高舒适度。

二、硬性接触镜加工

可以应用在 RGP 镜加工的工艺有切削研磨法和铸模法，其中切削研磨法是最常用的加工方法。

（一）切削研磨法

使用精密车床，在计算机的控制下，由不同的精密刀头进行同轴旋转切削，这种加工方法也称"车削法"，有些特殊的软性接触镜也可以采用这种方法。

最大的优点是可以个性化制作，采用更现代的电脑数控车床，可切削出所需的各种弧面，参数的限度极小。

但对于复杂的设计，加工时需要更复杂的切削程序，产量比较低，成品消耗、成本费用较高。旋转切削时，镜片表面会遗留微细的纹理，因此需要进行抛光研磨。现代的一些工艺可成功地进行一次性精确的切削，无须再次抛光研磨。

（二）铸模法

RGP 镜的铸模法将镜片单体材料以液态的形式注入双面铸模中，经过聚合过程、固化、成形，然后打开铸模，然后再对有些需要部位进行进一步的加工处理，是最近的新型工艺。

优点：可以快捷、大量生产制造，加工成本减少。铸模生产重复性好，各项参数稳定，也可按照复杂的设计进行加工。

缺点：初期投资费用相对高，新模具开发成本高，有些需特殊订制的镜片需要特殊机器。因化学成分或因聚合过程中直径尺寸问题，有些RGP材料并不适宜铸模法。

（三）环曲面加工

RGP镜片的前后表面都可以做成为环曲面，环曲面加工方法包括直接环曲面切削和"夹弯"技术。

直接环曲面切削使用一种钻石头的飞刀，飞刀的轴向运动和RGP毛坯片夹持头的多维运动可以组合成复杂的形状轨迹。根据电脑设计的数据，可以加工成更多的旋转、非对称的切削面，包括前后的环曲面。

"夹弯"技术是将平坦的毛坯片夹持成弯曲变形的形状，然后在前后面切削成出球面，当把"夹弯"的力量去掉后，切削成的球面就改变成为一个环曲面，环曲面的程度由"夹弯"的力量来决定。

第三节　RGP镜的检测

随着更精密的镜片加工仪器的发展，镜片制造的可重复性越来越高，对于镜片的检测已经无需作为必需的一道程序。但对一些个性化定制镜片、未知参数的镜片和配戴后参数可能发生改变的镜片还是需要进行相关的参数检测。

一、曲率半径测量

（一）使用仪器和测定原理

1. 曲率仪（radiuscope）　主要用于测定RGP镜前表面曲率半径及后表面的曲率半径。除了检查镜片的基弧有无变化、偏差外，还可以发现镜片有无存在环曲面形状或有否明显扭曲变形等。

2. 曲率仪的组成　测定仪由照明系统、观察系统、调整系统和载镜台组成（图5-11），照明系统中采用"米"字线样的视标盘，观察系统由5倍放大倍率的目镜和15倍放大倍率的物镜组成，有单目镜的测定仪，也有双目镜的双筒测定仪。测量的范围为0.01～20mm，测量的精度为0.01mm。

3. 测量原理　利用球面镜面光反射成像的原理，测量镜片前后表面圆弧的圆心位置来得到曲率半径的数值。

在图5-12的原理图中，当镜片的测量弧面位于A位和B位时，光线是原路返回的，此时就能在目镜中看到清晰的"米"字视标像。而A位和B位的高度差可以推导出恰好等于曲率半径的长度。

由于镜片有前后两个面，光线会在镜片前后两个面上都有反射成像现象，所以直接把镜片放在空气中测量时，前后两个面会同时反射成像，目镜中会出现双重像。为更

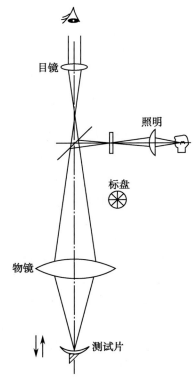

目镜

照明

标盘

物镜

测试片

图5-11　曲率仪的光学系统

笔记

好地测量朝向物镜的第一个面的曲率半径,需要减少第二个面的反射成像,应用的办法是在第二个面和载镜台之间加上薄薄的一层水。

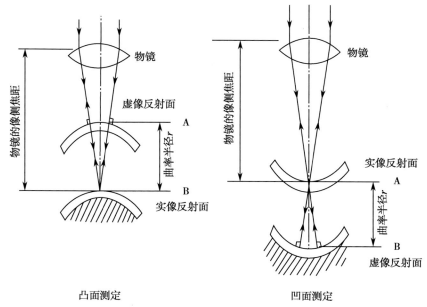

凸面测定　　　　　　　凹面测定

图 5-12　曲率仪的测定原理

(二)测量方法

1. 设置和测量

(1)测量 RGP 镜内表面凹面曲率半径时,镜片凹面朝上置放在凹形载物台上。测量 RGP 镜前表面凸面曲率半径时,镜片凸面朝上置放在凸形载物台上。

(2)镜片下方和载镜台之间滴入少量的水,使得镜片和载镜台之间充填着一层水,但 RGP 镜的测量面不能存留水液,还需要保持清洁以能更好地反射成像。

(3)打开开关,移动载镜台位置使得投照光位于所测镜片的中央。

(3)取下一侧目镜镜筒,转动粗调旋钮使平台上移,逐渐接近物镜。

(4)先转动粗调旋钮,使平台下移,然后转动粗调旋钮,使平台徐缓上移,一直到目镜中看到 8 条放射线。

(5)移动载镜台,使得 8 条放射线的相交中点位于目镜视野的中央(精密光轴调整),然后调整细调旋钮,使 8 条放射线都清晰可见(图 5-13)。

(6)转动刻度盘,将转盘长针、短针调至 0 位。

(7)调整细调旋钮,继续上移平台,视野中出现灯丝状图像。

(8)调整细调旋钮,再继续上移平台,直至再次显现扩大的 8 条放射线,使用微调旋钮调焦,使放射线呈最清晰状态。

(9)此时读取短针和长针指向的刻度,即为曲率半径测定值(图 5-14)。

2. 注意事项

(1)测量面要清洁干净,无水滴,无污渍。

(2)第二面和载镜台之间加薄薄的一层水。

(3)"米"字光标像要始终出现在目镜视野中央。

(4)"米"字光标像的 8 条放射线要同时清晰,如有部分清晰和部分不清晰,排除镜片表面清洁度因素外,说明镜片的测量面有扭曲变形,或者是环曲面形状,有散光(图 5-15)。

笔记

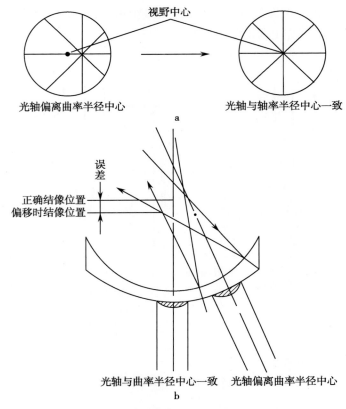

图 5-13　曲率半径测定时精密光轴调整

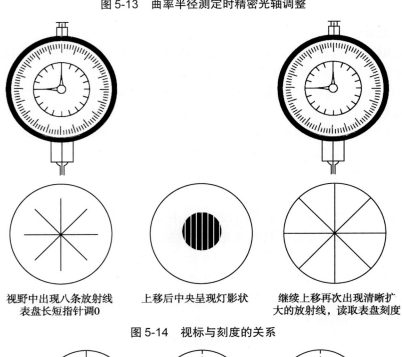

图 5-14　视标与刻度的关系

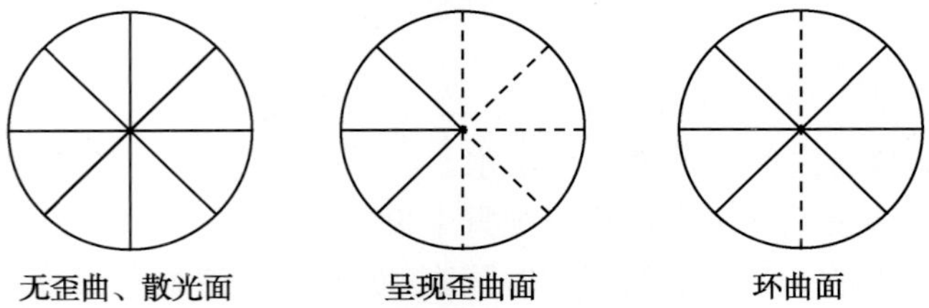

图 5-15　镜片表面的检查

二、镜片度数测量

（一）使用仪器和测量原理

1. 焦度计（lensometer） 不仅能测量光学大镜片，也可以用来测量 RGP 镜的球性屈光力度数、散光度数和棱镜度数。目的是来验证是否与 RGP 镜处方的参数相符。也用于排除镜片含有不应存在的柱镜和棱镜度。当左右眼镜片发生混淆时，可以测量屈光度数来分辨镜片。

2. 测定原理 焦度计的种类虽多，但基本结构和原理大致相同。其结构主要分为聚焦系统和观察系统。聚焦系统为一准直器（标准透镜），将照亮的光标成像于无限远；观察系统为一平行调整的望远镜，即可看清位于无限远的光标。当零位时，光标位于标准透镜第一主焦点 O 上，测试时，镜片置于标准透镜第二主焦点 L 上。

其测试原理如图 5-16 所示，图 5-16a 表示光标在零位 O 上。测试正透镜时，要使光标发出的光线透过被测试镜片仍为平行光线，为使测试者通过望远镜能清晰看见光标，则光标须自零位向标准透镜移近（图 5-16b）；反之，测试负透镜时，光标须自零位移远（图 5-16c）。

设光标移动距离为 x，标准透镜的焦距为 f，观测镜片与光标象位之间的距离为观测镜片的焦距 f'，

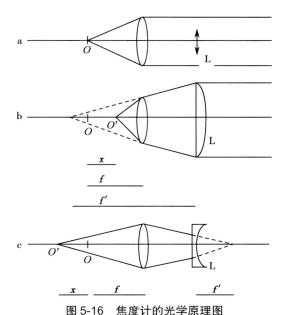

图 5-16　焦度计的光学原理图
a. 零位状态　b. 检测正透镜　c. 检测负透镜

则 $$xf' = f^2$$ （公式1）

设被测镜片屈光力为 D

则 $$f' = \frac{1}{D}$$ （公式2）

将公式 2 代入公式 1

则 $$x = Df^2$$ （公式3）

可见镜片移动的距离 x 与观测镜片的屈光力 D 呈线性关系，因此若将光标与刻度盘用齿轮连接，光标移动的距离则可以屈光度的形式表现在刻度盘上。

（二）测定方法

1. 由于 RGP 镜的基弧比光学大镜片的基弧要小很多，并且属于厚透镜性质，所以，镜片度数测量需要后顶点位置校准，一般电脑镜片度数测度仪都有接触镜测量模式，测量前需要进行模式转换。

球面透镜测定检测前先将刻度回零，此时十字形光标应十分清晰，若不清晰则须校准仪器。充分清洗观测镜片，用拭镜布或纸巾擦干镜片。将镜片放置于圈形托架上，使镜片中心与托架中心同轴，此时十字形光标与物镜的十字刻线重合（即位于视场中心）。旋动光度手轮使光标清晰，即可从刻度上读出镜片屈光力（图 5-17）。

2. RGP 镜片即使是环曲面镜片，散光轴也可以不用特殊标定，只要测出散光度数即可，旋动轴位手轮，使十字光标两条标线呈垂直状态。旋动光度手轮分别调整清晰光标的两条标线，两个方向中，绝对值较低的为球性屈光力，两者的光度差为柱镜散光屈光力。

笔记

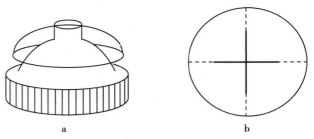

图 5-17   球面接触镜后顶点屈光力测定

三、RGP 镜片直径测量

RGP 镜片的直径可以在有刻度的显微镜下进行测量,可在有刻度的投影器上放大后测量,也可用 V 形规(V-goove gauge)来简单地测量总直径。

(一)V 形规

1. 可以用 V 形规来测量镜片直径,判定镜片的直径与设计值是否相符。也用于临床因镜片规格不明或配适不良对镜片参数进行验证。

2. 使用方法   在长方形金属板或塑料板上有左窄右宽的渐变沟槽,将镜片自宽侧放入沟槽,自右向左推移,至推移不动时,读出镜片边缘与沟槽边缘接触点上的刻度读数(图 5-18)。也有将沟槽设计为盘绕形者,可缩小测量器的体积。接触镜有一定柔韧性,稍用力按压可致镜片变形,使测值变小。沟槽需保持清洁,有灰尘或其他污染时则使测量精度下降。

(二)放大镜加刻度镜

放大镜加刻度镜也可测量镜片直径,将镜片充分洗净,凸面向上置于刻度镜上,用放大镜观察镜片和刻度镜。调整观测镜片与刻度线的相对位置,可读出镜片光学区直径和总直径值,允许误差为 0.05mm(图 5-19)。

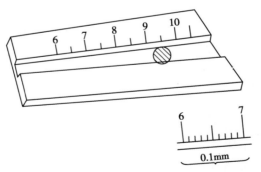

图 5-18   V 形规测量镜片直径

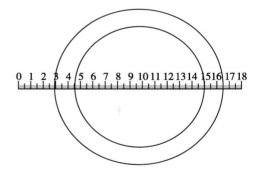

图 5-19   放大镜加刻度镜

四、镜片表面检测

镜片表面检测包括观察镜片表面和边缘的形态,光洁度,有无表面污损、缺损、沉淀、变形、变色等异常状况。检查尺寸、划痕、气泡、形状、偏心等镜片规格状态。检查磨损程度、破损、污浊程度、附着物、沉淀等使用状况。

(一)投影仪(projection magnifier)

主要用于新、旧镜片表面状态的观察,并辅助检查镜片的某些规格参数。

基本原理为光源透过聚光镜照亮镜片,利用放大组镜将镜片影像投照于毛面玻璃观察屏上。

投影仪一般很轻巧,占地面积小(图 5-20),影像显示光亮清晰,较长时间使用亦不致疲

笔记

劳。暗视野条件下检查，可以观察斜边弧，或利用吸棒，将镜片垂直放置，可观察镜片边缘部分。镜片像可放大 15 倍，测定范围最大 12mm，观察屏上显示刻度，以 0.1mm 为单位。

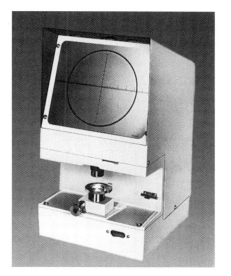

图 5-20　投影仪

将镜片洗净拭干后放在透影载片台上，调整投影仪的照度和焦距，观察前后表面及边缘部分的光洁度，有无缺损、划痕、毛面小凹、污染、沉淀、锈斑和异物等。另外根据刻度读数测出镜片的直径，但因光源的光学性质，镜片外径的测量不一定十分准确，需与其他方法进行比较。

（二）裂隙灯显微镜

直接使用裂隙灯显微镜来判定镜片的表面光洁程度；判定新镜片的材料基质中有无不透明杂质、混浊及缺陷；观察陈旧镜片表面的划痕、破损及沉淀物的程度和类型。

裂隙汇聚的光线投照观察镜片，用双目显微镜观察镜片表面及其各部位的光学切片。由于镜片上某些质点在裂隙光照射下产生散射效应，在暗环境中提高了分辨对比度和清晰度，故裂隙灯常可发现小于通常分辨极限的超微质点。

（三）普通放大镜加照明放大镜（magnifier）

可用于观察镜片表面和边缘的形态，光洁度，有无表面污损、缺损、沉淀、变形、变色等异常状况，基本同裂隙灯显微镜检查。

当观察镜片置于放大镜的焦距之内，可在镜片同侧形成正立放大的虚像，使观察者得以分辨镜片细部。充分清洁冲洗镜片后，用镜片夹或手夹持住镜片，使光源侧照在镜片的外曲面，调暗室内光线并置深色暗视场背景，一手持放大镜，凑近观察镜片，适当调整光源与镜片的角度及放大镜的焦距，进行观察测量。

五、镜片厚度测量

常用厚度计（dial gauge）分别测量镜片中央和周边的镜片厚度，判定镜片是否与设计的厚度相符，临床上利用镜片的厚度测量来预测镜片配戴后的舒适度和透氧性能。

厚度计下方为一弧顶状载片台，上方有一探头与弧顶紧密接触，测定硬镜的探头较锐。探头与一感量极微的弹簧压力表相连。当探头与载片台接触时，压力表刻度为 0，当载片台与探头之间夹入镜片时，探头相当于受到了压力，受力的大小与镜片厚度正相关，压力表的刻度用厚度单位毫米（mm）来表示。

检测时，将探头稍稍提起，将清洁拭净的镜片夹入探头下，使探头对准镜片的中心。一般 RGP 镜的中心厚度凹透镜 0.1～0.2mm，凸透镜 0.4mm 左右。该仪器的误差允许范围为 ±0.02mm，也可用于测定镜片的旁中心厚度和边缘厚度。

注意事项包括测定时压力较强（10～100g 以上），瞬间的荷重加压有可能使镜片出现裂纹；镜片与移动探头之间不可出现倾斜度；镜片一旦夹住后不可牵拉，以免损伤镜片。

第四节　RGP 镜验配流程和方法

RGP 镜的验配不仅是一门技术，也是一门艺术。正确的验配不仅可以获得清晰的视力，配戴舒适，还能提高安全性，避免一些可能发生的并发症。相比软镜，RGP 镜的验配较

笔记

为复杂,验配师不仅需要掌握相应的知识,还需要经验的积累,良好的沟通及问题预见。

一、RGP 镜的验配流程

如图 5-21。

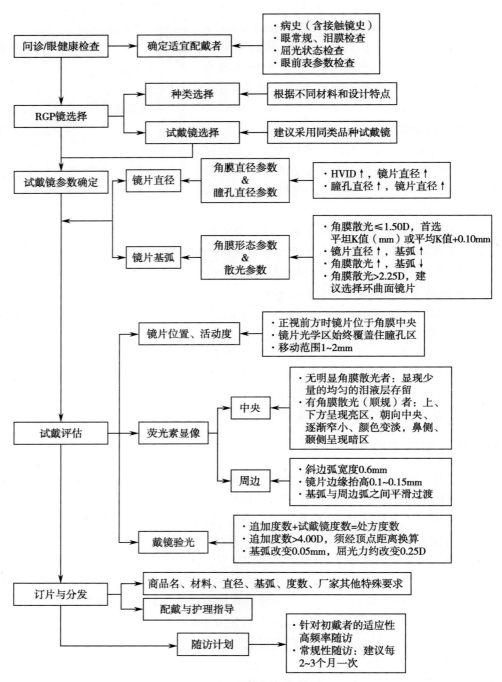

图 5-21　RGP 的验配流程图

二、RGP 镜的验配方法

(一)配前检查

为了成功地验配 RGP 镜,我们需要做一些配前检查,包括病史采集、眼部健康检查、眼

笔记

部参数测定和主客观验光等。

1. 病史采集 通过问诊进行病史采集，了解配戴者的一般情况，包括年龄、性别、职业、工作性质和环境、嗜好等。配戴者全身情况，有无糖尿病、免疫性、胶原系统疾病等。配戴者的眼病史。通过问诊了解配戴者验配 RGP 的目的、动机和视力需求。戴镜史，尤其是角膜接触镜配戴史，既往角膜接触镜配戴过程中出现或存在的问题。了解原来的矫正方法，有否配戴过接触镜，如有配戴过则询问配戴情况，护理方法等。

2. 眼部健康检查 常规的眼部检查和软镜验配相似。包括眼前节检查、眼底检查和眼压检查以排除不适合配戴角膜接触者。进行泪液检查，了解被检者的泪膜状况，用以判断能否配戴 RGP 镜，并为镜片材料和配戴方式等的选择提供参考。

3. 眼部参数测定

（1）角膜曲率测量：了解角膜形态是选择试戴片基弧的基础。角膜曲率可使用角膜曲率计和角膜地形图来测量。RGP 的验配基本使用角膜曲率计测定的值，但角膜曲率计仅仅测量角膜中心区 3mm 范围的两个主要子午线方向的曲率半径，而角膜地形图可以更完整地反应角膜的全貌，尤其对于圆锥角膜和其他不规则散光的 RGP 验配更有意义。

（2）角膜直径：角膜直径的测量一般采用通过角膜可以看到的虹膜的范围，所测的值称为虹膜的可见径，验配 RGP 时通常测量的是角膜水平直径，即虹膜水平可见径（HVID）。

（3）瞳孔直径：瞳孔直径的测量可以使用裂隙灯目镜标尺或瞳孔尺在极低照度下进行测量。因为在配戴 RGP 时，我们必须让镜片的光学区直径大于瞳孔直径（主要指暗照明状态下），这样镜片移动时和暗环境下瞳孔放大时，才不至于产生眩光影响视力。

（4）睑裂高度：睑裂的高度会影响镜片类型和镜片直径的选择。过大的睑裂（如大于 11mm）需要选择大直径的镜片以获得镜片的稳定和配戴的舒适，而小睑裂（如小于 7mm）则需要选择小直径的镜片。

（5）睑缘的位置：瞬目时睑缘对镜片的稳定附着影响很大。如果上睑位置较低，并覆盖较大部分角膜，上睑附着可获得较好的配适关系；如果上睑位置较高，下睑的位置对镜片尤为重要。

（6）眼睑的张力：眼睑的张力可分为大、中、小三种。上眼睑的张力很大程度上影响镜片的配适。使用上睑翻转法评估眼睑张力。眼睑张力较大（翻转困难或不能翻转），使用小直径镜片；眼睑张力较小（易于翻转），使用大直径镜片。较紧的眼睑会牵拉镜片向上或挤压镜片向下，较松的眼睑将会使镜片向下移位。

（7）瞬目频率：正常的瞬目频率是 10～15 次 / 分，如果完全的瞬目仅 10%～15%，应先进行主动瞬目训练或禁忌使用硬镜。

（8）验光：试戴 RGP 镜前需要精确验光。验光结果、角膜形态、视力等信息将提示选择何种类型的镜片合适。球性 RGP 镜适用于没有散光和散光大部分是角膜散光的配戴者，因为通过镜片内曲面和角膜前表面的泪液透镜能起到较好地矫正角膜散光的作用。如果散光为角膜和非角膜因素共同形成或者主要来源于非角膜因素，应选择散光 RGP 或散光软镜。

4. 配戴者的选择 根据上面的验配前检查的信息进行判断，选择合适的配戴者，排除配戴的禁忌证。

RGP 镜适应范围：

（1）一般近视、远视、散光、屈光参差。

（2）高度近视、高度远视、高度散光、不规则散光。

（3）圆锥角膜等角膜变性疾病以及角膜瘢痕所致的高度不规则散光。

（4）眼外伤、手术后无晶状体、无虹膜症。

（5）角膜屈光手术后及角膜移植手术后屈光异常。

笔记

（6）青少年近视控制与干预。

（7）长期配戴软镜出现严重缺氧反应，或引发巨乳头性结膜炎而又无法放弃接触镜者。

RGP 镜非适应证：

（1）一般接触镜禁忌证。

（2）长期处于多风沙、高污染环境中。

（3）经常从事剧烈运动者。

（4）警察、消防员等特殊职业者。

（5）眼睛高度敏感者。

（二）RGP 镜的验配

1. RGP 的验配方法   包括试戴镜验配、经验法验配和软件辅助验配三种，其中试戴镜验配是目前最常用的验配方法，以下的验配以这种方法来阐述。

试戴镜验配需要使用标准的试戴镜去模拟实际的配戴效果，两者镜片的参数越接近验配的效果也会越准确，如果可能尽可能多准备如下的试戴镜片系列：

（1）9.2mm 直径，度数为 -3.00D 的试戴系列镜片。

（2）9.8mm 直径，度数为 -3.00D 的试戴系列镜片。

（3）9.2mm 直径，度数为 -10.00D 的试戴系列镜片用于高度近视验配。

（4）9.2mm 直径，度数为 +3.00D 的试戴系列镜片用于远视镜片验配。

（5）8.6mm 直径，度数为 -3.00D 的试戴系列镜片用于睑裂间验配。

2. RGP 镜验配的几个关键因素

（1）镜片的直径选择。

（2）镜片的基弧选择。

（3）镜片中心定位和瞬目时镜片的活动。

（4）荧光素染色显像静态评估。

（5）荧光素染色显像动态评估。

（6）戴镜验光和镜片度数确定。

3. RGP 镜的直径选择

（1）RGP 镜不同的材质和设计以及各生产厂家的产品均会影响直径的选择。如以往使用 PMMA 材料的硬镜，多采用 8.4mm 左右的小直径，以减少因角膜氧缺乏引起的并发症。RGP 镜目前常用的球面设计直径为 8.8～9.5mm，非球面设计直径多大于 9.2mm，另外选择标准与各国各地掌握的验配原则、验配条件、使用方法等有关。

（2）诊断镜标准尺寸：初次验配 RGP 镜的眼视光医师如缺少经验，一般可首先选择各生产厂家制作的标准诊断镜尺寸。

（3）RGP 镜片直径选择：可以根据可见虹膜横径和睑裂大小来选择，可参考表 5-3。

表 5-3   RGP 镜直径与可见虹膜横径、睑裂大小（单位：mm）

可见虹膜横径	小睑裂 （<9.5mm）	平均睑裂	大睑裂 （>10.7mm）
<11.2	8.2	8.6	9.2
11.2～11.6	8.6	9.2	9.6
11.6～12.0	9.2	9.6	10.0
>12.0	9.6	10.0	10.0

（4）镜片直径与配适状态的关系：镜片直径的调整和配适状态有一定的联系，特别是针对不同 e 值的角膜。角膜形状如完全为一球面，则 e 值为 0，只要基弧相同，不论直径大小，

笔记

角膜的配适状态都不变。但角膜表面极少为完全球面，越向周边角膜逐渐平坦化，因此，基弧不变的条件下，直径越大，镜片周边相对更平坦的角膜的配适状态就显得更紧（图5-22）。

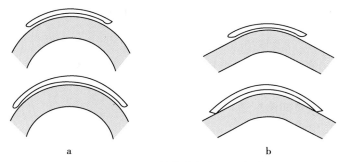

图 5-22　RGP 镜片直径与配适状态
a. 角膜完全球面，基弧相同，直径大小对配适无影响
b. 一般角膜非球面，基弧相同，直径越大配适状态越陡

（5）小直径：对于瞳孔直径大的病人尽量避免使用直径小的 RGP 镜。为避免夜晚容易出现眩光，可适当放大直径，但不宜过大，以免增加异物感。配戴 RGP 镜出现的眩光的原因除了直径小之外，还有镜片边缘非光学区产生的视觉模糊、镜片边缘对光的折射、镜片偏位引起的和镜片表面的沉淀物引起的眩光（图5-23）。

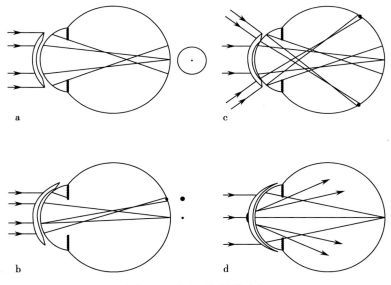

图 5-23　RGP 和视觉眩光

（6）大直径：大直径有助于镜片的定位，使用较大的直径容易获得良好的配适状态，但过大的直径容易接触到角膜缘，会引起不适感，需要避免。

4. RGP 镜的基弧选择　RGP 镜片基弧选择可以有两种配适原则：顶点平行配适和顶点间隙配。

（1）顶点平行配适（apical alignment fit，AAF）：镜片中央区与角膜中央光学区弧面尽可能成为平行匹配关系，因此，基弧应接近于角膜平坦 K 值（图5-24a）。这种方法 RGP 镜可比较均匀地作用于角膜，由于泪液交换率比较高，对角膜生理代谢活动影响最小。

（2）顶点间隙配适（apical clearance fit，ACF）：镜片基弧小于角膜平坦 K 值，即稍偏向陡峭的配适。镜片中央区与角膜之间有一定的间隙，基弧和周边弧的接合部（0.2～0.4mm）支撑镜片的全重量（图5-24b）。这种方法 RGP 镜的中心定位良好，镜片可制成小直径，但泪液交换差。

（3）眼睑和镜片的配适关系：根据镜片配戴后与眼睑的关系，可以分为眼睑后验配和睑裂间验配。眼睑后验配是镜片的上端始终在眼睑后面，眨眼时眼睑带着镜片上下滑动，此种验配可以选择顶点平行配适。

睑裂间验配是睑裂比较大，整个镜片都在睑裂之间，睁眼时镜片的边缘不碰到眼睑边缘，此种验配适合选择小直径的镜片和顶点间隙配适，顶点间隙配适有助于镜片更容易定位在角膜中央。

（4）试戴镜选择基弧：试戴的 RGP 镜的基弧一般制成 0.10mm 一个级差，比较精确的可制成每 0.05mm 一个级差。根据角膜曲率半径的测定数值选择试戴镜的基弧。

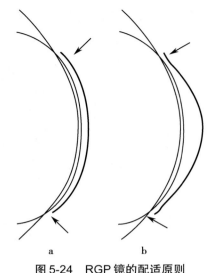

图 5-24　RGP 镜的配适原则
a. 顶点平行配适　b. 顶点间隙配适

试戴镜基弧的第一选择可参考生产厂商的验配手册。一般根据平行配适或顶点间隙配适的原则。

第一副试戴镜片可以按照这样的方法去选择：针对球性的角膜或角膜散光在 1.00D 以内的，通常选择最接近平坦 K 值的基弧值作为首副试戴镜片的基弧；角膜散光在 1.00～2.50D 之间的，通常选择比平坦 K 值陡峭 0.05～0.10mm 的试戴镜片基弧；角膜散光大于 2.50D，则选择环曲面的 RGP 进行验配。

试戴镜片基弧选择还要考虑角膜大小、眼睑张力、瞳孔大小等特殊情况。

5. RGP 镜动态配适评估　选择好试戴镜片的直径和基弧后就可以进行配戴，一般戴镜 30～50 分钟待泪液量减少和稳定之后进行动态评估和静态评估（表 5-4）。动态评估可以在裂隙灯的白光下进行，评估的内容包括镜片定位和活动度。

表 5-4　RGP 镜配适状态的评估标准

	配适陡峭	配适适宜	配适平坦
稳定位置	中央	中央略下方	中央偏下方
镜片活动度	小	规则适宜地上下移动	大、不稳定有旋转
镜片下气泡	有时可见	无	无
凹窝现象	有时可见	无	无
中央 FLP	中央亮区，旁周边暗区	均匀浅淡显像	中央暗区，旁周边亮区
症状	压迫感、戴镜一段时间后充血	无明显不适、视力稳定良好	异物感、戴镜后很快出现充血

（1）中心定位：需要观察眨眼时和眨眼后镜片的中心定位，镜片能否稳定于角膜中心与矫正视力和舒适度关系密切。泪液的量会影响镜片的活动和定位，眨眼的方式也是影响因素之一。初次配戴 RGP 镜因异物感较强，瞬目次数可能减少，或瞬目运动过浅。有戴镜经验者在读书和操作计算机时，瞬目次数亦减少，以致镜片容易定位于角膜下方，甚至脱落。而对某些病人指示多瞬目时，有可能使病人下意识较深地进行瞬目，容易导致错误判断，因此，应指导病人正确瞬目，在其处于自然状态下时进行观察尤为重要。

眨眼后的镜片定位尤其重要，特别是镜片的光学区直径要覆盖住瞳孔区，否则容易出现眩光现象。

（2）镜片活动度：配适适宜（optimum fit）的情况下，眼球活动时 RGP 镜的位置不应超越角膜缘部，自然瞬目状态下 RGP 镜被牵引向角膜上方，然后下降稳定于中央略下方。这一活动应为十分规则地上下移动，不可过快或过缓（图 5-25）。首先要多观察良好的配适所

笔记

体现的移动速度,根据这一标准进行评价。当移动度偏小,或不顺畅时应考虑为配适陡峭(steep fit)状态,移动速度过快,而且左右转动时为配适平坦(flat fit)状态。

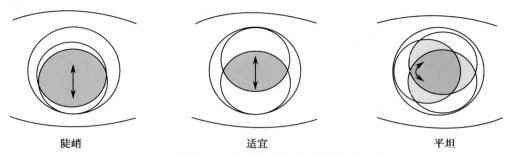

陡峭　　　　　　　　适宜　　　　　　　　平坦

图 5-25　RGP 镜片在角膜面的活动度(判断镜片配适状态)

(3) RGP 镜的定位和活动度的影响因素:对镜片定位和活动度的影响因素有:顶点偏位的角膜形态容易引起镜片的偏位;泪液的过多或过少;角膜散光的类型和大小;眼睑形状、眼睑压力;睑裂的大小;镜片的重量和重心;镜片的配适状态;镜片的直径等。表 5-5 罗列了镜片活动和定位的问题、可能的原因和相应的处理。

表 5-5　镜片的活动和定位问题处理

镜片的活动和位置	可能的原因	相应处理
镜片不动	基弧太陡峭	基弧放平坦 / 直径变小
	黏附角膜	改变镜片设计
一直高位不下落	镜片直径过大	减少总直径
	顺规角膜散光过大	改环曲面设计
	周边弧过平坦	减少边翘高度
	周边弧过宽	减少周边弧宽度
	镜片边缘厚度太大	减少镜片周边厚度
一直低位不上移	镜片直径太小	增大总直径
	镜片太重	减少镜片厚度
	眼睑附着力小	修改边缘设计
一直水平偏位	角膜顶点偏心	加大镜片直径
	镜片太平坦	陡峭的基弧
	镜片太小	加大镜片直径
	逆规角膜散光	环曲面设计
偏位超过角巩缘	过多的泪液	改善刺激症状
	镜片太平坦	更陡峭的基弧
	大角膜散光	环曲面设计

6. RGP 静态配适评估　主要通过荧光素染色显像(fluorescein pattern,FLP)来评估镜片配适,戴 RGP 镜状态下滴入荧光素,在钴蓝光照明下,清晰可见被染成绿色的泪液在角膜与镜片之间的分布状态,以反映 RGP 镜下的泪液分布状态,RGP 镜与角膜的接触部位、程度和范围,进而判断 RGP 镜的配适。观察时需注意头的位置和瞬目应保持自然状态,尽量在裂隙灯下使用低倍率观察。另外,由于接触镜材料和设计不同,荧光素染色显像的特点亦不同;因此,如果不了解接触镜的种类,就无法依靠荧光素染色显像判断配适。

(1) 适量的荧光素染色:荧光素过量使 RGP 镜下泪液量增多,荧光显像与实际不相符,过少则荧光素浓度差不鲜明,不容易判断。明亮的场所不易观察,应在暗室中进行观察。

(2) 染色方法:令病人向下方注视,将上睑提起,荧光素试纸接触上方球结膜的方法刺

笔记

激较小，即使比较敏感的病人也容易接受检查。荧光素试纸容易被铜绿假单胞菌污染，使用前最好滴一滴生理盐水，并一次性使用。

（3）中央区显像：观察 RGP 镜中央区（光学区部分）的荧光显像，可反映出 RGP 镜与角膜顶点有无接触（apical touch），有无泪液层存在（apical clearance），另外泪液层是否适当或过量。无明显角膜散光，中央区 RGP 镜与角膜处于适宜的平行状态时，荧光显像显现少量的均匀的泪液层存留，若中央区出现鲜明的荧光显像，有多量的泪液存留，旁周边为一环形暗区，即 RGP 镜边缘与角膜接触区域，为陡峭配适状态，镜片基弧<角膜 K 值；若中央区呈现一圆形暗区，相反旁周边出现一环形鲜明的绿色亮区，即泪液层存留，为平坦配适状态，镜片基弧>角膜 K 值（图 5-26）。有角膜散光存在时，球面设计的 RGP 镜不可能与角膜表面完全平行，以顺规散光为例，良好的配适下可见上、下方（强主径线方向）呈现亮区，泪液量较多，朝向中央、逐渐窄小、变细、颜色变淡，鼻侧、颞侧（弱主径线方向）RGP 镜与角膜轻微接触，呈现暗区。陡峭配适状态下可见中央区呈纵椭圆形荧光显像，弱主子午线方向 RGP 镜与角膜接触较紧，RGP 镜活动度小。平坦配适状态下，中央区 RGP 镜与角膜接触，荧光显像多出现在上下旁周边区，境界比较鲜明，RGP 镜活动大，易移位（图 5-27）。

二维码 5-1
视频　硬性
接触镜的验
配评估

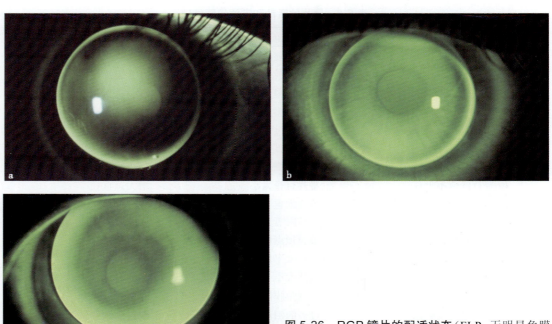

图 5-26　RGP 镜片的配适状态（FLP，无明显角膜散光）
a. 配适陡峭　b. 配适适宜　c. 配适平坦

（4）周边部显像：RGP 镜周边部的斜边弧宽度与镜片边缘抬高对 RGP 镜配适状态、RGP 镜活动和泪液交换的影响明显。根据荧光显像，大约斜边弧为 0.6mm 比较适宜（图 5-28）。斜边弧过狭，虽然镜片中心定位好，但泪液循环较差，易出现充血，压迫感，异物感，若斜边弧过宽，镜片活动度可加大，容易移位，并引起角膜上皮的表层损伤。镜片边缘抬高一般 0.1～0.15mm 比较适宜，可在裂隙灯下以 45°角入射光观察。

另外，基弧与邻接周边弧之间的接合部（blend）要进行平滑过渡处理，不可出现角度，否则会引起眼部刺激症状，但过于平滑又使镜片的稳定性欠佳，可在裂隙灯下观察接合部的荧光显像，境界不应过于鲜明。也可在放大镜下观察。

笔记

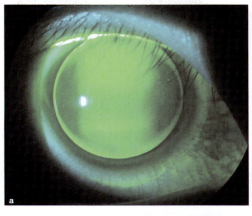
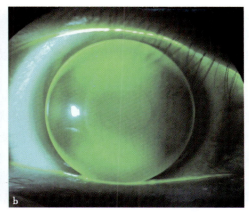
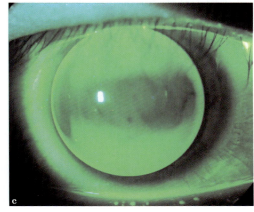

图 5-27　RGP 镜片的配适状态（FLP，角膜顺规散光）

a. 配适陡峭　b. 配适适宜　c. 配适平坦

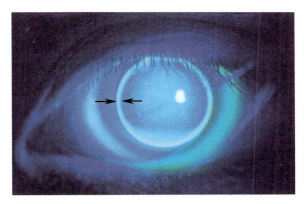

图 5-28　RGP 镜片的斜边弧（bevel）宽度

一般来说，通过调整 RGP 镜的基弧和直径，可获得良好的配适，有时需要进一步调整 RGP 镜周边部设计或进行适度的抛磨修正。

7. 确定 RGP 镜的屈光力　必须在获得良好配适的前提下进行视力再矫正。

（1）试戴镜度数的选择：近视用试戴镜套镜系列有 3.00D 或 4.00D，6.00D 或 7.00D，9.00D 或 10.00D，根据近视者的实际度数选择最接近实际度数的试镜片。用于无晶状体眼的试镜片系列有 +13.00D 或 +15.00D，其他远视用试戴镜有 +5.00D 或 +6.00D 的套镜系列。

（2）戴镜验光：戴试镜片的基础上再进行客观和主觉验光，达最佳矫正视力时的追加度数与原试戴镜屈光度之和即为 RGP 镜处方度数。追加度数大于 4.00D 时，注意追加的度数要经过顶点距离换算（可利用换算表）；为精确 RGP 镜度数，追加矫正度数最好小于 4.00D。可利用红绿测试进行微调整（红绿测试的方法参考本系列教材《眼视光学理论和方法》），防止过矫或矫正不足。中年以上病人必须考虑调节的因素，同时检查近用视力。

RGP 镜与角膜之间存在的泪液层可作为泪液镜发挥作用，不同的配适状态体现不同的屈光状态，平行配适时为平光镜，配适陡峭状态下为凸透镜，平坦配适状态下为凹透镜，在规则情况下，当基弧变化时，泪液镜亦发生变化，根据计算，一般镜片基弧每变化 0.05mm，泪液镜屈光力变化约 0.25D，因此，要相应调整镜片的屈光力参数。

（3）残余散光问题：戴镜前应首先判断散光的性质，通过电脑验光和角膜曲率仪测定，可基本了解是否主要为角膜散光或角膜与晶状体的混合散光，或主要为晶状体散光。与软镜相比 RGP 镜对角膜散光矫正效果良好，有晶状体散光存在的情况下，一旦 RGP 镜消除了角膜散光，晶状体散光反而暴露出来。所以，需整体考虑，能否单独使用 RGP 镜，或 RGP 镜与眼镜配合，或使用软镜，或采用环曲面镜片等，以残余散光降至最低为原则。

三、RGP 镜处方规格、订片和分发

1. RGP 处方规格   一般包括：基弧、屈光力、直径、商品名，如：

7.95/−5.75/9.2/ABC

7.95 是基弧（mm）

−5.75 是屈光力（D）

9.2 是直径（mm）

ABC 是商品名

2. 分发

（1）镜片参数的核对：RGP 镜片由于是定做片，做好的镜片参数需要和原来的订片处方进行核对，包括品牌、材料、基弧、度数、直径和特殊处理。

（2）镜片评估：由于试戴镜片和最终定做的镜片在度数上还是不同的，需要再次进行镜片评估，包括镜片的动态评估和静态评估，进行戴镜视力的测定，评估镜片的配戴舒适度。

（3）镜片配戴指导和护理宣教（见第五节）

（4）随访时间：戴镜时间与复查计划：初次戴镜一般日戴，第一天戴 5～6 个小时，然后每天延长 1～2 小时，1 周左右每日可戴镜 12～16 小时。高透氧 RGP 镜可连续过夜配戴或弹性配戴（flexible wear，FW），前 3 天需日戴，然后试行过夜配戴 3 天，经复查无任何异常后，可施行 1 周的连续过夜配戴。

定期复查一般定为戴镜 1 周、1 个月、3 个月后，然后每 2～3 个月后复查一次。连续过夜配戴方式需 3 天、1 周、2 周、1 个月后，然后每个月进行一次复查。

第五节   硬性接触镜的护理

尽管 RGP 镜片从材料特征上与软镜有很大区别，然而两者在镜片的护理步骤方面差别不大。RGP 镜片材料孔径较小，沉淀物一般不易渗透进镜片的基质中，多残留在镜片的表面；而且材料成分往往亲水性弱，常造成镜片表面湿润度降低甚至疏水，增加了镜片与眼睑的机械摩擦作用；RGP 镜片材料中的硅胶氧链基团，更易吸引蛋白质沉积，而氟化合物更易被脂质包裹。由于材料的特性，泪液和污染物中的脂质、蛋白质及其他有机成分容易吸附到镜片表面，同时干燥的表面可加快这些污染物的沉淀速度。

笔记

一、RGP 镜片的清洁

常用的 RGP 镜片清洁剂有两种：每日表面清洁剂和蛋白去除剂。

RGP 镜片的每日表面清洁剂与软镜的同类产品类似。由于 RGP 镜片中含有氟-硅，因此应避免使用含乙醇的清洁剂浸泡 RGP 镜片。对于易发生镜片沉淀的戴镜者，应该定期使用酶清洁剂以去除蛋白质。

RGP 镜片材料比 PMMA 更有弹性，长期不当的清洁可损坏镜片或划伤镜片，甚至会改变镜片的光学性质。

二、RGP 镜片的消毒

微生物可附着在镜片表面形成的沉淀物上，对于 RGP 镜只能应用化学消毒系统消毒，不应该进行热消毒，因为热可引起镜片弯曲变形。消毒浸泡时间通常是 4 小时至整夜。

目前，用于 RGP 镜片消毒剂包括：硝酸苯汞、苯紫溴铵、氯己定、多聚丙氨双胍和多聚四价化合物。

三、RGP 镜片的湿润

RGP 镜片干燥后，其表面光学区半径会改变，配戴的舒适性下降。因此，RGP 镜片的湿润既可维持镜片的光学特性，又能改善配戴的舒适感。

常用的 RGP 镜片护理液中均含有消毒剂、湿润剂、黏性增强剂、缓冲系统，以及调节渗透压的盐类。

四、RGP 镜片的冲洗

一般来说，RGP 镜片浸泡后，如果直接配戴，黏性的浸泡液可能引起眼部刺激、视物模糊，因此需要应用黏度较低的溶液或灭菌生理盐水冲洗镜片，应避免使用自制盐水或煮沸的凉水冲洗镜片。

RGP 多功能护理溶液简化了 RGP 镜片的护理方式，镜片的清洁、消毒、湿润和浸泡功能可用一套多功能护理液完成。

五、RGP 镜片护理液中的其他成分

黏性增强剂可使护理溶液黏度增加，使护理液易于与镜片附着。缓冲剂使溶液的 pH 值维持在 6.5～7.6 之间。渗透压调节剂可改变溶液的渗透压。

六、RGP 镜的配戴指导

（一）介绍使用方法和注意事项

根据镜片的性能推测可能出现的初期反应症状，使用不慎可能会出现的问题，对眼表面可能产生的损伤，应采取的预防措施，以及在戴镜时间、方式、用药、更换、定期复查和清洁消毒、保存等方面的注意事项等要加以详细说明，使病人充分了解其重要性，以提高病人的依从性。

（二）戴镜指导

根据图 5-29 提示，将 RGP 镜戴于角膜中央区。注意戴镜前手的清洗，指甲的修剪，瞬目应缓慢轻柔，以免镜片过度移位。另外，戴镜几分钟后要确认镜片是否位于角膜面，移位时需复位或摘下重戴。若戴镜后刺激症状强烈，而且不能逐渐减轻，应摘下重新清洗后再戴，如仍不能消除较强的刺激症状，需进一步检查眼前部和镜片。

笔记

（三）摘镜指导

根据图 5-30 提示，指导病人顺利摘镜，或利用上下睑缘轻轻夹持镜片，使其脱离角膜。关键在于开大眼睑，始终注视正前方，并适度缓慢瞬目，如发生镜片移位，需使镜片复位于角膜，然后摘镜，睑裂狭小，摘镜困难者，可考虑利用胶质吸棒摘镜。有些病人可能需要再次来院，反复多次练习后才能掌握要领。

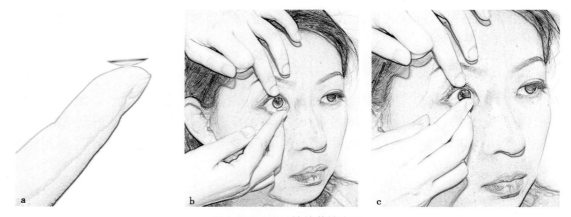

图 5-29   RGP 镜的戴镜方法
a. 镜片放在示指尖   b. 双手中指拉开上下睑   c. 双眼平视，镜片自下方缓慢贴近角膜

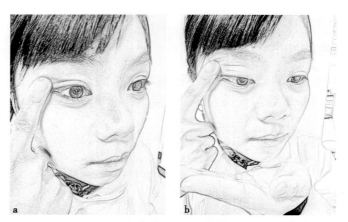

图 5-30   RGP 镜的摘镜方法
a. 睁大眼睛，同侧手示指垂直放于外眦角，向外上方牵拉使镜片嵌于上下睑之间
b. 拉紧双睑，伴随瞬目助镜片脱出，另一手托在下方，接住落下的镜片

（四）镜片复位指导

镜片移位于上方，可嘱病人向下方注视，用手指轻揉压上睑，使镜片下滑到角膜上。镜片移位于鼻侧或颞侧时，可将一手镜置于移位相反方向，一手示指轻压眦角眼睑防止镜片滑动，然后嘱病人注视手镜，将手镜缓缓向中央移动，眼球随手镜活动，镜片即可推回角膜上。注意手指不可触及镜片。

（五）清洁护理指导

遵照使用说明书，使用厂商推荐的清洁护理液，处理原则为清洁、消毒、浸泡、清除蛋白。护理液应每日更换，其中若不含蛋白分解酶成分，需定期利用酶素液或片进行分解。镜片经清洁液轻揉搓洗后应用纯净水或生理盐水冲洗干净，不可直接戴入眼内，冲洗时下水道口最好放置防漏网垫。

笔记

第六节　硬性接触镜的验配案例与处理

验配案例一

一般情况：病人24岁，男性，双眼近视、散光，配戴RGP镜2年，3个月前重新验配了一副镜片。自诉右眼近视度数又增加了，看得没有以前清楚。

检查：验光OD：−6.50DS/−1.50DC×175=1.0，OS：−6.00DS/−1.00DC×160=1.0，角膜曲率检查：右眼7.80/7.95，左眼7.75/7.90，角膜直径12.0mm，眼前节未见明显异常。原来的RGP配镜处方是OD：7.90/−6.00/9.6 OS：7.85/−5.75/9.6。

分析：本案例主要问题是配戴RGP发现单眼的视力不清，另一只眼矫正视力是正常的，而目前配戴的RGP是3个月前验配的。可能的原因考虑：①镜片因素，如镜片表面沉淀物，镜片破损等；②单眼的屈光状态确实发生了变化；③单眼的眼病引起视力下降；④镜片左右眼戴反。

处理：进行相应的检查，如进行配戴RGP的远矫正视力测量，为右眼：0.7；左眼：1.0；裂隙灯下评估RGP镜片，右眼：中心定位良好，上下活动度可，裂隙灯下显示近似平行均匀浅淡荧光显像。左眼：中心定位良好，上下活动度可，荧光图像显示近似平行均匀浅淡荧光显像。镜片表面光滑，无明显沉淀物附着，无明显划痕。戴镜验光：右眼追加−0.50D=1.0，左眼追加+0.50D=1.0。摘镜后在裂隙灯下评估角膜情况，外眼（−），角膜透明，无点染，睑结膜滤泡（+），前房清，房水透明，瞳孔等圆。

分析：经过上述检查处理后发现，排除了镜片表面的沉淀物等因素，排除了眼表眼病的因素外，可能的原因在于镜片左右眼配戴反了。

再次处理：对镜片的参数进行检测，用角膜曲率测量仪进行基弧测定，OD：7.83mm，OS：7.87mm，用镜片屈光度测量仪器测量OD：−5.75D，OS：−6.00D。果然是左右眼镜片戴反。

处方：左右眼镜片重新互换配戴，宣教正确的配戴流程以防止出现再次戴反，在每次摘戴镜片时，完成一只眼镜摘戴流程后，盖上这只眼镜的镜盒盖后再操作另一只镜片的摘戴。

验配案例二

一般情况：病人26岁，女性，职业是办公室白领，双眼高度近视、散光，原来一直配戴框架眼镜，自诉配戴框架眼镜的视力有所下降，由于工作的缘故不想戴框架眼镜，又不想做准分子近视激光手术，要求来验配接触镜。

检查：右眼裸眼视力0.05，验光−8.75DS/−2.00DC×170=1.0，左眼裸眼视力0.05，验光−9.25DS/−1.75DC×5=1.0，裂隙灯检查：外眼（−），结膜滤泡（+），角膜（−），瞳孔、虹膜和晶状体无殊，泪液检查双眼泪膜破裂时间均为8秒，眼底检查无殊。角膜曲率：右眼42.75D@175/44.50D@85，左眼42.35D@5/44.25D@95，角膜直径12.4mm。

分析：考虑病人为高度近视和散光，主观不愿意配戴框架眼镜和不愿意做屈光手术，可以考虑配戴接触镜。从眼部检查的情况看，除了结膜滤泡一个+之外，其他的眼部健康情况还是适合配戴接触镜。泪膜破裂时间低于正常值10秒，考虑可能出现的干眼症状，选择低含水量的软镜或具有保湿效果的软镜。处方有散光较大，但球柱比大于4，属于可以配戴球性软性接触镜。

处理：按照需要验配的软性接触镜，OD：−9.00DS=0.9+；OS：−9.00DS=0.9+，配戴自觉舒适，开始日戴软性接触镜。

随访：配戴3个月后再次就诊，诉配戴软镜时间长会出现明显的眼干的感觉，在办公室里使用电脑时间一长就容易眼睛疲劳，看远处的视力还不够好。

笔记

检查：验光处方和上次一样 OD：−8.75DS/−2.00DC×170=1.0，OS：−9.25DS/−1.75DC×5=1.0，戴接触镜的矫正视力双眼均为 0.9，裂隙灯查发现结膜滤泡（+）、有少量的结膜乳头增生，其他无特殊，泪膜破裂时间为 6 秒。

分析：软性接触镜的配戴者初期的舒适度都比较理想，时间长了有些会抱怨配戴的舒适度下降。一种原因是由于软性镜片对泪液的吸收和泪液的蒸发，泪膜的完整性被破坏而引起的眼干的不适症状。由于配戴的是球性软性接触镜，有部分散光没有矫正，所以视觉质量有所下降。软镜容易引起镜片表面的沉淀物，容易出现睑结膜的乳头生成。综上所述的原因，可以选择 RGP 镜片来解决眼干、视觉质量和结膜乳头生成的问题。

处理：选择试戴镜：双眼均首选 7.90mm/−3.00D/9.4mm 的试戴镜片，戴镜 30 分后等泪液较少时进行配适评估，右眼：活动度上下 1mm，无水平偏位，中心定位良好，钴蓝光下见荧光图中央荧光均匀，周边宽度合适。左眼：活动度上下有 3mm，有旋转下落，钴蓝光下见荧光图中央荧光较明显荧光暗区，边弧宽。左眼判断为过平坦配适，换成 7.80mm/−3.00D/9.4mm 的试戴镜片，再次评估镜片为合适，戴镜验光：右眼追加 −6.00D=1.0，左眼追加 −6.50D=1.0。戴镜验光的度数进行定点距离换算后为 OD：−5.50D，OS：−6.00D。最后的处方为 OD：7.90mm/−8.50D/9.4mm；OS：7.80mm/−9.00D/9.6mm，予以订做。

等镜片定做后取镜，戴镜后检查：双眼配适良好，矫正视力均 1.2，病人自觉视物清晰度和眼干症状均得到改善。

分析：RGP 能很好地矫正角膜散光，而且由于材料的缘故使得成像质量高，所以配戴RGP 后矫正视力提高到 1.2。由于镜片不含水分，不从泪液中吸收水分，并且保持镜片和角膜之间有很好的泪液层，起到泪液储蓄池的作用，一定程度缓解了眼干的症状。配戴开始会有异物感，随着配戴的时间增多，异物感引起的不适感会得到一定的改善。镜片表面的沉淀物比较容易清洗，沉淀物不容易进入镜片里面，由沉淀物引起的结膜乳头生成也会减少。后期将进行定期随访检查，RGP 是其可长期配戴的一种矫正方法。

（毛欣杰）

5-3
二维码 5-3
扫一扫，测一测

笔记

第六章

角膜塑形术

本章学习要点

- 掌握：角膜塑形镜的适应证和非适应证；普通球面设计角膜塑形镜的验配流程和配适评估；摘戴护理原则和注意事项；简单问题处理。
- 熟悉：环曲面角膜塑形镜的验配选择和配适评估；镜片的材料特性和设计特点。
- 了解：角膜塑形镜的历史、发展和设计变迁；延缓青少年近视发展的研究和应用。

关键词　角膜塑形术　反转弧设计　青少年近视

角膜塑形术（orthokeratology，ortho-K），亦称角膜矫形术，是通过配戴特殊设计的硬性透气性接触镜，逐步使角膜的弧度变平，从而降低近视度数，是提高裸眼视力的一种可逆性非手术的物理矫形治疗方法。

角膜塑形术发展日趋成熟，临床诸多研究也证实了其具有控制或延缓近视进展的功效。本章将主要介绍角膜塑形术的历史与展望、延缓青少年近视发展的研究和应用、材料与设计、适应证和科学验配、摘戴护理原则以及配戴角膜塑形镜中的问题和处理。

第一节　角膜塑形术的历史与展望

一、初期

早在 20 世纪 60 年代，在接触镜的材料聚甲基丙烯酸甲酯（polymethylmethacrylate，PMMA）使用过程中，不少的临床验配者发现硬性接触镜对角膜弧度产生影响，屈光度下降，裸眼视力有所提高，第一代角膜塑形术就是基于以上的临床现象而开始尝试。Neilsen 采用比角膜最平坦径线平坦 0.20mm 的硬镜，这样镜片中央与角膜接触，对角膜产生顶压作用，而使角膜变扁平。Tabb 的设计是通过逐步减少镜片的直径而不降低弯曲度，因而逐步降低了镜片的矢高，同样达到镜片平坦配适，使角膜变平的目的。当时多采用 PMMA 镜片，由于此种镜片透氧性能差，故不能长时期配戴，效果不显著，同时，完成角膜塑形目的需要很多镜片，当时的生产和设计工艺都比较困难。当时，人们对角膜的生理状态和形态认识不足，相关眼部检测技术尚不发达，因此，无法深入探索。

笔记

二、近期

直至 20 世纪 90 年代，随着科学技术的发展，高透气性材料的大量开发，镜片设计和制造工艺的不断改进，加上角膜地形图检查仪器的应用和临床技术的提高使这一治疗过程不断科学化、程序化。配戴角膜塑形镜在降低屈光度的速度、疗效、稳定性和安全性均比以往的角膜塑形术有了显著提高，因此，角膜塑形术技术逐渐成为效果和预测性都较好的临床控制近视发展的方法之一，它所治疗的人群主要是 18 岁以下的青少年近视眼配戴者。

Soni 和 Horner 提出了一种新的反常规的接触镜设计方案，即镜片的基弧比角膜中央弧度平坦 2.00~2.50D，镜片的第二弧度比基弧陡 2.00~5.00D，这样通过旁中心处泪液潴留，有助于镜片的中心定位，同时通过液体的压力，接触镜对角膜的顶压作用，促使角膜平坦。镜片旁中心弧较中心弧陡峭，不仅镜片中心定位好，而且能较快地、稳定地产生角膜弯曲度的变化，这种方法被称为第二代角膜塑形术。

1997 年初，出现了第三代角膜塑形术，其主要设计是接触镜基弧比角膜中央曲率平坦 4.00~6.00D，旁中心弧比基弧更陡，可有 3.00~15.00D 的差别，因而只需 1~2 副镜片，就能迅速地改变角膜的弧度，降低 3.00~5.00D 的近视。

目前采用非手术方式控制近视发展的方法有很多种，但经过国内外专家在临床上反复验证，取得比较确切效果的是配戴角膜塑形镜。以美国为代表的发达国家深入开展角膜塑形术领域的研究工作已有 20 多年的历史，美国食品与药品管理局（FDA）在 1998 年 5 月批准日戴型角膜塑形镜，2004 年 12 月 3 日批准夜戴型角膜塑形镜的临床使用。

三、国内发展现状

我国从 1998 年引进该项技术，至今已有近 200 多万人接受了这一治疗。最初的 2~3 年内，由于缺乏医疗管理和规范性操作，开展这项技术的医院对角膜塑形术治疗近视了解不够深入，验配经验和技术非常有限；加之媒体广告和产品推销商等的夸大宣传和误导，一些不具备资质的公司和眼镜店也纷纷开展，将角膜塑形镜当做普通商品出售；配戴者受到夸大其词的宣传或误导，无视塑形镜的局限性和可逆性，给予过高的期望；相关部门对角膜塑形镜的质量也未能严格监管；使得最初几年内角膜塑形术在中国配戴者中出现了一些严重不良现象，曾引起国际上的密切关注。

为此，国家食品药品监督管理局（CFDA）下达了一系列法规制度，对角膜塑形术这一医疗行为进行了严格的监督管理。现已明确提出：

1. 验配使用角膜塑形镜是一种严格的医疗行为，必须遵照国家食品药品监督管理局的有关规定，在具备条件的眼视光专业验配机构进行。

2. 验配者应是具备专业资格的医务人员，须有验配硬性透气性接触镜的经验与技术，必须经过系统的专业培训。

3. 掌握角膜塑形技术原则，科学选择适应证和使用方法，主动驾驭角膜的可塑性和镜片调整。经医患双方密切合作，通过定期频繁的观察，及早发现隐患，防止可能产生的并发症。

4. 配戴后的专业指导与定期随访服务体系需经过眼视光验配者与镜片制造商通力合作，形成沟通互动并在实践中逐步总结与完善。

近几年，通过广大眼科及视光验配者的密切配合及不懈努力，镜片研制技术及其生产的同步发展，配戴者渐趋理性的选择和配合，使这项技术逐步健康、稳定的发展。国内各大医疗机构开展验配和研究，基本上都取得了良好的降低和控制近视的预期效果，而且均未出现不良事件。

笔记

四、角膜塑形镜延缓青少年近视发展的研究和应用

角膜塑形术的研究和应用越来越多地倾向于青少年近视的控制。目前采用非手术方式控制近视发展的方法有很多种，但经过国内外专家在临床上反复验证，取得比较确切效果的是配戴角膜塑形镜。

Cho P、Cheung SW 等研究提出角膜塑形镜能减缓儿童近视的发展。Reim 在美国加州洛杉矶对华裔（大部分为中国台湾）青少年使用角膜塑形镜 3 年，在近视控制效果上显示平均近视度数的增加为每年 0.13D。姜珺等比较了框架眼镜、渐变多焦点眼镜、硬性接触镜和角膜塑形镜 4 种矫正方式对儿童近视控制的效果，发现角膜塑形镜对儿童近视的控制及延缓作用最佳，而其他三种方式近视度数的增加为每年 −0.41～−0.62D，且三者之间无差异。Cho P，Cheung SW 等的另一项重要研究显示，在进展期的近视人群中配戴角膜塑形镜与仅用框架镜矫正近视的人比较，角膜塑形镜能减慢玻璃体腔和前房深度的增长速度从而使得近视的进展速度显著减慢。此外，谢培英等对高度近视的青少年使用角膜塑形镜 5 年后，观察发现高度近视配戴者配戴角膜塑形镜控制近视和眼轴增长的效果明显，表明在高度近视配戴者不失为有效的一种控制方式。

科学家们做了大量的研究，希望能找到角膜塑形镜控制近视的原理。

在对近视眼控制的研究中发现黄斑部的形觉剥夺和离焦是诱导近视眼形成的主要原因。科学家做了大量的动物试验，选择了小鸡、猫、猴子等，分别给动物配戴角膜塑形镜，观察眼轴长度和近视度数的增长。他们认为黄斑中心凹的成像质量与近视发展有关。大量的动物试验发现，出生之后的视觉经历影响眼球的屈光状态，眼球的正视化进程由视网膜的成像质量来决定。形觉剥夺和光学离焦影响眼轴增长。

Smith 等给幼猴保留正常中心视觉制造一个周边形觉剥夺和周边远视离焦的模型，成功诱导出了中心性近视，接着对黄斑区进行激光光凝，结果黄斑被破坏的幼猴在同样干预条件下也进展为轴性近视，这说明周边部的视觉信号刺激似乎可以作为独立因素引起中心屈光度的改变，而不一定需要中心视觉信号的参与。

Liu 等和 Tepelus 等为小鸡配戴特殊设计的双焦镜片，同样证明在诱导屈光状态和眼轴向近视发展的过程中，周边相对远视性离焦信号比中心相对近视性离焦信号作用更强。

Kee 等研究提出，眼球屈光状态的发展可能基于眼球的最小远视性聚焦平面。如果前段的屈光系统保持不变，那么眼球的形状决定聚焦的图像外形与视网膜的关系以及周边部的屈光状态。如果眼球形状接近扁椭圆形，周边视野趋向于近视状态；如果眼球是长椭圆形，那么周边视野趋向于相对远视状态。如果周边屈光状态控制着近视的发展，那么近视高危人群的眼球常为长椭圆形，周边部成像落于视网膜之后，从而刺激眼轴的增长。

可见，角膜塑形镜缓解青少年近视进展的效果相对明确，但其机制尚在验证中。

第二节　角膜塑形镜的材料和设计

一、角膜塑形镜的材料

角膜塑形镜使用硬性透气性接触镜材料制造，即通常所说的 RGP 材料。有关 RGP 材料的特性详见本书第五章。

角膜塑形镜是一种特殊设计的 RGP 镜片，用于改变角膜现有的几何形态。同时大部分配戴者采用夜间配戴的方式。因此，对于角膜塑形镜来说，最重要的是保证配戴的安全

笔记

和塑形效果,然后才是配戴舒适度、镜片寿命、护理的难易程度等。在角膜塑形镜材料选择中,透氧性和弹性模量是选择角膜塑形镜材料最为重要的两个参数。

国家食品药品监督管理局制订的角膜塑形镜行业标准规定,用于日戴的角膜塑形镜,其材料的 Dk 值必须大于 50(ISO 方法);用于夜戴的角膜塑形镜,其材料的 Dk 值必须大于 90(ISO 方法)。

透氧性对角膜塑形的安全性至关重要,而塑形的有效性则取决于材料的弹性模量。如前所述,弹性模量表示材料抗形变的能力,弹性模量好的材料,其制作的镜片塑形效果较好,而弹性模量较差的材料,其制作的镜片可能产生不了塑形效果,甚至被角膜的刚性所"塑形"。

中国国家食品药品监督管理局关于角膜塑形镜的行业标准对镜片断裂强度和变形强度的要求为:用垂直于镜片径向的平行平面夹持镜片,并对镜片边缘沿径向施力。当镜片的变形量(镜片变形时,两平行平面的间距相对于形变前的间距比)达到 30% 时,边缘特定点所受的力应大于 70g。当镜片的变形量达到 70% 时,镜片不破裂,此时所承受的变形力应不小于 200g。

二、角膜塑形镜的设计

角膜塑形镜是一种根据每位配戴者角膜形态和屈光状态而特殊设计的 RGP 镜,通过逐步配戴角膜塑形镜来减少、调整或消除屈光不正。普通的 RGP 镜片用于矫正视力,其后表面与角膜的前表面弧相对平行,或称相吻合,通过改变镜片的前表面来调节镜片屈光力。而角膜塑形镜则相反,其前表面较简单,后表面则相对复杂。角膜塑形镜的后表面形状与角膜前表面几何形状恰恰相反,在镜片与角膜之间制造一些间隙,利用泪液的力学作用达到角膜"矫形"效果。最初角膜塑形镜设计仅应用于矫正近视,近年来该技术被尝试于远视和老视的矫正。

(一)现代角膜塑形镜的设计

1. 镜片几何形态和主要设计参数　现代角膜塑形镜大多采用后表面基础四弧区设计,镜片中央光学区几何形态与角膜前表面相逆反,即角膜最陡处为镜片最平坦处。四个弧区分别为基弧区,又称中央光学区或治疗区;反转弧区;平行弧区,又称配适弧区;周边弧区。(图 6-1)

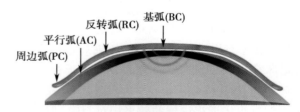

图 6-1　现代角膜塑形镜的四弧区设计

2. 基弧(base curve,BC)区　基弧区的曲率较角膜中央曲率平坦,差值一般为希望降低的度数与过矫度数之和。目前,美国 FDA 和中国国家食品药品监督管理局批准的最大降幅为 −6.00D。在设计镜片时,最好不超越这些极限,一般范围为 33.00~46.00D。基弧的宽度为 5.50~8.00mm,以 6.00~6.50mm 最为常见。瞳孔越大,基弧宽度应相应放大。而度数越高,治疗区越小。泪液层约为 5.00μm。

3. 反转弧(reverse curve,RC)区　反转弧较基弧陡,显示较厚泪液层,产生外拉力,容纳外移角膜上皮组织,同时过渡到平行弧区。两弧曲率之间差异从 3.00D 直至 15.00D,与度数降幅相关,也与基弧区和平行弧区的角膜曲率有关。反转弧区的宽度为 0.60~

笔记

1.00mm。一些最新的设计，将反转弧区分为两个曲率半径不等的弧，以改善其与中央基弧和平行弧的连接。

4. 平行弧（alignment curve，AC）区 平行弧区曲率半径小于基弧大于反转弧，宽度一般为 0.60～1.20mm，可随镜片设计增加和减少。平行弧的设计原则是使镜片在该区域与角膜呈平行状态，保证镜片良好中心定位并有一定移动度，泪液层约为 10.00μm。由于角膜通常由中央向外趋于平坦，且 E 值分布不均匀，一些最新设计将平行弧区分成多弧段以改善镜片平行弧区与角膜的吻合性。

5. 周边弧（peripheral curve，PC）区 周边弧较平行弧平，曲率半径可为 10.5～13.0mm，宽度多为 0.4～0.6mm。在镜片的外沿生成一边缘翘起，便于泪液交换。普通 RGP 边缘翘起一般为 80～120μm，而角膜塑形镜一般设计为 60～70μm。

6. 镜片总直径（overall diameter） 镜片总直径范围 10.0～11.5mm，可依据瞳孔直径、角膜直径、角膜中央 K 值，以及镜片中心定位和活动度进行设计和调整。

7. 镜片厚度 镜片中心厚度范围为 0.20～0.30mm，其设计与材料硬度、透气性、镜片重量、重心、塑性效应以及使用寿命有关。

（二）镜片设计方法

1. 基于角膜地形图的设计 首先用角膜地形图仪采集配戴者的角膜地形数据，然后由专门的计算机软件计算出镜片参数。最常用的"设计依据"是镜片后表面与角膜前表面之间泪液层厚度的分布。通常要求：中央处泪液层厚度为 5～10μm，平行弧区约 10～20μm，周边弧区 60～70μm。

该方法给验配者提供了便利，但存在以下缺点：①各角膜地形图仪数据的定义方法和数据格式有异，没有一个通用软件兼容所有角膜地形图仪测出的数据；②如果角膜地形图数据不准，据此设计出的镜片参数也有误差；③角膜塑形是一种动态过程，镜片与角膜之间的接触形态随时间变动，初始时的静态"最佳"设计并不能保证持续的适配，甚至可能在配戴 1～2 个小时后就不合适了，如偏位和松紧不适等。目前的软件还无法模拟人的角膜在塑形过程中的变化。该方法一次性验配成功率约为 85%。

2. 基于角膜中央 K 值和 e 值设计 在角膜地形图未普及前，这种方法被普遍使用。它首先测得配戴者屈光度、角膜中央 K 值和 e 值、角膜直径、瞳孔直径等。根据角膜中央 K 值和 e 值将角膜表面简化成一个理想化的、偏心率为常数的由内向外渐平的非球曲面。然后根据经验公式计算出相应的镜片参数，使镜片内表面与角膜表面之间泪液层的厚度有一个理想的分布。

该方法是上一种方法的简化，较上一种方法更加易用，但和上一种方法有同样的不足，其一次性验配成功率较上一种方法低，约为 80%。

3. 基于试戴的设计 设计师根据不同的角膜几何形态和希望降低的屈光度，设计出一套标准镜片，大部分配戴者通过试戴 2 小时至一夜后可以在其中找到适合（最接近的）的镜片。验配者根据试戴过程中的观察作出判断和调整，决定"处方镜片"的参数。

虽然试戴过程让验配者在首次验配时花费较多的时间，但这种方法较上两种方法有显著优势。因为角膜参数检测稍有不准对验配结果无明显影响；同时试戴能检查出一些仪器测不出的因素对塑形过程的影响，如眼睑形态和张力、角膜表面张力等；而且试戴能观察角膜塑形的动态过程，确定出最合理的塑形（而不仅是塑形初始时）镜片参数；另外它能及时排除那些理论上适合塑形但实际效果不佳的配戴者。这种方法目前在国内外普遍使用，成功率高达 95%。

（三）日戴型镜片与夜戴型镜片

早期的塑形镜由 PMMA 材料制作，不透气，生理特征差，只限于日戴。如今的塑形镜，

笔记

由于有高、中、低透氧率材料供选择,日戴或夜戴均可,由验配者根据配戴者的具体情况决定。有些验配者倾向于让近视度数较高的配戴者白天配戴,以保证其视觉稳定效果和安全性。

夜戴型镜片屈光度多采用 +0.50～+0.75D,戴镜后显示轻度过矫,视力 1.0～1.5 为最佳。日戴型镜片屈光度需根据镜上追加矫正度数调整,以获得 1.0～1.2 的最舒适度数为原则。其他设计参数两种配戴方式应无明显差异。

第三节　角膜塑形镜的验配和评估

一、配戴角膜塑形镜的适应证和非适应证

在验配角膜塑形镜之前,验配者必须充分了解相应的配戴角膜塑形镜的适应证和非适应证,从而科学地正确选择处方。

适应证和非适应证一般可以从治疗方面、配戴者心理方面和职业需求等方面来考虑。

(一)适应证

1. 近视散光病人

(1)适应于动机明确,能够理解角膜塑形镜的作用机制,并有非常好的依从性,能依照医嘱按时复查并按时更换镜片的配戴者。

(2)适合于近视度数发展较快的儿童,儿童须有家长监护。

(3)适应于有自理能力的屈光不正者。8 岁以下儿童如有特殊需求,须有家长监护,由验配者酌情考虑处方。

(4)适应于除屈光不正外双眼无其他异常或疾病,无全身系统性疾病者。

(5)理想的屈光矫正的范围在 −0.75～−6.00D。−6.00D 以上近视病人的验配,需由有经验验配者酌情处方。

(6)角膜性散光小于 1.50D,且理想的配戴者为顺规性散光。散光 1.50D 以上者可考虑环曲面设计镜片。

(7)角膜曲率在 42.00～46.00D。角膜曲率过平或过陡需由有经验验配者酌情处方。

(8)角膜形态从中央到周边,逐渐平坦。

(9)正常瞳孔大小。

2. 职业及生活需求

(1)不能使用框架眼镜,软性接触镜,RGP 镜且不能接受角膜屈光手术同时又需要良好裸眼视力的配戴者。

(2)从事特殊职业的中低度近视眼病人,如:医师、演员、运动员、警察、消防员、军人等,他们的工作既不允许(或不愿意)配戴眼镜,又不允许(或不愿意)接受手术治疗,因此,适宜于选择夜戴角膜塑形镜。

(3)有一定的经济基础,能承担治疗期间的费用。

(二)非适应证

1. 职业和行为

(1)许多职业的性质和它的操作环境都不适合配戴日戴型角膜塑形镜,如从事电焊、煤矿、建筑、喷漆或钻探等的工作人员,由于这些工种的操作环境中存在有射线、粉尘、高速异物、蒸汽和烟尘等,常会损害角膜使角膜上皮不完整,甚至造成眼部其他结构损害。

(2)不良的卫生习惯是引起配戴角膜塑形镜后角膜并发症发生的最常见因素。因

笔记

此，配戴者或其家长的头、脸和手极不卫生，不能很好地保养镜片的人不可以配戴角膜塑形镜。

（3）依从性差，不能按时复查，不认真按照验配者的嘱咐认真护理、清洁镜片和更换镜片的配戴者。

2. 疾病和体质异常

（1）眼部存在活动期炎症和其他眼部疾患。

（2）存在急、慢性鼻窦炎，严重的糖尿病，类风湿性关节炎等结缔组织病和精神病病人，有过敏性鼻炎史、药物或其他严重过敏史。

（3）期望值过高，超出角膜塑形镜的治疗范围。

二、角膜塑形镜的验配流程

（一）验配前检查

1. 咨询和建立病历　验配者须详细了解配戴者的验配目的，如：视力矫正、控制近视发展等，以及生活、卫生习惯。必须真实、客观地向配戴者及其家长告知角膜塑形镜的各项性能、效果及可能出现的不良反应和副作用等，认真介绍验配流程和注意事项。

建立专属病历，详细记录配戴者眼部及全身情况，主要包括现病史、既往史、家族史、过敏史等，同时记录屈光状态和视力变化情况、屈光矫正方法和时间等。

2. 完成各项必要眼科和眼视光检查　根据检查数据确定是否适合配戴角膜塑形镜，以及选择适宜的材料、设计和方法。

（1）详细的眼部检查以排除接触镜配戴的禁忌证。

检查包括：裂隙灯显微镜检查，角膜地形图检查，眼轴长度、眼压、眼位、泪液质量、角膜直径、瞳孔直径和眼底检查等。

（2）眼部特殊检查：角膜内皮细胞和角膜厚度等。

（3）屈光检查：进行规范的验光以了解配戴者的屈光状态。

（4）其他：有条件还可进一步检查对比敏感度、眩光对比敏感度或对比度视力、波前像差等。

（二）选择试戴镜

使用试戴镜片系列不仅可以获取有用的配适信息，指导处方，观察配戴者眼表有无不良反应，还可在某种程度上评价角膜塑形镜的塑形效果。

1. 如何选择试戴镜　根据各厂商提供的设计方案和选片原则，将检查的验光度数、角膜曲率和角膜直径值、角膜地形图各数值，输入计算机设计软件或采用计算方法首先选择试戴镜片。主要选择的参数包括：镜片基弧、镜片光学区直径、镜片的度数、镜片的总直径。不同厂商对各种参数的描述有所不同，有些厂商以一系列代码来表示不同的数值，有些镜片甚至提出更详细的设计参数选择，如第二弧（反转弧）曲率或矢高；第三弧（平行弧）曲率或平行弧角，所以验配者必须首先学习厂商提供的验配手册并尽快熟悉和掌握其验配技巧。在此基础之上可以因人而异地根据试戴镜的配适评估，对各设计参数提出修改建议，使厂商在加工时进行相应的调整。

2. 镜片基弧选择　试戴镜片的基弧是首要确定的参数，一般基弧的选择可由软件获取或通过计算的方法来确定。

首先确定角膜平坦 K 值（FK）、陡峭 K 值（SK）及平均 K 值（MK），角膜曲率测定值可通过角膜曲率仪和角膜地形图获得，相对于角膜中央区的两条主子午线的曲率值，比较准确的测量是角膜曲率仪，影响角膜地形图测量误差的因素比较多，每台仪器都需要定期进行校验检测，以尽量降低两者之间的误差值。

笔记

其次确定所要降低的近视度,必须经医学验光程序准确获得单眼和双眼在视远和视近状态的近视度和散光度,并结合个体需求适当加以调整。如果角膜散光超过 1.25D,要计算等效球镜度。近视度超过 −4.00D,则根据顶点距离效应进行换算,如 −5.00D 换算为 −4.75D,−6.00D 换算为 −5.50D,可以查阅本书附录。

然后进行计算:

(1)一般计算方法是:FK− 近视度 −(0.50D 或 0.75D)= 基弧,可用曲率值(D)或曲率半径值(mm)来表示,通过计算或查表进行转换。

(2)另一种计算方法:MK− 近视度 −(1.00D 或 2.00D)= 基弧。

例 1:FK 42.5.0D,SK 43.25D,需降低 3.00D

42.50D−3.00D−0.75D=38.75D(或转换为 8.71mm)

例 2:FK 43.00D,SK 43.75D,需降低 4.25D(后顶点屈光力换算为 4.00D)

43.00D−4.00D−0.75D=38.25D(或转换为 8.82mm)

例 3:FK 42.00D,SK 43.00D,MK 42.50D,需降低 1.50D

42.50D−1.50D−1.00D=40.00D(或转换为 8.44mm)

3. 镜片光学区直径选择 一般光学区直径由厂商的镜片设计来确定,通常为 6.0～6.5mm。因角膜塑形镜的中心基弧最平坦,如果增大镜片光学区直径,镜片配适状态会变得平坦,减小镜片的光学区直径,镜片配适状态会变陡峭。光学中心直径的改变除会影响镜片的配适状态外,还会影响角膜塑形镜的反转弧和平行弧的状态。如果验配者对镜片的设计非常熟悉,并且镜片的配适需要改变光学区直径,可以提出特殊修改意见反馈给厂商。

4. 镜片屈光力的选择 降度不超过 5.00D 时镜片屈光力多设计为 +0.75D 或 +0.50D,降度>5.00D 但≤6.00D 时多设计为 +0.50D 或 +0.25D,超过 6.00D 的高度近视若采用日戴方法,需根据最佳视力的镜上追加矫正度数设计为不同的负屈光力。追加度超过 −4.00D 时也要进行顶点距离换算。

5. 镜片总直径的选择 镜片总直径的选择根据角膜直径确定,由于角膜与巩膜之间的分界线为半透明的角巩缘,角膜边缘的界限比较难确定,所以,临床上常用可见虹膜横径(horizontal visible iris diameter,HVID)来表示角膜的大小。可见虹膜横径是水平方向上可以看见的虹膜的最大直径。可利用直尺直接测量或裂隙灯显微镜、电脑验光仪附带的测量功能,或角膜地形图仪测量。

一般角膜塑形镜片的总直径选择比 HVID 少 1.00～1.50mm,如 HVID=12.00mm,则镜片直径等于 10.50mm 或 11.00mm。

(三)镜片配适评估

通常试戴 30～40 分钟以上,配戴者可自然睁开眼睛,此时已无明显刺激症状,泪液相对稳定,可以在裂隙灯显微镜下配合荧光素染色观察评价镜片的配适状态。

1. 镜片的中心定位和适宜的活动度十分重要,一般瞬目时允许有 1.00～2.00mm 的镜片移动度,静止位置允许镜片中心略偏下方。镜片偏心不但视力效果差,还会使角膜局部不良变形。图 6-2 显示了镜片定位的情况。

2. 荧光素染色显像观察,注意暗区和亮区(泪液存留)的形态、范围、有无规则、有无镜片的黏附、有无气泡存在和染色等。

比较理想的荧光素染色显像形态:

(1)镜片在中央区与角膜之间有足够的接触面积(3.00～5.00mm),这一区域内泪液层较薄(约 5.00μm),希望降低的近视度数越高,初始时接触面积越小,随着配戴时间的延长,角膜塑形效果呈现,接触面积会相应增大,接触区染色后呈淡黑色状态。

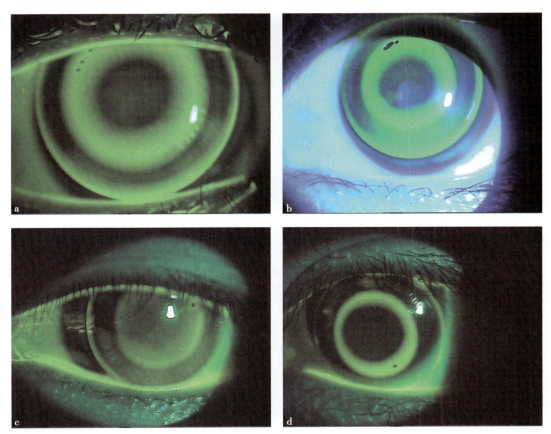

图 6-2　镜片定位

a. 中心定位良好　b. 定位偏上方　c. 定位偏颞侧　d. 定位偏下方

（2）反转弧区镜片与角膜之间有很厚的泪液层，染色后呈 360° 环形规则浓绿色亮环，希望降低的度数越高，初始时这一亮环越宽。

（3）平行弧区镜片与角膜保持相对平行状态，泪液层较薄，染色后呈淡绿或淡黑状态。希望降低的度数越高，初始时泪液层应越厚，染色偏绿。

（4）周边弧区镜片边缘翘起，该区镜片与角膜之间泪液层很厚，染色后呈一 360° 浓绿色亮环。

图 6-3～图 6-5 分别显示了适中的（optimum fit）、偏平坦（flat fit）和偏陡峭（steep fit）的配适状态。

二维码 6-1
视频　角膜塑形镜良好配适状态

二维码 6-2
视频　角膜塑形镜平坦配适状态

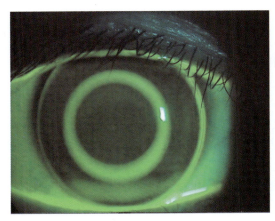

图 6-3　角膜塑形镜良好配适状态

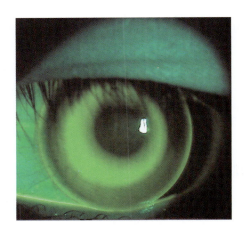

图 6-4　偏平坦的配适状态

笔记

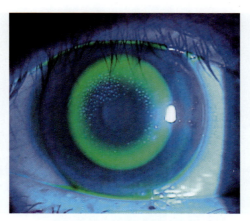

图 6-5　偏陡峭的配适状态

表 6-1　角膜塑形镜的配适评价

	flat fit（平坦配适）	optimum fit（良好配适）	steep fit（陡峭配适）
中心定位	常偏上方、也可偏下方或颞侧、鼻侧	中心位置良好	中心位置良好或偏下方
中心暗区	>3mm	3~5mm	<3~5mm
反转弧亮区	宽	宽，但逐渐缩减50μm	深层气泡
旁周边暗区	减少或缺如	均一360°平行接触	宽且接触过紧360°
周边亮区	翘起度>0.70μm	大约0.70μm	<0.70μm
移动度	>2.0mm	1.0~2.0mm	<1.0mm

（四）调整试戴镜参数

配适状态评价良好，即可确定镜片各参数值，若配适状态不满意，须根据厂商的具体要求调整试戴镜参数。一般镜片设计基弧与其他参数多为协定关系，主要是调整镜片的基弧，或减少降度值或增加降度值，反复裂隙灯下观察直至获得适宜的中心定位、移动度和荧光图像。有些镜片可以进一步对反转弧、平行弧进行更精确的调整，以获得更满意的配适。试戴镜的直径往往只有一种，可根据角膜直径大小、配适、降度大小等全面评估，在处方时适当加以调整。

（五）追加矫正确定镜片度数

配戴者戴着确定好参数的试戴镜片进行戴镜验光，或称为片上验光。验光的程序为在雾视后只追加球镜度，以获得最佳视力的最大正度数为戴镜验光的度数，将戴镜验光的度数和试戴镜片的度数相加就为需定做的角膜塑形镜片的度数，一般度数为 +0.50~+1.00D 为好。

（六）签署知情同意书

再一次详细讲解角膜塑形镜的相关知识和注意事项，重点包括

1. 什么是角膜塑形镜，作用原理是什么。

2. 明确配戴角膜塑形镜的目的。

3. 非永久性，停戴后近视度数恢复，不能根治近视。

4. 用于控制近视度数发展的配戴者，要告知配戴角膜塑形镜只能在一定程度上控制近视发展，只能延缓近视度数增长。

5. 角膜塑形镜是三类医疗器械管理，一定使用选择有国家药监局注册证的产品。

6. 镜片寿命是一年，不能超期配戴。

7. 角膜塑形镜是医疗器械，需要由有资质的验配者验配和管理。

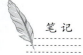
笔记

8. 角膜塑形镜是戴在眼睛表面的，需要特别关注眼表的健康，一定按验配者要求定期复查。

9. 是高消费产品，如果经济条件不允许，要和验配者沟通选择其他矫正方式。

10. 需要严格镜片清洁、消毒、护理。

11. 配戴角膜塑形镜要安全第一，在确保安全的前提下配戴。

（七）镜片定制发放和戴镜者教育

在镜片配适、视力和舒适度均获医患双方满意的条件下确定最终处然后定制镜片。正式发放镜片前有条件的情况下还需检测镜片基弧、屈光力、直径、表面质量等，并对配戴者及其家属进行严格的培训，如摘镜、戴镜方法，用药方法，清洁护理方法，眼睛自检方法，强调定期复查的重要性。有时需耐心、反复多次的指导、培训，直至配戴者及其家长掌握要领。

（八）随访复查方案

1. 定期复查的意义　戴镜之日就是医疗服务的开始。定期复查的重要意义在于密切观察戴镜期间的塑形效果和安全性，无论有无自觉症状都能够及时发现问题、及时纠正、及时治疗；使医患双方建立相互信任的关系，随时咨询与监控；经常地指导与培训可提高配戴者与家长的眼防护意识，有序培养配戴者的良好依从性。

2. 定期复查的日期

（1）夜戴镜：过夜戴镜后次日早晨、2～3 天、1 周、2 周、1 个月，前 3 个月每月复查，之后每 1～2 个月定期检查。

（2）日戴镜：戴镜后 1 周、2 周、1 个月、2 个月，之后每隔 2～3 个月定期检查。

3. 定期复查的内容　包括听取配戴者主诉，询问戴镜方式、戴镜时间、有无自觉症状、视力稳定情况；裸眼及矫正视力、屈光不正度、角膜曲率、角膜地形图、裂隙灯显微镜、泪液检查，镜片配适状态检查，镜片参数检测，镜片有无损伤、污染、沉淀等观察，并根据临床需要选择某些特殊检查项目。

戴镜初期配适评价很重要，特别是稳定性差、把握性不大的情况，需戴镜 1 天后、2 天后、1 周后、2 周后、3～4 周后反复通过荧光染色裂隙灯下观察，同时配合角膜地形图改变和视觉改善程度综合进行评判。必要时需改换镜片设计或通过抛磨处理以获得最佳配适状态。

可每 3～6 个月选择检查眼轴长度、角膜厚度、角膜内皮细胞以及视觉质量和视觉功能相关项目。

镜片如无明显划痕、沉淀或破损，建议每年更换，最长不超过 1.5 年。镜盒和其他附属用品每 3～4 个月更换。

第四节　环曲面角膜塑形镜的验配和评估

角膜在互相垂直的两条不同子午线上屈光力不同，在视网膜上成像时形成两条焦线和最小弥散斑的屈光状态被称为散光。在配戴角膜塑型镜时角膜散光是通过影响镜片定位而影响矫正效果的，所以环曲面角膜塑形镜的验配主要是解决镜片定位问题。

目前，我国可以使用的镜片是四弧区设计，包括基弧、反转弧、平行弧和边弧。对于一般最多使用的环曲面镜片设计就是平行弧环曲面设计来改变镜片定位。

平行弧的环曲面设计就是根据角膜垂直子午线上的曲率半径的不同来设计平行弧不同子午线上的曲率，使 360° 平行弧和角膜表面平行配适，形成相对密闭的空间保证镜片定位良好。

笔记

一、适用人群

环曲面角膜塑形镜的适应证和非适应证与普通球面的基本相同,其区别在于角膜散光值偏大的配戴者,常见于以下情况:

1. 角膜散光范围较大,散光的范围一直延续至角膜周边(即:边到边的角膜散光)(图6-6)顺规散光更适合。

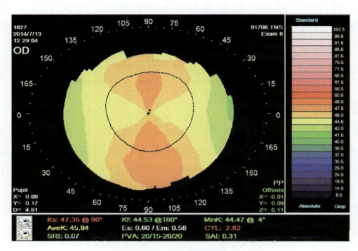

图6-6 边到边的角膜散光

2. 角膜散光值较大,角膜散光值大于2.00D(图6-7)。

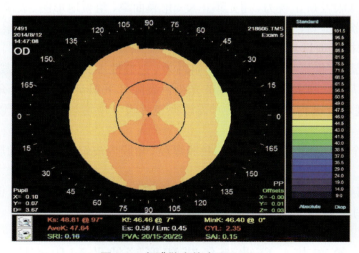

图6-7 角膜散光值大于2.00D

3. 虽然角膜散光值不大,但角膜表面形状明显顶点偏心,且范围较大(图6-8)。
4. 对于不明原因镜片偏心的情况也可以尝试使用环曲面设计。
5. 更适应于耐受等效球镜验配的配戴者。

二、验配流程

环曲面角膜塑形镜的基本验配流程,镜片配适评估以及试戴片参数调整原则与普通球面镜片的验配流程相同,请参见第三节。

第一试戴片的选择可以另行考虑以下几点:

笔记

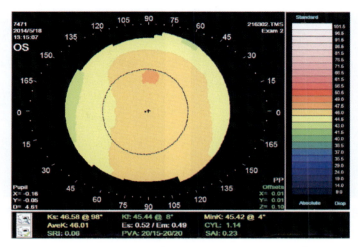

图 6-8　角膜顶点偏心且范围大

（一）根据平坦 K 值选择镜片的平行弧值

1. 对于比较陡峭的角膜，选择比角膜平坦 K 值更平坦 0.50D 的试戴片平行弧。

2. 对于比较平坦的角膜，选择比角膜平坦 K 值更陡峭 0.25D 的试戴片平行弧。

（二）根据角膜散光量考虑镜片不同径线上的平行弧的值

一般情况下镜片平行弧的曲率半径差值选择角膜散光量的 1/2~2/3。

或根据地形图距角膜中心 3.00~5.00mm 处两子午线的矢高差超过 30.00μm，可考虑选择环曲面设计塑形镜。

（三）镜片直径

一般情况下比普通球面镜片增加 0.20mm。如果镜片总直径超过 11mm，可以考虑根据瞳孔直径和荧光素图分析加大光学区直径 0.20mm。

（四）示例

具体案例参见本章第七节。

例 1：一般情况：

配戴者角膜平坦 K 值 42.37D@170，陡峭 K 值 44.75D@80，平坦 K 与陡峭 K 差值大于 2.00D，散光范围是边到边。

第一试戴片 AC 就选择 42.25D。AC 散光量 1.5D。

例 2：角膜形态较平坦

配戴者角膜平坦 K 值 40.12D@180，陡峭 K 值 42.50D@90，散光范围是边到边。

第一试戴片 AC 就选择 40.25D。AC 散光量 1.5D。

例 3：角膜形态较陡峭

配戴者角膜平坦 K 值 44.85D@170，陡峭 K 值 46.50D@10，散光范围是边到边。

第一试戴片 AC 就选择 44.25D。AC 散光量 1.5D。

三、配适评估与调整

与球面设计镜片一样，通常试戴 30~40 分钟以上，配戴者可自然睁开眼睛，此时已无明显刺激症状，泪液相对稳定，可以在裂隙灯显微镜下配合荧光素染色观察评价镜片的配适状态。

1. 镜片中心定位　　当角膜散光较大时，如果使用平行弧球面设计的镜片，镜片往往会沿着较高角膜曲率的方向移动，再加上眼睑的作用，往往随着戴镜时间的延长，镜片出现偏位。此时如果选择平行弧环曲面设计就可以减少镜片偏位（图 6-9，图 6-10）。

笔记

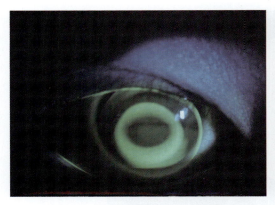 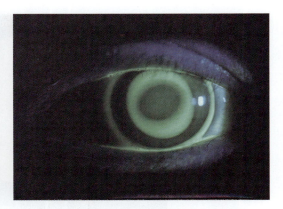

图 6-9　戴球面设计镜片出现偏位　　　　　　图 6-10　戴环曲面设计镜片后定位良好

2. 镜片荧光染色的观察　如果角膜散光大而配戴普通球面设计镜片，其荧光素染色呈现不对称现象，角膜顺规散光时镜片上下方向有较多的荧光素堆积，而水平方向则表现为荧光素缺乏的状态（图 6-11）。当更换平行弧为环曲面设计的镜片时，平行弧 360°方向有均匀的荧光素图（图 6-12）。

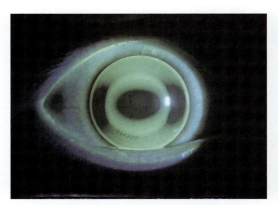 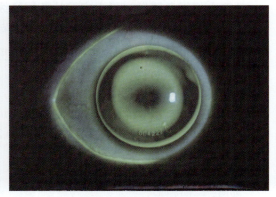

图 6-11　散光角膜上配戴球面设计镜片　　　　图 6-12　散光角膜上配戴环曲面设计镜片

其他配适评估方法与球面设计镜片的原则相同，请参见第三节相关部分。

第五节　配戴角膜塑形镜的问题剖析与处理

一、镜片中心定位不良

镜片若有明显偏位，角膜地形图可显示角膜不同部位和不同程度畸变（图 6-13～图 6-15），从而导致虚影、眩光等视觉问题。

（一）主要原因

1. 镜片各参数设计不合理　镜片配适状态显现为过平、过陡或过松、过紧；镜片降度设计较高，矢高较大或较小。

2. 眼表形态影响　眼睑紧、睑压大、上睑作用力强；角膜形态不规则、上下或鼻颞侧差异明显，角膜散光较大等，球面设计角膜塑形镜不易获良好中心定位。

笔记

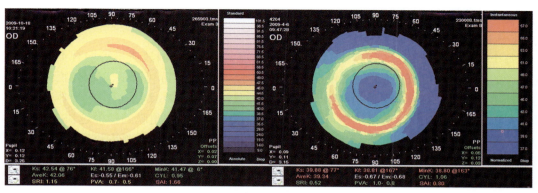

图 6-13　角膜地形图显示良好规则的角膜形变

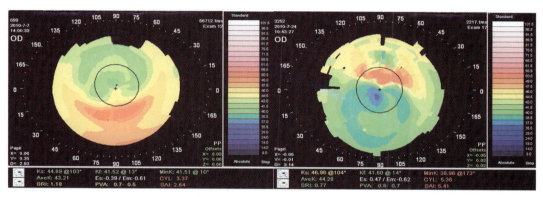

图 6-14　角膜地形图显示角膜畸变 1

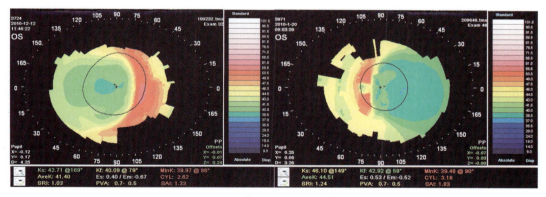

图 6-15　角膜地形图显示角膜畸变 2

（二）处理方案

可通过抛磨或重新设计定制镜片，修改调整镜片设计参数，如基弧、矢高、平行弧、中心厚度、直径等，根据配适荧光图像放大或缩小；也可在每个弧区增加 1~2 个弧，提高吻合度和稳定性；角膜散光超过 2.00D 可采用适当的环曲面设计；薄化镜片边缘，或减少边缘翘起度以减少上睑的作用力促进镜片的中心定位；如果需降度设计较高，如 5.00D 以上，为减少镜片与上睑的接触，可考虑分步实施角膜塑形，如先降低 3.00D，然后再逐步加强。

二、角膜塑形效果欠佳

并非所有接受角膜塑形术的配戴者均能获得满意的视力效果和维持时间，精确预测角膜塑形术的效果比较困难，但是某些相关因素可能与预后有关。有些配戴者可能在不同时

笔记

间需要一定的框架眼镜配合。

（一）主要原因

每个人角膜的弹性度、硬度、弧度、直径、厚度、眼内压和泪液质量等均有不同。有些配戴者的反应又快又好，甚至超出预期，如预期降低 4.00D，实际可降低 4.75D，而有些配戴者则达不到应有的效果，如预期降低 5.00D，实际只降低 4.00D，这是正常的个体差异。设计不合理、配适状态不佳会影响塑形效果；一般降度设计越大，角膜的反弹越快，若需降低 6.00D 或更高近视度，不可能期待较好的裸眼视力维持一整天；角膜弧度过平或过陡，角膜形态为球面特性或不规则亦不宜期待非常满意的效果；镜片使用时间较长时会出现变形、污损，则疗效降低而且维持时间会明显缩短。

（二）处理方案

应先确认镜片的中心定位、移动度和荧光素图象是否适当，判断配适状态，有问题需要调整镜片。如配适状态良好，角膜无任何不良反应，可观察等待至少 2～4 周，允许角膜缓慢地出现反应，直至反应的终结；6.00D 以上近视配戴者希望配戴角膜塑形镜，需因人而异选择夜戴、日戴或弹性配戴方式以及与框架眼镜配合方式；角膜 K 值<41.00D，夜戴镜降度设计最好不超过 4.00D；镜片使用寿命约为一年到一年半，到期应及时更换镜片，以保证良好的疗效。

三、散光增加

配戴角膜塑形镜后，常可见不同程度的散光增加，出现的部位与轴向不同，对视觉的影响亦不同。

（一）主要原因

中心定位不良，配适状态欠佳可导致角膜不良变形，不规则散光增加；逆几何型镜片导致垂直径线变平坦的速度快于水平径线，因而易导致逆规性散光；角膜塑形治疗初期，角膜形变尚未达最佳稳定期；镜片使用时间过长、镜片老化变形也可以引起角膜畸变。

（二）处理方案

调整改善镜片配适，必要时须停戴，待角膜形态恢复正常再重新验配合适参数的镜片。虽然没有精确的方法可以完全消除和避免散光的出现，但戴镜前对于散光出现的可能性作出估计仍是可行的。一般角膜塑形镜能有效降低 60% 的顺规性散光，但却可能增加逆规性散光，所以，戴镜前必须严格选择适应证，原为逆规性散光的配戴者，不是角膜塑形术的最佳适应对象；戴镜初期如配适良好又无其他异常，出现轻度散光和虚影可以接受和等待，随时间延长应能逐渐减退；根据验配者建议及时更换镜片以保持良好效果。

四、角膜点染

角膜点染是角膜塑形术最多见的一种眼表并发症，严重的可出现局部角膜上皮片状剥脱甚至糜烂，因而增加了角膜感染的隐患（图 6-16，图 6-17）。

（一）主要原因

这种并发症因机械性或化学性刺激因素，或因生理性因素引起。角膜塑形镜大多以夜间睡眠配戴为主，接触镜材质透氧性低会引起角膜生理性缺氧反应；镜片配适不良，如基弧过平，机械性摩擦作用于角膜会产生刺激，高度数病例配适易偏紧、镜片黏附容易引起角膜染色；与不适当的清洁程序有关，因镜片的反转弧很陡，不容易将镜片后表面中心区域清洗干净，或蛋白清除不充分，使镜片后表面变粗糙，因而引起镜片的黏附和染色；护理药液的过敏反应和毒性反应。临床上常见的是 Ⅰ 级和 Ⅱ 级的轻度角膜点染。

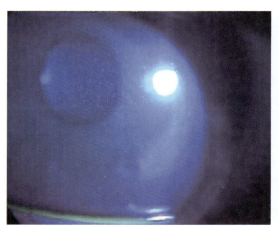

图6-16　Ⅰ级角膜点染

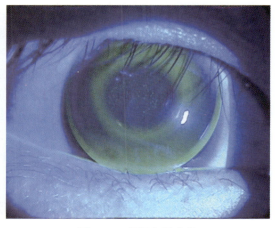

图6-17　Ⅱ级角膜点染

（二）处理方案

严格选择配戴者、规范验配、密切随访、及时发现问题和处理，是减少并发症的关键。避免使用透氧性较低的镜片材料，定期检查眼表、角膜厚度及角膜内皮细胞等改变，关注长期戴镜对角膜的生理代谢影响；切实改善配适状态，减少不良的机械性刺激；严格施行镜片清洁、消毒、清除蛋白等项处理，保持镜片的完整性与润滑性；清晨摘镜前滴入润眼液，待镜片可移动后摘取镜片；反复出现弥漫性角膜点染的病例，应调查多功能护理液的操作方法和药物反应，必要时更换其他种类护理液。

第六节　角膜塑形镜的护理

角膜塑形镜的护理流程与 RGPCL 的护理基本相同，但因其结构的不同有一些特殊需要注意的点。

一、镜片清洁、护理指导

指导配戴者及家长进行摘、戴镜片练习，清洁、消毒、冲洗、保存镜片等护理操作，直到配戴者完全掌握要领为止（具体方法参见第五章第五节。）

针对角膜塑形镜还需要特别注意认真清洁镜片的内表面，特别是反转弧（图6-18），必要时可配合使用强效护理系统（如强效清除蛋白护理液）等。

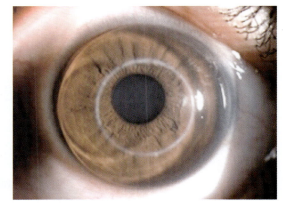

图6-18　反转弧未清洗干净的镜片

二、告知随访复查方案和重要性

（一）向配戴者反复强调定期复查的重要性和必要性

角膜塑形镜交于配戴者使用，并不是医疗服务的终结，而是服务的继续和加强。为了随时了解角膜塑形镜的矫治效果，保护眼睛的健康，需反复强调定期复查的重要性和必要性。对戴镜中的任何问题，做到早期发现早期防治，尽量减少角膜塑形镜对眼表面的损伤和对视觉质量的影响。

笔记

（二）定期复查方案

无论有无不适症状出现，配戴者必须戴镜后定期来医院复查。如果出现任何不适症状更需立即摘镜，到医院检查治疗。

配戴者的教育非常重要，需要不断讲解爱眼护眼的常识，提高他们的警惕性和依从性，让青少年配戴者及其家长养成每日检查眼睛的良好习惯，认真配合验配者确保眼部保健。

1. 夜戴镜　首次过夜戴镜后的次日早晨、1周、2周、1个月，2个月复查，之后每1～2个月定期检查。

2. 日戴镜　首日戴镜3～4小时，随后每日增加1～2小时直至戴满全天，并于戴镜后1天、1周、2周、1个月、2个月，之后每隔2～3个月定期检查。

三、讲解常见问题的表现和处理方法

1. 向配戴者及家长交代相关注意事项，可能出现的不良反应，护理常规，紧急情况的处理和联系方法。

2. 在《角膜塑形镜领取确认书》上签字，发放配戴手册。

第七节　角膜塑形镜的验配案例与处理

验配案例一

一般情况：配戴者，女，12岁。双眼视远不清1年，框架眼镜矫正，近视度数增长快。

检查：眼前节裂隙灯检查未见异常。无全身和局部接触镜禁忌证。远视力：OD：0.2；OS：0.3；屈光度：OD：−3.75DS=1.0，OS：−3.25DS =1.0；角膜曲率：OD：40.23D@180/41.25D@90，OS：40.25D@180/41.50D@90；泪膜破裂时间：OD：14秒，OS：12秒；中央角膜厚度：OD：546um，OS：565um；可见虹膜横径：OD：12.10mm，OS：12.00mm；瞳孔直径4mm。原始地形图见图6-19。

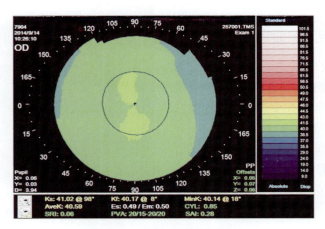

图6-19　案例一原始地形图

从地形图看到角膜对称性不好，相对颞侧较高，角膜散光小于2D，角膜散光范围窄，没有达到角膜边缘。所以首先考虑给予平行弧球面设计镜片。

第一试戴片选择：

定位弧 / 降度 / 前表面度数 / 镜片直径

40.00D / −4.00D / +0.75D / 10.60mm

试戴20分钟后镜片配适观察（图6-20），可见镜片颞侧偏位。

笔记

第二试戴片选择：

平坦定位弧 / 降度 / 前表面度数 / 镜片直径 / 陡峭定位弧

40.00D / −4.00D / +0.75D / 10.80mm / 41.50D

试戴 20 分钟后镜片配适观察（图 6-21），可见镜片定位良好。

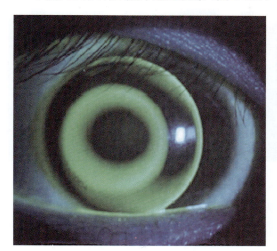
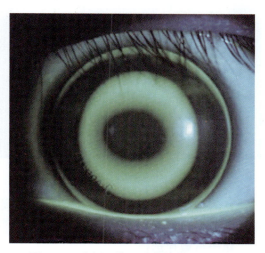

图 6-20　案例一第一试戴镜片配适状态　　　　图 6-21　案例一第二试戴镜片配适状态

试戴后配适状态良好。给予处方如下：

右眼：平坦定位弧 / 降度 / 前表面度数 / 镜片直径 / 陡峭定位弧

　　　 40.00D / −4.00D/ +0.75D / 10.80mm / 41.25D

戴镜 1 周后视力稳定（右眼摘镜后地形图见图 6-22）。

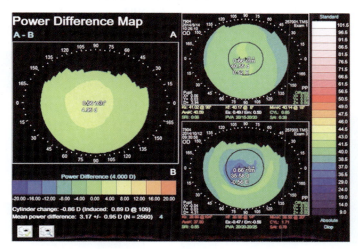

图 6-22　案例一戴镜一周地形图

戴镜一年，眼表各项检查正常（右眼摘镜后地形图见图 6-23）。

验配案例二（以左眼为例）

一般情况：配戴者，女，8 岁，右眼视远不清 3 年（左眼），框架眼镜矫正，近视度数增长快。

检查：眼前节裂隙灯检查未见异常。无全身和局部接触镜禁忌证。视力：裸眼视力 0.1，矫正视力 1.0。屈光度：−5.50DS / −1.00DC×180。角膜平坦 K 值：42.25D@170。角膜陡峭 K 值：44.75D@87。水平角膜直径：11.80mm。眼轴：25.85mm。瞳孔直径：4～5mm。地形图如下（图 6-24）：

笔记

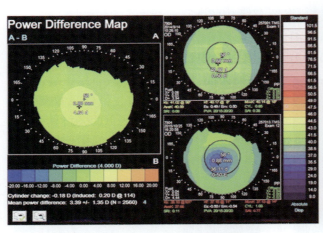

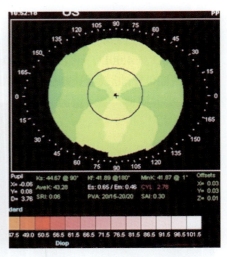

图 6-23　案例一戴镜一年地形图　　　　　图 6-24　案例二原始地形图

二维码 6-4
扫一扫，获取
更多案例分析

二维码 6-5
知识拓展
远视角膜塑形镜

二维码 6-6
扫一扫，测一测

　　从地形图看到角膜对称性不太好，角膜散光 2.50D，且为边到边的散光，所以考虑给予平行弧散光设计镜片。

第一试戴片选择：

平坦 K 值 / 降度 / 前表面度数 / 镜片直径 / 陡峭 K 值

42.00D / −6.00D / +0.75D / 10.80mm / 44.50D

镜片配适状态如图 6-25。

处方：

左眼：平坦定位弧 / 降度 / 前表面度数 / 镜片直径 / 陡峭定位弧

　　　43.00D / −5.50D / +0.75D / 10.70mm / 44.50D

戴镜 1 个月稳定之后无特殊主诉，裸眼视力：1.0，原始地形图见图 6-26。

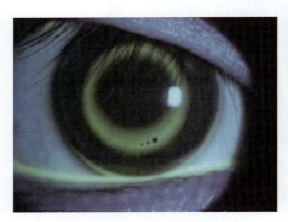

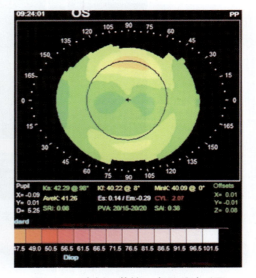

图 6-25　案例二试戴时镜片配适状态　　　　图 6-26　案例二戴镜一个月后地形图

（谢培英）

笔记

第 七 章

接触镜矫正散光

本章学习要点

- 掌握：散光的基本概念；角膜散光的类型；环曲面软镜的验配；球面硬镜矫正散光的验配。
- 熟悉：环曲面硬镜的验配；残余散光的计算。
- 了解：环曲面软镜的稳定方法。

关键词 环曲面 残余散光 散光接触镜

由于眼球光学系统各子午线上的屈光力不同，导致平行光线通过眼球光学系统折射后不能形成焦点，而是在空间不同位置形成两条焦线和最小弥散圆，这种屈光状态称为散光（astigmatism）。严格意义上来说，现实生活中很难找到一只完全没有散光的眼睛，但轻微的散光对视力并无明显影响。对于多大的散光可能影响视力，个体间通常存在差异，但根据流行病学资料，临床上通常将 0.75D 的散光作为可能明显影响视力并需要矫正的指标。以此计算，屈光不正人群中大约有 40% 有明显的散光，接触镜不仅在矫正散光方面有其独特的优点，而且可以克服框架眼镜矫正可能存在的视物变形、扭曲等问题，还具备更佳的视觉矫正效果，如减少像差、增进融像功能等。本章主要阐述接触镜在矫正常见规则散光中的应用。由于外伤、手术、疾病等因素导致的不规则散光的矫正将在第八章中详述。

第一节 角膜散光和残余散光

一、角膜散光、眼内散光和残余散光的概念

通过主观验光所得到的散光量，称为眼（总）散光（total astigmatism of the eye）。人眼散光来源于角膜和眼内各屈光界面（主要为晶状体）的异常等多种因素，但最主要原因是角膜，称为角膜散光（corneal astigmatism）（图 7-1），即角膜表面不同子午线具有不同的曲率半径，大部分的角膜散光是由角膜前表面所致。角膜散光是角膜呈环曲面形态而导致的。因此，将除角膜散光之外的眼其他各屈光界面异常的散光统称为眼内散光，理论上等于人眼总散光和角膜散光的差值。

残余散光（residual astigmatism）是指人眼

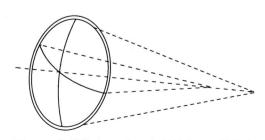

图 7-1 角膜散光：两条子午线具有不同的焦点

笔记

121

配戴接触镜后,仍然存在的散光。残余散光可分为诱导性(induced)和生理性(physiologic)残余散光。诱导性残余散光是由配戴接触镜引起的,可能与接触镜翘曲、变形或偏心有关,也可能是由于镜片的前或后环曲面所致。生理性残余散光来源于眼球除角膜以外的眼内因素,例如晶状体的各子午线的曲率或折射率不同。可见,"残余散光"和"眼内散光"既有差别,又有密切联系,区别掌握以上各种散光的概念对于学习接触镜矫正散光的知识非常重要。

二、角膜散光的类型

仅就角膜散光而言,亦可以根据角膜散光的主子午线的轴向分为顺规散光、逆规散光和斜轴散光。了解角膜散光的类型,可以预见接触镜配戴后可能存在的一些临床现象。

顺规散光(astigmatism with the rule):角膜最大屈光力主子午线位于 90°±30° 位置的散光。此时角膜垂直子午线较陡,水平子午线较平。配戴球性接触镜时,镜片通常倚靠在较平的水平子午线上,如果镜片配适不当,镜片将沿着较平的水平子午线上下明显摆动,甚至向上或向下移位。

逆规散光(astigmatism against the rule):角膜最大屈光力主子午线位于 180°±30° 位置的散光。角膜水平子午线较陡,垂直子午线较平。配戴球性接触镜时,镜片通常倚靠在较平的垂直子午线上。如果镜片配适不佳,镜片将沿着垂直子午线发生明显的左右摇摆,甚至向鼻侧或颞侧移位。

斜轴散光(oblique astigmatism):角膜最大屈光力主子午线在 30°~60° 或 120°~150° 之间。如果散光度较高,镜片的中心定位较为困难,尤其是球性镜片。

三、残余散光的计算

回顾第二章中球性硬镜矫正角膜散光的光学原理,我们可以了解,使用球性硬性接触镜可以有效地矫正角膜前表面散光。然而,虽然人眼散光的大部分来自角膜,但眼内散光依然有可能存在,因此配戴球性硬性接触镜后,仍然有可能存在一定量的残余散光。我们可以根据病人的验光处方、角膜曲率,通过计算来预测病人配戴球性硬镜后的残余散光量。

在临床上,验光处方中的散光部分为眼镜平面的人眼总散光,通过有效屈光力的换算可以转化为角膜前顶点平面的总散光。通过角膜曲率计测量可以得到病人角膜前表面中央的散光值,作为角膜散光。角膜平面的人眼总散光和角膜散光的差值即为预期的残余散光量,配戴球性硬镜矫正角膜散光后,残余散光量约等于眼内散光量。

例 1:已知:验光处方 =-1.00DS/-1.50DC×90

角膜曲率计测量结果:41.00D@90/42.00D@180

角膜散光 =(41.00×180)-(42.00×90)=-1.00DC×90

预期残余散光 = 总散光角膜散光

$$=-1.50DC×90-(-1.00DC×90)$$

$$=-0.50DC×90$$

例 2:已知:验光处方 =-6.00DS/-3.00DC×90

角膜曲率计测量结果:44.50D@90/46.00D@180

眼镜平面的验光处方度数高于 4.00D,必须换算成角膜前顶点平面的有效屈光力。

将上述处方改写为正交柱镜形式:-6.00DC×180/-9.00DC×90,设镜眼距离(顶点距离)为 13mm,则在两条主子午线上:

$$F_{90} = \frac{-6.00}{1-0.013×(-6.00)} = -5.57D$$

$$F_{180} = \frac{-9.00}{1 - 0.013 \times (-9.00)} = -8.06D$$

得到角膜前顶点平面的验光处方为：−5.50DS/−2.50DC×90

角膜散光 ＝（44.50×180）−（46.00×90）＝−1.50DC×90

预期残余散光 ＝ 总散光角膜散光

$\qquad$ ＝−2.50DC×90−（−1.50DC×90）

$\qquad$ ＝−1.00DC×90

可见，在计算预期残余散光时，必须考虑必要的有效屈光力的换算，并且在不同的主子午线上分别计算。需要指出的是，由于接触镜配适等因素的影响，通过计算得到的预期残余散光与戴镜验光得到的实际残余散光可能有一定出入，但是预期残余散光的计算有助于判断病人散光的来源，有助于预测病人配戴球性硬镜后的矫正效果，进而指导医师选择合适的接触镜矫正散光。

第二节 软性接触镜矫正散光

一、球性软性接触镜

球性软镜的光学质量好，配适简便。理论上软镜材料柔软顺应角膜形态，但实际中，因镜片材料或厚度的关系，镜片和角膜间尚或存在一定的泪液镜，能产生少量的散光矫正；另外，人眼在某些屈光状态下对一定量的散光能耐受。在这些情况下，如果能获得可接受的戴镜视力，都可以尝试选择球性软镜。但如果散光过高，单纯的球性软镜很难达到良好的视觉效果，可考虑使用环曲面软镜或 RGP 镜片。

（一）球性软镜的适应证

1. 规则散光≤1.50D。

2. 散光的量<1/4 球性屈光不正度数。

球性屈光不正度数越高，散光可被耐受的程度越高。如果一个病人的总散光为 1.25D，球性屈光不正为 6.00D，那么病人一般可以耐受这样的散光；如果散光仍为 1.25D，而球性屈光不正为 2.50D 或更低，则病人一般不能耐受。因此，病人对散光的耐受与否首先取决于需要矫正的散光的绝对值，其次为散光与球性屈光不正量之间的相对值。一般来说，对于散光量大于球性屈光不正的 1/3 的病人，使用球性软镜矫正效果不佳；如果散光量低于球性屈光不正的 1/4，可以尝试使用球性软镜进行矫正。

（二）矫正方法和镜片的选择

使用球性软镜时，需要进行等效球镜度的换算，即将验光处方中散光量的一半加到球性部分中，其目的就是将因散光产生的最小弥散圆的位置落在视网膜上达到相对最佳视力（参见第二章）。如处方：2.00DS/1.50DC×180，则需要给予的球性软镜的度数为 2.75DS。

对于角膜散光的病人，应采用标准厚度的镜片，使用超薄镜片将会残留更多的散光。高度数镜片、较厚镜片或材料较硬的软镜能相对保持一定的形状，并不完全随角膜的散光形态变化，可以产生一定的泪液镜，起到矫正散光的作用，从而可以中和一定的角膜散光，但是，其矫正散光的效果相对较少。

二、环曲面软性接触镜

环曲面镜（toric lens）是指镜片表面各个方向的径线上曲率半径不同的透镜，这类镜片具有互相垂直的两个主要的曲率半径。

　　环曲面软镜的设计特点是：镜片后表面的两个主子午线设计成吻合角膜前表面的形态，镜片前表面用于制作尚需矫正的散光，达到既能矫正眼总散光，又能保证镜片良好配适的理想状态。

　　（一）环曲面软镜的适应证和禁忌证

　　1. 适应证

　　（1）病人验光处方球柱镜比例高（小于4∶1）时；

　　（2）散光度数通常大于1.00D，病人能耐受散光量个体差异较大，部分病人需要矫正0.75D的散光。对视力要求越高，越难接受未矫正散光。

　　（3）有明显眼内散光的病人。这类病人总散光量较大，约为0.75～1.50D，大多为逆规散光，但角膜基本呈球性，可通过前表面环曲面设计的软镜来矫正。

　　（4）不能耐受RGP病人。

　　（5）配戴球性软镜后对视力不满意者。

　　2. 禁忌证

　　（1）不规则散光，例如由于病毒性角膜炎引起的角膜瘢痕。

　　（2）其他配戴接触镜的禁忌证。

　　3. 环曲面软镜配戴时需保持稳定才能达到良好的视觉　眼睑的形状和解剖结构对保持镜片位置稳定很重要，因此，是选择环曲面软镜的重要因素。一般来说，理想的眼表特征为：

　　（1）相对大的睑裂和正常的眼睑张力：眼睑张力过高或睑裂较小，眼睑对镜片将会产生较大的作用力，影响镜片的旋转稳定性。

　　（2）完整的眼睑和完全的瞬目：不完全的瞬目将导致镜片下方局部的脱水和沉淀物的聚集。

　　（3）下睑位于下方角膜缘的平面：如果下睑高于下方角膜缘2mm以上或与水平面形成一定角度，镜片的轴向可能发生移位。

　　（4）泪液分泌正常和泪膜稳定：泪液分泌减少或泪膜不稳定可引起镜片配戴时的脱水，从而产生镜片的旋转，或者使镜片与角膜粘连。

　　（5）没有结膜组织的隆起。

　　4. 环曲面软镜与球性硬镜的选择　对于首次配戴接触镜矫正散光的病人，医师和病人通常需要在环曲面软镜和球性硬镜之间进行选择，因为两种镜片都是矫正散光的有效手段。

　　（1）一般来说，如果验光处方中的总散光量和角膜散光量不相符，应首先选择环曲面软镜。总散光量和角膜散光量接近，且散光量小于2.50D时，则优先考虑选择球性硬镜。

　　（2）如果角膜散光的主子午线与总散光主子午线不一致，首选球性硬镜。因为配戴环曲面软镜将会趋向与角膜散光的轴向匹配，而不是处方中散光的轴向，从而产生交叉柱镜的作用，而硬镜所产生的泪液镜可避免这种作用。

　　（3）诊断性试戴是确定首选矫正方式的最佳方法。

　　（二）环曲面软镜的稳定方法

　　环曲面软镜的验配与球性软镜相似，但球性软镜并不需要固定镜片方向，而散光软镜的散光轴向需要稳定，和眼睛散光轴向一致才能矫正视力。

　　环曲面镜片设计原理是完全矫正各主子午线上的屈光不正，使得光线能够聚焦在视网膜上。各子午线屈光度数不同使得镜片厚度不同，从而影响镜片在眼睛上的稳定性。为保持稳定的镜片定位，环曲面镜片的稳定特征需要包含在镜片上，可使用的稳定方法及其原理如下：

　　1. 三棱镜稳定法　三棱镜稳定法（prism ballast）为在软性环曲面镜片上磨制底朝下的

三棱镜来稳定镜片,防止镜片旋转(图 7-2)。三棱镜稳定的量从 1$^{\triangle}$ 到 1.5$^{\triangle}$。较重的三棱镜稳定适应于眼睑的张力较大、角膜较平和斜轴散光的病人。

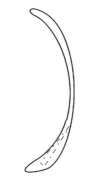

三棱镜稳定的原理可能是三棱镜降低了镜片的重心,但是更为准确的解释为"西瓜子原理(watermelon seed principle)"——一个湿润的楔形物受到挤压时,产生的作用是楔形物被排挤以使压力远离尖的方向。因此,眼睑挤压镜片使其形成底朝下的方向。

三棱镜稳定法的缺点:①三棱镜使镜片下部的重量增加;②三棱镜使镜片厚度增加,在三棱镜对应的角膜部分,有时会发生缺氧的问题和弓形染色。

图 7-2　三棱镜稳定法

2. 双边削薄法　双边削薄法(thick-thin zones)又称为动态稳定法(dynamic stabilization)或双削薄镜片(double slab-off lens)。镜片中央部分较厚,而镜的上下边缘比较薄。这种镜片配戴在眼睛上时,较薄的上下边缘刚好位于上下眼睑下,而较厚的中央部分处于睑裂处。由于没有镜片对下眼睑的撞击作用,这种设计的镜片从舒适的角度来说是最好的(图 7-3)。

双边削薄法稳定原理与三棱镜稳定法的"西瓜子原理"相似。当水平和垂直剖面的厚度差是最大时,如度数较高的近视和逆规柱镜,这种设计的稳定效果最佳。这种稳定方法的原始设计,用于正镜片时,稳定效果很差,因此,为提高稳定效果,必须在正镜片的薄边加磨一定的负载体,以增加镜片边缘的厚度差。

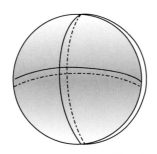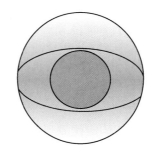

图 7-3　双边削薄法

双边削薄法镜片还常常联合三棱镜稳定法,能更好地防止柱镜轴位的移位和随瞬目的旋转。

散光的轴向在 90° 或 180° 时,双边削薄法的稳定效果是最好的。当眼睑对镜片的作用力不是太大时,稳定效果也令人满意。这类镜片通常会在镜片的薄区刻上轴向,以便于核实镜片的旋转稳定性。

双边削薄法的缺点:眼睑太松时,无法与镜片之间产生一定的相互作用,使镜片的稳定性减弱;当镜片的直径不够大时,眼睑也无法与镜片之间产生一定的相互作用,这种稳定方法建议增加镜片的直径。

3. 周边稳定法　周边稳定法(peri-ballasting)与三棱镜稳定法不同的是在镜片的光学区没有三棱镜,三棱镜位于镜片周边。镜片的高度负镜片载体的上部被削除,从而消除镜片和眼睑之间的相互作用,在镜片的下部产生一个周边的三棱镜。光学区的三棱镜的消除可减小镜片的中心厚度,从而改善镜片的光学质量。

4. 非中心区双凸透镜成形法　非中心区双凸透镜成形法(eccentric lenticulation)是一种在镜片的前表面离心切削使三棱镜尖的方向形成双凸形式,与周边稳定法相似。前表面镜片多余的材料被切除可带来许多好处,包括减少镜片边缘的厚度差而增加了镜片的舒适

笔记

性和稳定性,较好的角膜缘和巩膜的覆盖,减小了镜片对球结膜的压迫。非中心区双凸镜片成形结构的镜片的上下部分较薄,镜片整个边缘的厚度基本相同,但是三棱镜仅仅保留在镜片中央2/3。

前环曲面结构的镜片的边缘厚度明显的不同,使用非中心区双凸镜片成形法可改变这种边缘厚度的差异。对于斜轴散光矫正镜片的稳定性相当明显,可消除配戴普通斜轴镜片时眼睑闭合导致的镜片旋转作用。

5. 非球面设计 通过镜片的非球面表面阻止镜片的运动有助于镜片轴向的稳定。这种设计不是基本的选择,而是一种附加的方法,通常三棱镜稳定法或截边法与这种方法联合使用。这种方法常随着配戴时间延长而变紧,但早期的配适较松又使稳定性下降。

6. 后环曲面设计 有明显角膜散光的病人,选择后环曲面(back toric)镜片是理想的。后环曲面设计的镜片后表面的形状与角膜前表面相吻合,使得镜片与角膜相匹配,可明显地使镜片旋转减小、配适稳定;同时,这种配适对于矫正环曲面角膜散光非常有效,因为镜片的轴向很容易与需要矫正的角膜散光的轴向一致。而且,大部分镜片的后环曲面仅仅局限于镜片的中心光学区,可减小镜片边缘的厚度差,从而消除眼睑瞬目时产生的镜片旋转作用。这种设计被许多生产厂家广泛采用。

后环曲面设计可与三棱镜稳定法联合使用。这种设计的局限性在于它矫正了角膜散光后,不能进一步矫正可能存在的残余散光;因此,常常同时对镜片前表面也采取环曲面设计。当屈光不正的柱面成分大于球性成分时,应优先考虑后表面为环曲面的软镜。

不同稳定方法的选择:由于配戴者的屈光状态、眼部特征和需求都不尽相同,没有一种设计的环曲面镜片适合所有的散光矫正,镜片的选择应考虑病人的需求。如果注重舒适性,应首先考虑双边削薄法镜片;如果注重稳定性,应首先考虑三棱镜垂重法。相比较而言,双边削薄法镜片稳定性最差,但舒适性最好。一般来说,如果角膜散光较低,最好选择前环曲面设计镜片,中到高度的角膜散光(≥1.50D)选择后环曲面镜片。

(三)作用于镜片的力量

配戴接触镜时,镜片同时受到以下几种力量的作用,这几种力量作用的平衡决定了镜片的稳定性。

1. 重力 较重的镜片将使镜片向下部偏心。另外,如果三棱镜放置在镜片的一边,镜片上较重较厚的三棱镜的底将旋转到镜片底下部。

2. 流体静力 角膜的流体静力将镜片移到角膜中心,并使镜片围绕角膜的中轴旋转。如果镜片偏心,吸引力的产生将使镜片又回到角膜中心。

3. 眼睑的作用 眼睑的肌肉——眼轮匝肌对于镜片的旋转有明显的作用。带有双边削薄法或三棱镜稳定(楔形)边缘的镜片,瞬目将使镜片的较薄或较厚的部分定位于眼睑下方,截边的镜片,这种作用更明显(图7-4)。现代环曲面软镜采用镜片边缘厚度一体化可减小这种问题。眼睑的运动能使镜片产生相同方向运动,镜前泪膜的黏性有助于该运动;镜后泪膜的黏性、软镜的黏弹性和镜片暴露部分的表面张力则起反方向牵拉作用。

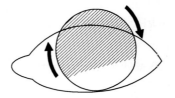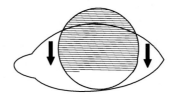

图7-4 眼睑对镜片厚度不同部分的旋转作用

笔记

（四）定位标志

生产厂家通常在环曲面镜片的 3 点和 9 点、或 6 点的位置刻上激光标志，各生产商的标志样式不一。这些标志并不代表镜片的散光轴向，而是用于判断镜片轴向稳定性的定位标志（图 7-5）。

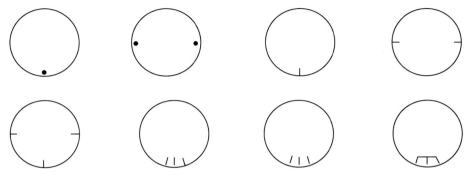

图 7-5 常见的环曲面镜片标记形式

三、环曲面软性接触镜的验配

（一）基本原则

环曲面软镜的验配有许多不可预测因素，首次验配成功率明显低于球性软镜，因此可以采用试戴镜法来提高验配成功率。据报道，采用试戴镜法首次验配环曲面软镜的成功率约为 70%。因此试戴镜片需要有一定的库存量，应包括至少 0.75D 到 2.00D，轴向从 90° 到 180°，间距为 ±20°，以备验配时有更多的选择。

镜片配适失败主要是由于镜片的旋转导致的轴向偏位，使矫正视力不佳。镜片轴向的偏位是指镜片在眼中最后稳定下来的位置不是原先期望的。镜片发生偏位可能与配适较紧、眼睑较紧或三棱镜稳定不够等有关。另外，配适较松或镜片稳定力量不足会使得镜片在瞬目过程中产生旋转和摇摆。由此导致的视力下降的程度取决于柱镜的度数、镜片摇摆的程度、随着瞬目或注视改变镜片回复到稳定位置的速度。选择较陡的基弧、较大直径的镜片或附加三棱镜设计可有助于保持镜片稳定。

试戴镜法验配最好直接采用环曲面设计的试戴镜，而不是球性镜片，这样能够使得试戴镜本身与将来的镜片特性接近，提高验配的成功率。诊断性试戴和验配应遵循以下的原则：

1. 试戴片的球性度数、散光度数、散光的轴向应与配戴者的接触镜处方尽量接近（±20° 和 ±1.00D）。

2. 应配戴试戴片 20～30 分钟使镜片配适达到稳定后再进行评估，这样得到的评估结果才可靠。

3. 应首先确认镜片中心定位、覆盖度、移动度等良好，然后才对镜片的轴向稳定性进行准确的评估。

（二）试戴镜参数选择

不同的稳定设计方法的镜片有不同的验配方法。

1. 采用三棱镜设计的镜片

（1）选择镜片直径：在可见虹膜横径的基础上加 2～2.5mm。

（2）选择基弧：环曲面设计软镜通常直径较大，因此，基弧往往要比 K 读数大一些。一般用 K 读数的平均值加上 0.7mm，即为基弧的值。例如，K 读数为 42.50D@180/41.75D@90，平均的曲率值为 42.13D（8.01mm），然后加 0.7，则应选择的基弧为 8.70mm。

笔记

2. 采用双边削薄法设计的镜片　通常以平坦 K 值减 4.00D 作为基弧。但不同厂家设计的镜片其参数选择有所不同，在临床实际中注意区别和参考产品说明。

（三）配戴评价

环曲面软镜的配戴评价内容首先遵照第四章第五节所阐述的软镜配戴评估的基本流程进行；在此基础上，还应特别注意以下几点。

1. 配适评估　首先对镜片的总体配适进行评估。配适较陡，镜片将可能偏位在非理想轴位上。配适较松，镜片将因瞬目而产生变化无常的旋转，稳定镜片的力量不能发挥作用。配适得当时，镜片将经过一定时间的活动，通过定向的力量使镜片稳定下来。

2. 确定镜片旋转速度　即镜片在定位不佳时重新回复到原位的速度。检查方法为：使用经生理盐水湿润的棉签有意旋转镜片 45°，然后放开，观察镜片旋转和回位的速度。在正常瞬目的情况下镜片应该在 15 秒以内恢复到原来的位置。镜片位置的迅速恢复是很必要的，尤其是某些职业，如体育运动者。

3. 轴向旋转评估　轴向标志通常刻在环曲面镜片周边的 3 点和 9 点或 6 点的位置，进行轴向稳定性评估时以此为参照点。可采取以下几种方法进行环曲面软镜的轴向旋转评估：

（1）试镜架法：在试镜架上放置低度数的柱镜试戴镜，旋转该柱镜片，直到柱镜轴向的标线与环曲面软镜上的轴向标志一致，从试镜架的刻度上读取接触镜旋转的量。

（2）裂隙灯显微镜的窄光束投射到镜片表面，旋转该光束使之与镜片的轴向标志一致，然后从裂隙灯显微镜的轴向刻度盘上读出读数。

（3）使用裂隙灯显微镜目镜上的量角标线：一些双目裂隙灯显微镜的目镜带有内置的标准放射状标线，可在镜片被放大的情况下测量镜片轴向偏位的量。

（4）轴向测定计：轴向测定计类似一个定焦杆，头部附着有一个蚀刻的量角器，使用可插入裂隙灯显微镜定焦棒的底座上，可测量小到 2° 的镜片旋转。

（5）估计法：以镜片为钟盘，镜片每旋转一个小时相当于 30°。这种估计相当粗略。

确定试戴镜片轴向偏位的量和方向后，可进行轴向校正。一般来说，轴向轻微偏位（5° 以下），对于大部分病人是可以接受的，尤其是柱镜的度数小于 2.00D 时；对于较大程度的轴向偏位，应对接触镜的散光轴向进行校正。校正轴向遵循"左加右减（left add and right subtract, LARS）"的法则。面对病人，以镜片的 6 点钟位置为参考，如果镜片的轴向偏移到中线的左边，即镜片顺时针旋转，使用加法（即在原试戴片的轴向上加上偏位的量）；如果轴向偏移到右边，即镜片逆时针旋转，使用减法。该法也可记忆成"顺加逆减"（图 7-6）。

如果镜片的轴向不够稳定，或者轴向偏位过大，则应考虑改变基弧、增大直径或使用其他设计的稳定方法的环曲面镜片，并再次进行轴向旋转评估。

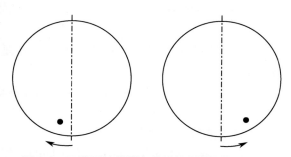

图 7-6　环曲面镜片轴向偏移校正的 LARS 法则

4. 戴镜验光　配戴评价后的戴镜验光是预见环曲面软镜验配是否成功的重要步骤之一。大多数情况下，使用球镜矫正残余屈光不正度数即可；假如最佳视力不够理想，可采用球 - 柱镜形式矫正。此时，戴镜验光值与试戴片的值需要进行比较复杂的几何光学矢量相加计算，以确定下一片试戴片或矫正镜片的参数；生产厂家通常会提供现成的计算机程序和查询表供临床使用；也可把戴镜验光所用的矫正镜片和与试戴镜等效的试镜片放在试镜架上，通过镜片测度仪测量其联合镜片的光焦度和轴向。

二维码 7-1
动画　散光
接触镜的轴
向校正

笔记

5. 主观感觉　病人对柱镜轴向偏移的耐受程度,也是配戴环曲面软镜是否成功的重要因素。简单的方法是通过旋转试验(twist test)评估病人对轴向旋转的敏感程度。使用综合验光仪或试镜架,缓慢的旋转柱镜的轴,当病人注意到原本清晰的视标明显地模糊时,记录旋转的度数。

(四)环曲面软镜验配的其他问题

根据临床资料,使用环曲面软镜矫正散光,大约70%的配戴者视力可达到1.0,80%的配戴者视力达到或超过框架眼镜的矫正,20%的病人需要二次验配才能获得良好的视力。早期矫正视力不佳的原因可能有轴向的偏位、球面和柱面屈光力的不正确、镜片的中心定位不良、镜片变形所致的屈光力改变、角膜曲率的改变、角膜水肿、镜片脱水和镜片的光学质量问题。

斜轴散光的环曲面软镜的验配相对困难,斜轴环曲面镜片的配适稳定性更容易受瞬目影响。

病人排斥环曲面镜片的原因为:①不适:可与由镜片本身产生的异物感、镜片的过度移动、镜片接触下睑所产生的感觉有关。②视力不佳:由于镜片的稳定性差,产生镜片的旋转。尤其是斜轴散光,轴位的无法稳定比较常见。部分病人,视力不佳是因为镜片配适过紧、过松等。

镜片配适不当的体征包括:

1. 角膜水肿或弥散性角膜染色,较多发生在镜片较厚的三棱镜下的角膜。

2. 镜片的轴向不稳定。

3. 过高的边缘抬起,引起镜片的移位。

4. 镜片偏心或镜片配适造成镜片移动过多。

5. 由于镜片对角膜缘的压迫导致角膜缘毛细血管的充血。

(五)环曲面软镜验配成功的因素

1. 镜片设计和镜片度数　决定了镜片厚度,其中散光轴向和散光大小影响最大。斜轴(30°~60°和120°~150°)散光镜片对旋转的影响最大,其次是顺规(150°~30°)散光镜片,逆规散光(60°~120°)对镜片旋转影响最小。逆规散光镜片需要的三棱镜量较小,因为镜片的水平子午线最厚,垂直子午线可产生薄边效应,有助于镜片稳定。

2. 眼睑的形状和张力　眼睑的形状和张力直接影响配适。眼睑闭合,尤其是如果眼睑的张力较大、外眦向上或向下倾斜,将会影响环曲面的效果和稳定。对于睑裂小而紧张的病人应有正常的眼睑运动。较小的睑裂和过紧的眼睑会产生镜片的过度移动,从而影响镜片的配适。

3. 散光的度数　环曲面镜片应试用于0.75D以上的散光,2.00D左右的散光配戴环曲面镜片是最理想的。散光越高,镜片的中心定位越困难,镜片越重。

4. 配适状态　略微平坦些的配适是比较理想的。如果过松,会引起视力的波动。配适较紧可增加镜片的稳定,但会引起一些并发症。

5. 稳定设计法　双边削薄法镜片在舒适性方面是最好的;三棱镜稳定法对于镜片的稳定和轴向的准确性相对好。后环曲面镜片对于矫正中度到高度的角膜散光是最佳的。

6. 镜片的直径　镜片的直径较大,如14.5mm,有助于镜片的中心定位。镜片直径增大会使配适较紧,必须进行相应地参数调整。

7. 镜片的更换　环曲面镜片的更换频率比球性镜片高,随着时间的推移,镜片中的蛋白碎屑可造成镜片轴位偏移,从而改变镜片的配适特征,应及时更换。

8. 含水量高和较薄的镜片提高了舒适性和透氧性　镜片厚度的测量部位通常为镜片的中心,并没有包含三棱镜所在的部分。应该注意三棱镜稳定镜片较厚的边缘会减少角膜下部氧气的通透性,从而引起此处的角膜点状染色。

笔记

第三节 硬性接触镜矫正散光

可用于矫正散光的硬性接触镜分为两类：球性硬镜和环曲面硬镜。球性硬镜的前后表面均为球性设计（球面或非球面设计），该类硬镜是利用镜片后表面与散光角膜之间所形成的泪液镜，达到矫正角膜散光的效果；环曲面设计的硬镜，通过镜片本身的矫正散光设计，达到泪液镜无法达到的矫正散光作用。

一、球性硬性接触镜

对于主要为角膜散光的病人，由于硬镜球性后表面与角膜散光前表面之间泪液存在的关系，根据光学原理和计算（参见第二章第二节），不论镜片如何旋转，散光的轴向在什么方向，球性硬镜将基本中和角膜的散光。据统计，大约90%左右的散光矫正可以通过使用球性硬镜获得成功。仅有4%的病人需要定制环曲面镜片。

（一）基本原则

临床上，散光在3.00D以内，并以角膜散光为主的，可以先尝试球性硬镜，诊断性试戴是临床常用的有效验配方法。应用球性硬镜矫正散光的验配流程应在第五章所阐述的硬镜验配流程的基本框架内进行。

（二）试戴镜的选择

通常，试戴镜的类型应该与计划验配的镜片类型一致。使用与将来配戴镜片相同材料的试戴镜进行验配，则能有效提高将来配戴的成功率。

1. 基弧的选择 基弧的确定方法可参考前面章节"RGP镜片的验配"。

2. 直径的选择 首先选择常规直径的球性镜片，当常规镜片不能获得满意的中心定位时，可选择大直径的镜片。对于3.00～5.00D的散光，大直径的镜片有助于获得验配的成功。大于5.00D的角膜散光甚至可使用10、11甚至12mm的直径。这些镜片对于无晶状体眼的角膜和带有不规则散光的扭曲变形的角膜非常有用。较大的直径使得配适时中心定位和稳定性更好。

3. 厚度的选择 高度的散光，应增加镜片的厚度，以避免镜片在较陡的角膜子午线方向发生变形。需要矫正的散光每增加1.00～2.00D，镜片的厚度要额外增加0.01mm左右，这种方法称为加边法则。

4. 镜片类型的选择 低度散光的病人可选择低或高Dk值材料的镜片，对于高度散光的病人，使用低Dk值的材料有助于减少镜片的变形。但对于高度散光，同时选用大直径的镜片以确保镜片稳定的同时，应使用透气性更好的镜片。

（三）配戴评价

1. 配适评估 使用荧光素染色进行配适评估，可确定角膜和镜片的配适关系是否合适。球性镜片在散光角膜上的理想配适表现应该是（图7-7）：镜片是适量的上跨位的，即瞬目时，镜片被上睑提取，然后复位。低位的镜片由于容易接触下睑引起不适，同时可能引起外层结膜炎以及3、9点染色，引起视力的波动。由于RGP镜片的直径较大，瞬目间的高跨位置只有通过对镜片配适稍微较松及获得合适镜片的边缘和厚度才能获得，这样才能提起镜片，而不是向下推移镜片。高度数、大直径的RGP镜片由于较重，很容易处于低位，验配更具挑战。

如果使用试戴片，镜片的中心不佳，应首先增大镜片的直径。由于RGP镜的直径较大，同时如果有较高的球性屈光不正和散光的矫正，应注意它的边缘配适，以确保配戴的舒适性。双非球面设计的镜片对中低度散光的验配成功率高，尤其是顺规散光者。

笔记

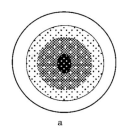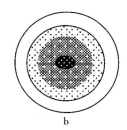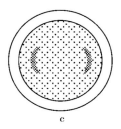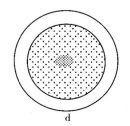

图 7-7　球面硬镜矫正角膜散光时的荧光素图像

a、b 为理想的配适　c 为配适较陡　d 为配适较平

2. 戴镜验光和等效球镜度换算　在配适评估完成后,应进行戴镜验光以确定处方度数。

(四)配适不良的问题及其处理

1. 镜片的摆动　配适不良时,由于角膜散光的不同导致镜片沿着不同的方向摆动,导致角膜不同程度的上皮染色。

(1)角膜顺规散光:由于镜片沿着较平的子午线摇摆,镜片会发生垂直偏心。同时这种摇摆会引起角膜 3 点和 9 点位置的染色(图 7-8a)。这种问题需要通过增大镜片的直径和改善融合区的薄边缘加以解决。

(2)角膜逆规散光:由于镜片沿垂直子午线摇摆,镜片会发生向边缘的偏心移位。随着瞬目,镜片的边缘将会压迫角膜下部较平的部分,造成角膜 6 点钟的位置染色(图 7-8b)。可通过增大镜片的直径或使镜片基弧变陡解决。

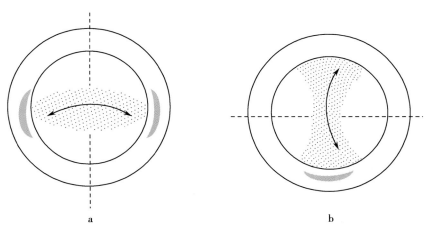

图 7-8　顺规散光(a)和逆规散光(b)的荧光素图像和镜片摆动方向及其导致的角膜损伤

2. 镜片的偏心　镜片的偏心是 RGP 镜片配戴常见的问题。

(1)偏心可产生许多问题,包括角膜变形、配适不佳和视力下降等;并可能导致泪液交换受到阻碍,甚至镜片粘连在角膜上。

(2)镜片偏心的原因还可能是角膜顶点的偏心、镜片表面形状的异常、眼睑的特征、镜片的设计或材料问题等。

如前所述,大部分的散光可使用球性 RGP 镜片验配成功。大多数情况下,球性 RGP 镜片能够很好地矫正 3.00D 以内的散光。但更高的角膜散光、角膜形态对称性欠佳等,球性硬镜的局限性是残余散光量较大视力不佳,镜片配适不佳角膜容易上皮损伤,则建议使用环曲面硬镜。

二、环曲面硬性接触镜

病人对视力要求比较高,或者配戴软镜容易发生并发症(如角膜水肿、角膜新生血管、

笔记

巨乳头性结膜炎），则建议选择环曲面硬镜。

硬镜的环曲面设计形式：①前环曲面；②后环曲面；③双环曲面。

环曲面硬镜的稳定方法有三种：①三棱镜稳定法；②三棱镜稳定加截边法；③周边稳定法。

如果标准的球面试戴镜不能验配成功，可使用环曲面试镜片。

（一）前环曲面镜

前环曲面镜（anterior surface toric lens）的后表面为球性设计，前表面为环曲面设计。与球性硬镜类似，该类镜片的后表面与角膜前表面之间填充的泪液镜能有效矫正角膜散光；而眼内散光可通过前表面环曲面设计加以矫正。因此适用于角膜散光较低、但由于眼内散光较高而不适合配戴球性硬镜的病人。

1. 采用三棱镜稳定法的镜片   三棱镜的量取决于镜片的屈光力，以最小量获得镜片稳定为目标，一般中到高度的负镜片使用 $0.75^{\triangle}$ 到 $1.0^{\triangle}$，低度负镜片和正镜片的三棱镜量为 $1.25^{\triangle}$ 到 $1.5^{\triangle}$，正镜片由于边缘薄使用的三棱镜量较大。

验配环曲面硬镜应使用试戴镜片，使用试戴镜进行诊断性验配。首先选择基弧比平坦 K 值稍陡的镜片，由于镜片的重心前移，正的泪液镜有助于镜片的中心定位。配适良好的镜片在每次瞬目时有轻微的向上运动，几乎没有旋转。评估镜片旋转的量是非常重要的。眼睑的形状、位置、张力和瞬目的力量都是影响镜片旋转量的因素。由于上睑自然排列和对称的性质，瞬目时眼睑倾向于向内旋转。所以，对于眼睑张力较高、瞬目力量较大的病人不适合前环曲面镜片。

如果试戴镜的三棱镜被标记在底的位置，镜片旋转的量可使用以下方法进行估计：①裂隙灯显微镜目镜的标线；②试镜架；③裂隙灯显微镜的裂隙光束的旋转；④大体估计法。一般来说，三棱镜稳定法的镜片，平均旋转15°。确定镜片旋转量后，根据与软性环曲面镜片相同的方法（LARS法则）进行调整，确定最后镜片的轴向。

当获得良好的镜片-角膜配适关系后，进行戴镜验光，然后预订镜片。如果没有配适良好的试戴片，可使用球性硬镜进行戴镜验光以确定接触镜处方。

2. 采用三棱镜加截边稳定法的镜片   如果镜片散光度数较低，$0.75^{\triangle}$ 的三棱镜可取得满意的稳定效果。如果镜片散光大于2.00D，采用三棱镜稳定法将会产生较重、较厚的边缘，以至不能耐受。截去镜片的底部可以增加稳定性和获得稳定的轴向。

3. 采用周边稳定法的镜片   周边稳定法有两种形式，一种是镜片的上缘没有凸缘，而镜片的底部切削成 1.0～1.3mm 的凸缘以获得镜片配戴时的稳定。另一种形式为在顶部保留小量的凸缘以产生一个负载体的效果。

（二）后环曲面镜

当角膜前表面的散光量较大时（如：超过3D），球面设计的 RGP 可能难以实现良好配适。此时可采用后表面环曲面设计 RGP，有利于镜片在角膜上的中心定位，但其缺点是此时的泪液透镜的前后表面都是环曲面，因此泪液透镜不能完全矫正角膜散光。将泪液透镜与角膜视为一体，泪液透镜后表面完全矫正角膜散光，其前表面则会残留散光。泪液透镜的前表面与 RGP 后表面的曲率相同，但 RGP 材料的折射率高于泪液折射率，故而后环曲面设计 RGP 必然会过矫泪液透镜前表面的散光量，进而诱导残余散光。

因此，RGP 后表面的环曲面设计主要用于定位，增加镜片的稳定性。由于后表面环曲面设计的 RGP 对于角膜散光很高者更加会诱导残余散光，所以对于角膜散光较大，眼内散光较小的病人，应采用双环曲面设计 RGP 给予矫正。镜片后表面为环曲面设计，改善定位；镜片前表面的环曲面设计用于矫正后表面所诱导的残余散光。这种方法目前临床中比较常用到。

笔记

1. 基弧的选择　目前较常用的基弧选择法为经验法，即镜片后表面两条子午线中，平坦 K 与角膜平坦 K 一致，即平行配适；陡峭 K 为角膜陡峭 K 减去 1/4 或 1/3 的总散光量。目前，临床工作中也常借助一些设计软件，计算镜片基弧。

2. 周边弧的选择　环曲面周边弧有助于镜片与角膜的配适，可使用下列方法选择周边的弧：第二弧曲率半径（secondary curve radii，SCR）比基弧平 1.0mm，周边弧曲率半径（peripheral curve radii，PCR）比基弧平 3.0mm。如果周边弧采用球面，在基弧平均值的基础上加 1.0mm 即为第二弧的曲率半径，加 3.0mm 为周边弧的曲率半径。

3. 镜片的屈光力　由于后环曲面 RGP 镜会产生诱导性散光，故采用后环曲面设计后，RGP 前表面需要使用环曲面矫正其诱导性散光。其屈光力的确定参见双环曲面镜的介绍。

（三）双环曲面镜

双环曲面镜（bitoric lens）的前、后表面都为环曲面设计，后表面的环曲面是与角膜的环曲面相关，而前表面环曲面用于矫正残余散光或后表面环曲面所诱导的散光。环曲面的周边弧提供球面镜片的稳定和中心定位，在使用后表面环曲面镜片时可考虑使用。

1. 双环曲面镜的适应证

（1）总散光量大，且角膜散光和眼内散光都较明显的病人。

（2）高度角膜散光且眼内散光较小，如果使用球性镜片或后环曲面镜片无法达到矫正有效的散光量时，可考虑双环曲面镜片。双环曲面镜片的前后面均具有矫正柱镜。

2. 双环曲面镜的验配

（1）基弧：基弧的选择使用与后环曲面基本相同的法则。

（2）直径：镜片的直径一般参考 HVID 及眼睑等特点，一般大于 8.5mm，以避免眩光。光学区一般小 1mm，同时镜片的直径要考虑以角膜直径、睑裂大小和 K 读数等正常因素为基础。

（3）屈光度：因为镜片材料（树脂）的屈光指数一般为 1.45 到 1.49，比角膜的高，所以，镜片的环曲面屈光度比相同曲率半径的角膜环曲面的高。在空气中测量，如果镜片材料的屈光指数为 1.49，镜片柱镜的屈光度是角膜环曲面的 1.45 倍。

原理如下：

诱导性柱镜与角膜散光无关，而仅仅与镜片有关。

$$n' - n: \frac{树脂 - 空气}{泪液 - 空气} = \frac{1.49 - 1.00}{1.3375 - 1.00} = \frac{0.49}{0.3375} = 1.4519$$

例如，框架处方 −2.00DS/−4.00DC×180，如果散光镜片的后表面制作基弧为 41.00D×180/45.00D×90，则此硬镜基弧上差异 4.00D 的柱镜，也即硬镜后表面的环曲面产生了散光，而此程度的散光相当于它在空气中的实际散光屈光度为 −5.81DC×180，多出了 −1.810D，这就需要 +1.81DC×180 的前环曲面来矫正，才能达到以上框架眼镜要去的处方中的散光。

因而当硬镜后表面基弧一般以 K（D 值）表示时，则其诱导性散光是环曲面镜片后表面散光量的 45%。

确定矫正屈光度的简单方法之一：是病人配戴后表面基弧为环曲面、前表面为球面的镜片进行诊断性试戴，进行戴镜验光，所加的柱镜即为镜片前表面的柱镜。

确定矫正屈光度的简单方法之二：直接根据框架眼镜处方计算出接触镜平面的屈光度数，直接要求厂家根据软件生产出符合以上的接触镜平面的总屈光度即可。

（4）周边弧的选择：双环曲面的周边弧也需要定制，其中一种原则是：

笔记

1）角膜散光<4D 时，选用球面周边弧；基弧的平均值加 1mm 即为第二弧的曲率半径，加 2mm 为周边弧的曲率半径。

2）角膜散光≥4D 时，选用环曲面周边弧。相应的基弧值分别加 1mm 和 2mm，即为第二弧和周边弧的曲率半径。

例如：

验光处方换算成接触镜平面处方：+2.00DS/−5.50DC×180

K 读数：41.00D@180/46.50D@90，说明全部散光来源于角膜。

根据经验法，将 BOZR 设计为 41.00D@180/45.00D@90（8.23mm@180/7.50mm @90），根据 BOZR 和经验法，确定双环曲面镜片 BVP 为 +2.00DS/−4.00DC×180

环曲面周边弧：第二弧 = 基弧 +1mm；周边弧 = 第二弧 +2mm

第二弧 =（8.2+1）mm/（7.4+1）mm=9.2/8.4mm

周边弧 =（9.2+2）mm/（8.4+2）mm=11.2/10.4mm。

第四节 散光的验配案例与处理

验配案例一

一般情况：接触镜门诊接诊一位病人，女性，22 岁，希望配戴隐形眼镜。配戴要求为每天配戴接近 10 小时，对镜片透氧性能较为关注，主要用于工作时间及上下班开车时间。

检查：框架处方 Spec Rx：R：−7.25DS / −1.50DC ×180，VA：1.0；L：−8.00DS/ −1.50DC × 180，VA：1.0。角膜曲率 Ks：R：43.00D@ 180/44.00D@ 90；L：43.50D @ 180 /44.25D @ 90。水平可视虹膜直径 HVID：OU：12mm。角膜内皮细胞密度：OD：2580/mm², OS：2677/mm²，眼前节检查无异常。

分析：

1. 根据病人的检查结果，判断近视及散光情况 病人的近视度数较高，属于高度近视。根据角膜曲率判断为大部分散光来源于角膜表面，顺规散光。

2. 选择病人理想的配戴镜片材料 由于近视度数和散光度数较高，应使用氧通透性较好的镜片材料，可选硅水凝胶材料或者 RGP 材料。考虑病人内皮细胞密度比同龄平均值偏低，可建议选择氧通透性最佳的 RGP 材料。

3. 选择病人镜片的设计 病人散光度数在 −2.00D 以下，且为角膜散光，理论上可用球面 RGP 进行矫正。主要为角膜散光且度数较低的病人，由于硬镜球性后表面与角膜散光前表面之间泪液存在的关系，不论镜片如何旋转，散光的轴向在什么方向，球性硬镜将基本中和角膜的散光。

4. 选择试戴片 后顶点屈光度应该为等效球镜，即球镜加上柱镜的一半，当等效球镜大于或等于 ±4.00D 需要进行换算。右眼的镜片等效球镜度为 −7.25D，左眼的镜片等效球镜度为 −8.00D。试戴片可选择接近此度数的镜片。基弧根据平分 K 值法，右眼选择 7.75mm，左眼选择 7.70mm。

5. 试戴评估

（1）试戴片参数：

BOZR：R：7.75 L：7.70

TD：9.6mm

BVP：R：−4.00 L：−4.00

（2）荧光素染色示意图（图 7-9）

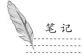

笔记

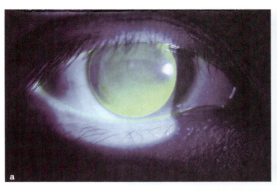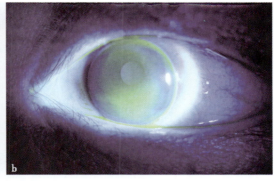

图 7-9　双眼荧光素染色示意图
a. 右眼　b. 左眼

评估：右眼中央及 3、9 点染色均匀，12 点及 6 点处荧光素堆积，显示为偏松配适（图 7-10a）；左眼中心染色均匀，3、9 点边缘抬高约 0.05mm，显示为略偏紧配适（图 7-10b）。

调整：右眼基弧换为 7.65mm，左眼基弧换为 7.75mm。

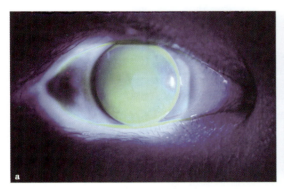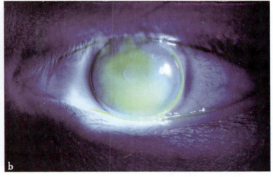

图 7-10　镜片调整后双眼荧光素染色示意图
a. 右眼 b. 左眼

评估：双眼荧光素 3、9 点处染色均匀，稍有接触，角膜中央及中周边处荧光染色均匀。显示为合适的散光配适。

6. 片上验光

OD：−2.50　　VA：1.0

OS：−3.25　　VA：1.0

7. 片参数

OD：7.65mm/−6.50D/9.6mm，OS：7.75mm/−7.25D/9.6mm

验配案例二

一般情况：病人，女性，28 岁，白领，一直配戴框架眼镜，但自觉矫正视力不佳，听说"硬镜"矫正近视效果好，故而要求验配硬性接触镜。

检查：主觉验光：OD：−6.00DS/−4.00DC×170；OS：−5.50DS/−4.75DC×15。角膜地形图如下所示（图 7-11）：角膜曲率：OD：41.29D@169/44.79D@79；OS：41.56D@17/45.90D@107。双眼水平可视虹膜直径 HVID 均为 11.8mm。裂隙灯检查眼前节未见异常，眼底镜检查眼底未见异常。

笔记

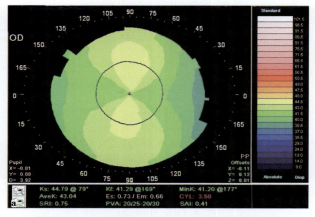

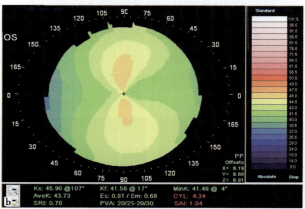

图 7-11　角膜地形图

a. 右眼　　b. 左眼

请分析如何为该病人选择合适的接触镜。

分析：该病人双眼验光处方换算至角膜平面后，散光量分别为 3.25D、4.00D，与角膜散光量非常接近，可判断该病人全眼球散光主要源自于角膜。对于角膜散光大、眼内散光小的病人，首先应考虑配戴球性 RGP，利用球性 RGP 所产生的泪液透镜矫正角膜前表面散光。但是该病人角膜散光量均大于 3.00D，配戴常规球性 RGP 容易出现定位不良，故而考虑配戴双环曲面设计 RGP——采用后环曲面设计改善镜片配适，前环曲面矫正镜片的诱导性散光。

对于右眼而言，根据经验法，将 BOZR 设计为 41.25D@169/43.75D@79（8.18mm@169/7.71mm@79），根据计算出的 BOZR 值和经验法，确定右眼双环曲镜片的 BVP 为 −5.75DS/−2.50DC×169，镜片直径 9.6mm，采用球面周边弧设计，第二弧 =7.94mm+1mm=8.94mm，周边弧 =7.94mm+2mm=9.94mm。

对于左眼而言，根据经验法，将 BOZR 设计为 41.50D@17/44.75D@107（8.13mm@17/7.54mm@107），根据计算出的 BOZR 值和经验法，确定右眼双环曲镜片的 BVP 为 −5.00DS/−3.25DC×17，镜片直径 9.6mm，采用环曲面周边弧设计，第二弧 =（8.13+1）mm/（7.54+1）mm=9.13mm/8.54mm，周边弧 =（8.13+2）mm/（7.54+2）mm=10.13mm/9.54mm。

（刘陇黔）

二维码 7-2
扫一扫，获取
更多案例分析

二维码 7-3
扫一扫，测一测

笔记

第 八 章

接触镜在眼科疾病中的特殊应用

本章学习要点

- 掌握：圆锥角膜的诊断；圆锥角膜接触镜矫正的方法和验配要求；治疗性镜片的特点以及临床应用机制。
- 熟悉：角膜手术后屈光特点以及接触镜验配要点；治疗性镜片护理要求。
- 了解：彩色美容治疗性接触镜的临床验配。

关键词 圆锥角膜 治疗性镜片 美容镜片

接触镜用于矫正近视、远视和散光等屈光不正已为人们所熟知。除此之外，临床上，在一些特殊的眼部情况下，接触镜发挥着很重要的作用，有些甚至是不可替代的作用。接触镜的作用不仅仅是作为一种非常重要的光学器具，改善配戴者的视力，同时也可起到治疗眼疾、减轻创伤反应和促使伤口愈合等作用。本章分别阐述接触镜在圆锥角膜、角膜手术后的验配、接触镜的治疗作用以及美容治疗性镜片的应用。

第一节 圆 锥 角 膜

圆锥角膜（keratoconus）是一种非炎症性角膜膨胀，多数发生在角膜中央 2/3 的区域或某一象限，表现为角膜进行性变薄和变形，顶端突起呈圆锥形（图 8-1），导致角膜不规则散光，呈现近视和散光不断加深趋势，引起不同程度视功能障碍。大多于青少年时期发病，发展缓慢，90%为双眼先后发病，双眼病变程度也多不一致。一般认为人群患病率为 1/2000，无明显性别差异。所有种族均会患病，更多见于生活在气候炎热干燥的地区人群。

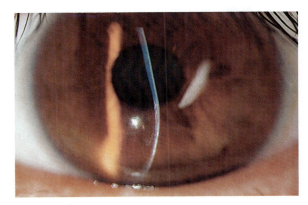

图 8-1 圆锥角膜

一、病因

圆锥角膜的发病原因至今尚不完全明了，现有的研究认为圆锥角膜的发病有一定家族遗传倾向，同时发现其尚与胶原发育障碍、内分泌与细胞代谢紊乱、免疫缺陷等有关，也可能是多因素的发病机制。圆锥角膜组织学改变可表现为：角膜基质变薄、Bowman 层断裂、角膜上皮基底层铁质沉着等。

笔记

137

（一）遗传因素

大部分的圆锥角膜呈现为散发的，但 6%～10% 圆锥角膜病人有明确的阳性家族史。其遗传方式包括隐性和显性形式。其中，报道较多的为常染色体显性遗传，表现为不完全性外显率和表现变异性。有许多遗传性疾病都伴发圆锥角膜，如唐氏综合征、马凡综合征、阿佩尔综合征等。

（二）基因

关于圆锥角膜的基因的遗传模式问题，现有研究仅提示圆锥角膜中存在不同的遗传机制，但关于致病基因定位问题，目前尚无突破性报道。

（三）角膜胶原纤维改变

圆锥角膜表现为角膜逐渐变薄，其原因可能是胶原合成减少，也可能是胶原降解增多。胶原之间相互作用力的下降也可能是圆锥角膜发生的原因之一。

（四）过敏性疾病

研究认为，在过敏性疾病的病人中，如过敏性皮炎、气喘等，圆锥角膜的发生率可高达35%，在一些过敏眼病如春季卡他性结膜炎病人中，其患病率也增加。

（五）全身性疾病

如全身系统性疾病、Down 综合征、结缔组织病等病人患病率也增加。

（六）其他原因

角膜屈光手术过程中保留的角膜床太薄，可能导致继发性圆锥角膜。也有研究认为圆锥角膜与用力揉眼以及长期配戴硬性接触镜等机械作用有关。

二、分类

圆锥角膜的分类方法较多，临床上主要有以下分类方法：

（一）按疾病的进展程度

1. 顿挫型（forme fruste）圆锥角膜　也就是亚临床型圆锥角膜，病人无明显的症状和临床体征，矫正视力达到或接近正常，角膜地形图检查轻度改变，或单侧圆锥角膜病人的对侧临床正常眼，或病人的亲属中。

2. 早期　发病缓慢，表现为近视度数以及散光不断加深，病人需要频繁更换眼镜，没有明显的其他自觉症状。

3. 中期　角膜前突、进行性角膜变薄导致角膜形状不规则，病人出现视力明显下降、单眼复视、暗影、畏光以及眩光等不适。

4. 晚期　角膜前弹力层破坏，浅层基质瘢痕形成，视力严重下降，框架眼镜矫正不理想。

5. 水肿期　在某些诱因下可能发生后弹力层破裂，房水进入角膜基质，角膜出现急性水肿和进一步前突，基质纤维层出现断裂，称急性圆锥角膜。数周后，角膜水肿逐渐消退，遗留全角膜瘢痕。此种分类方法在临床上较常用。

（二）按发生部位

角膜前表面向前突出和角膜厚度进行性变薄称为前部圆锥角膜，大多数的圆锥角膜属此种类型。角膜后表面逐渐向前变突，而前表面的角膜弧度正常称为后部圆锥角膜，后部圆锥角膜比较少见。

（三）按圆锥的形状

按此分为乳头形锥（nipple cone）、椭圆形锥（oval cone）和球形锥（globus cone）三种形态。乳头形锥一般圆锥直径小于 5mm，位于旁中央区，此处角膜明显变陡，而锥上方角膜形态和厚度可正常，乳头形锥圆锥角膜的接触镜验配比较简单。椭圆形锥锥直径在 5～6mm，

笔记

锥体偏离中心,以位于颞下方多见,接触镜验配比较困难。球形锥比较少见,锥体非常大,常累及 75%～90% 的角膜,此类圆锥角膜的接触镜验配比较困难。

（四）按病变区角膜弧度大小

1. 轻度　角膜病变区弧度在 +45.00D 以内。

2. 中度　角膜病变区弧度在 +45.00～+52.00D 之间。

3. 高度　角膜病变区弧度在 +52.00～+62.00D 之间。

4. 极度　角膜病变区弧度在 62.00D 以上。

三、临床表现

（一）早期

1. 症状　病人仅表现为近视度数不断加深,散光增加,没有明显其他的自觉症状。

2. 体征

（1）裂隙灯等常规检查无异常发现。

（2）角膜地形图检查表现为以下特征（图 8-2）:

1）中央区角膜屈光力>47D。

2）角膜中心下方 3mm 处屈光力与角膜中心上方 3mm 处屈光力的差值>1.26D。

3）双眼角膜中央屈光力差值>0.96D。

4）角膜表面不规则性增加。

（3）角膜中央厚度减小。

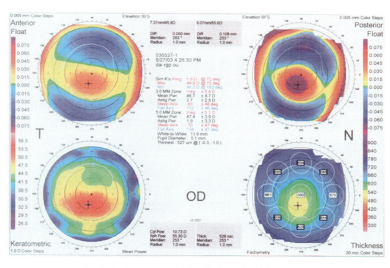

图 8-2　较早期圆锥角膜的角膜地形图表现

（二）中期

1. 症状　病人出现严重的视力下降,可能有单眼复视、畏光和眩光等不适。

2. 体征

（1）中央区角膜明显变薄。

（2）Munson 征阳性:角膜中央呈锥形向前突,严重者当病人眼睛朝下方注视时,下眼睑缘局部向前隆起,称为 Munson 征阳性（图 8-3）。

（3）基质 Vogt 条纹:中、晚期圆锥角膜病人的角膜基质层内出现的呈垂直状的条纹,称为 Vogt 条纹。检查时,如果用手指轻推眼球施压,Vogt 条纹会暂时消失,而去除压力之后,条纹又立即出现。

笔记

（4）Fleischer 环：圆锥角膜的锥底部角膜上皮基底细胞层铁质沉着形成的棕黄色或深绿橄榄色的环状物，不一定形成一个完整的环。50% 的病人可见此改变。应注意，随着圆锥角膜病变程度的发展，Fleischer 铁质环会逐渐变薄而难以观察。用裂隙灯钴蓝光较容易观察到 Fleischer 环。

（5）检影时发现病变区呈现"开合"状不规则影动。

（6）角膜地形图显示高度不规则性，局部屈光力增高明显。

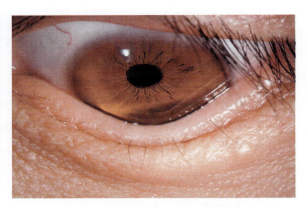

图 8-3　圆锥角膜 Munson 征阳性

（三）晚期

1. 症状　病人出现明显的视力下降，框架眼镜矫正视力不理想。可能有单眼复视、畏光和眩光等不适。

2. 体征　角膜前弹力层破坏，导致浅层基质瘢痕形成，同样可见病变中期的体征。

（四）水肿期或急性圆锥角膜

部分病人角膜后弹力层破裂可引起基质水肿，称为水肿期或急性圆锥角膜。

1. 症状　突然的视力严重下降，矫正视力无改善。

2. 体征　病变角膜呈雾状水肿，一般在 4 个月内消退，但角膜残留全层瘢痕组织，严重影响视力。

四、诊断

中、晚期和水肿期的圆锥角膜根据视力下降的症状和中央区角膜明显变薄、Munson 征阳性、基质 Vogt 条纹、Fleischer 铁质环、基质瘢痕等体征易于确诊。但极早期的病例，在外观及裂隙灯观察不典型时，圆锥角膜的诊断比较困难。目前，最有效的早期诊断方法是角膜地形图检查并配合角膜厚度的检查。对进行性近视和散光的青少年或检影时发现病变区有"开合"状不规则影动者，应常规进行角膜地形图检查以明确诊断。

五、圆锥角膜的矫治原则

圆锥角膜早期，角膜不规则散光不明显时，框架眼镜或者一般软性接触镜可以达到较好的矫正视力，此时不应急于使用其他方法。随着病变的进展，再继续使用框架眼镜或软性接触镜无法有效矫正不规则散光，无法获得满意的矫正视力时，则可采用硬性接触镜，也可考虑行板层角膜移植术或表层角膜镜片术、角膜基质环植入术。近几年临床上也使用角膜胶原交联法控制圆锥角膜的进展。圆锥角膜硬度下降是因为基质层胶原纤维组成的网状结构交联下降引起，用紫外线照射联合核黄素，可促进角膜胶原交联增加，而减缓甚至阻止圆锥角膜的发展。如果圆锥向前突起很明显，且角膜有全层混浊时，则应施行部分穿透性角膜移植术。

六、圆锥角膜的接触镜矫正方法

（一）硬性透气性接触镜

硬性透气性接触镜（RGP），通过镜片与角膜间的泪液作用，可以弥补不规则角膜散光，提供规则的折射面，提高矫正视力，获得良好的视觉质量。但是 RGP 配戴的主要目的是提高视力，不能延缓病程的进展，不能称之为"治疗"。早期和部分中期的圆锥角膜病人配用普通的球面 RGP 镜片就可以满足病人矫正视力的需要和获得比较满意的配适

笔记

状态。但部分中期和晚期的圆锥角膜病人，其角膜前突明显，角膜不规则散光太大，如配用普通 RGP 镜片，虽可能会获得比较满意的矫正视力，但往往不能达到良好的配适状态，戴镜舒适度将明显下降，甚至加重角膜瘢痕形成。目前，这些病人可以配戴专门针对圆锥角膜特殊设计的 RGP 镜片，如非球面设计镜片、非规则、多弧、环曲面、逆几何型设计以及 SCL 上加载 RGP 镜片，此类镜片设计从力学的角度来改善镜片的稳定性和避免角膜瘢痕的加重。

1. RGP 镜片的配适目标　　不管是采用普通的球面 RGP 镜片，还是采用专门针对圆锥角膜特殊设计的 RGP 镜片来改善圆锥角膜病人的视功能，我们均应该尽可能使配适状态达到：

（1）尽可能减少 RGP 镜片与圆锥角膜的锥顶的接触，但两者之间的距离也不能太大。

（2）尽可能减少旁中央（锥顶周围）的泪液聚集。

（3）在中周部，镜片尽可能与角膜轻微相接触。

（4）边缘部有理想的镜片翘起，保证镜片下泪液的正常交换。

2. RGP 镜片的验配过程

（1）配戴前检查：圆锥角膜的 RGP 镜片的验配过程与一般 RGP 的验配过程相似。在配戴前应由眼视光专业人员，对配戴者眼部作全面的检查，决定其是否适合配戴 RGP 镜片。

（2）屈光度的判断：圆锥角膜病人由于高度近视和不规则散光的产生，特别是角膜畸变明显，无法通过常规验光程序完成验光，首先作检影验光，获得大致度数，以主觉验光为主，每 1.00D 的改变作判断，然后再精确调整到最好视力。散光量确定：让病人选择散光轴向，然后再用交叉柱镜作散光度数的调整。

（3）基弧的确定：圆锥角膜的 RGP 镜片验配首先应确定镜片的基弧。基弧的选择确定了角膜与镜片的相互关系，通常使用的有顶点空隙式、顶点接触式和三点接触式（图 8-4）。

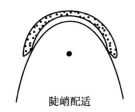 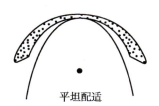 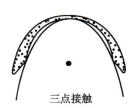

陡峭配适　　　　　　　　平坦配适　　　　　　　　三点接触

图 8-4　圆锥角膜和 RGP 镜片的配适关系

1）顶点接触式：以往的逻辑是选用大直径、基弧平坦的镜片，通过镜片顶压锥顶而期望能够阻止圆锥的进展。研究结果显示过多的镜片压力作用于圆锥，反而促使角膜畸变和瘢痕的产生。所以这种配适已不太适用（图 8-5）。

2）顶点空隙式：采用较小直径、基弧较陡的镜片，避免镜片对圆锥的干扰，角膜瘢痕产生概率明显下降，但有时会引起视力波动（图 8-6）。

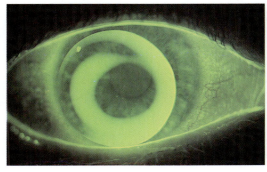 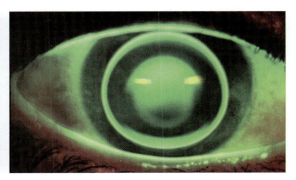

图 8-5　顶点接触式　　　　　　　　　图 8-6　顶点空隙式

笔记

3）三点接触式：比较常用的配适。镜片轻微接触圆锥顶点，镜片后表面中周部的鼻侧和颞侧分别接触角膜，使镜片稳定。此种配适稳定性好，对圆锥干扰少，同时视力也比较稳定（图8-7）。

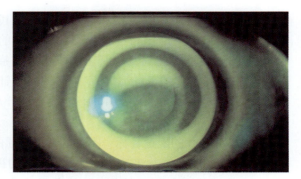

图8-7　三点接触式

一般使用试戴镜来确认基弧是否合适，验配过程应尽量使镜片与圆锥角膜的锥顶轻微接触，而在锥顶周围，镜片应尽量与角膜呈平行关系。在确定基弧时，先不用担心镜片的旁中央、周边和边弧区域配适是否理想。

使用试戴镜来确认基弧，应该根据角膜曲率半径的测量值来选择第一副试戴镜。一般情况下，选择第一副试戴镜的基弧以最接近最陡角膜曲率半径为佳，但不同品牌、不同设计的RGP选择第一副试戴镜基弧的方法并不一定完全相同，一般来讲，越小的光学区设计所需的试戴镜的基弧越陡。

选择并为配戴眼戴上了第一副试戴镜，应等待20～30分钟再进行配适评估，采用荧光素评估镜片的静态配适状态。如果镜片与圆锥角膜的锥顶轻微接触而对锥顶不产生压力，为理想配适状态，则此试戴镜的基弧可确认为配戴眼RGP处方的基弧；如果镜片明显触压圆锥角膜的锥顶（图8-5），则选择更陡的试戴镜直至达到理想配适状态；如果镜片与圆锥角膜的锥顶有大的间隙（图8-6），则选择更平的试戴镜直至达到理想配适状态；最后确认配戴眼RGP处方的基弧。

（4）旁中央区域的配适评估：确定了镜片的基弧，即应评估旁中央区域的配适状态。对于圆锥角膜，旁中央区域即锥顶周围，配适评估过程中应尽可能减少泪液的聚集。如果泪液聚集过多，应减少镜片光学区直径，有学者提出至少将光学区直径减小0.4mm。

（5）中周部区域的配适评估：配适评估过程中应尽可能使镜片与中周部角膜轻微接触，这样对于镜片的稳定性有重要意义。配适评估过程中，如果发现中周部镜片与角膜接触太紧，角膜上出现明显的泪液压痕，则选择中周部平坦0.5mm的镜片；如果中周部镜片与角膜接触不明显，镜片边缘翘起太高，则选择中周部陡峭0.5mm的镜片。

（6）边缘部配适评估：边缘部配适状态对于镜片验配的成功与否起着关键的作用，理想配适状态的镜片在边缘部必须与角膜之间有一定的间隙，允许镜片自由移动和镜片下泪液交换，但是，间隙也不能太大，因为这样会引起过多的眼睑摩擦，导致不舒适感，并引起镜片的中央定位不良、配适不稳定和视力不理想；相反，如果边缘部镜片与角膜之间的间隙太小，将可能引起3点、9点角膜染色、角膜干燥和镜片黏附。

在圆锥角膜的RGP验配过程中，应该努力使镜片边缘配适达到理想状态，即镜片边缘区域有中等亮度的荧光素带，宽度为0.4mm，并且，在边缘外可见泪新月。如果边缘间隙太大或太宽，大部分泪液会被拨到镜片边缘下，边缘外无泪新月；如果边缘间隙小而窄，则泪液不能进入镜片下，这将影响镜下泪液的交换。如果边缘配适很难达到理想状态，则应尽可能达到可接受的镜片边缘配适状态，即边缘荧光素带明亮，宽度为0.2～0.6mm，在边缘外可见泪新月。注意泪新月必须在高放大倍率裂隙灯显微镜下来观察。

与一般屈光不正病人验配RGP不同，圆锥角膜病人由于角膜部分前突和高度散光的存在，当镜片中央配适可接受时，边缘配适不一定可以接受，因此，往往需要分别改变中央和边缘部的参数。如果试戴时边缘配适不理想，可以定制增加或减少边弧高度的镜片。一般来讲，均可以在同一个基弧中订制不同边弧高度的镜片。

（7）屈光度确定：试戴镜中央和中周部配适达到较理想的状态后，即可进行戴镜验光，

笔记

以决定 RGP 的屈光度数。戴镜验光度数进行顶点距离换算后再加上试戴镜的屈光度，即为病人所需订 RGP 的屈光度。

（8）选择合适的诊断性试戴镜并进行试戴评估后确定镜片的参数，然后为配戴者制定 RGP 处方并向使用试戴镜的同一公司订制同类镜片；所订镜片寄回后应检测其参数及光学品质；镜片配发给配戴者后应即戴镜评估镜片配适状态，并对配戴者进行镜片配戴与摘取、镜片护理和保养、复诊制度等方面的教育。

（二）软性接触镜

角膜不规则散光不明显的早、中期圆锥角膜可用一般软性接触镜进行矫正；也有病人不能耐受 RGP 镜片，而选择软镜；或者在配戴软镜的基础上，再通过框架眼镜矫正散光。按常规方法和步骤验配软性接触镜和进行规范的镜片护理即可。一般情况下，如果框架眼镜最佳矫正视力达到 0.5 或更好，而病人不能接受 RGP 镜片，可应用软性接触镜矫正圆锥角膜。特别是硅水凝胶镜片比传统水凝胶镜片材质硬些，透氧性更好，对于圆锥角膜病人使用更安全，视觉效果会更好。因为圆锥角膜在不断进展，因此，必须强调定期复诊的重要性，以便及时了解圆锥角膜的病变程度和接触镜的配适状态。

（三）软 - 硬组合型接触镜

软 - 硬组合型接触镜（Piggy-back）系统是用软性接触镜与角膜相接触，作为基底，在此基础上再配戴 RGP 镜片（图 8-8）。使用软性接触镜的目的是为了减轻镜片对圆锥角膜锥顶的机械刺激，改善舒适度；同时，也可增加 RGP 的稳定性，以达到更好的视力矫正效果。中、晚期的圆锥角膜，如果单独使用 RGP 不能达到满意的效果，可以使用 Piggy-back 镜片系统。一般情况下，软性接触镜和 RGP 均应采用高透氧性和较薄的镜片，以保证角膜的正常氧供。应注意的是 Piggy-back 镜片系统的配适评估相对困难，评估时应特别注意观察接触镜的移动度、中心定位和两种镜片的相对稳定性。当然，由于采用两种不同材料的镜片，因此，镜片的护理问题也应引起注意，应该分别使用软、硬两套不同的护理用品。

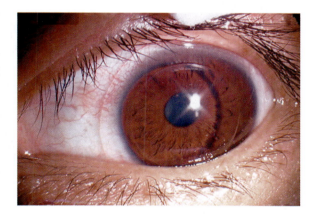

图 8-8　Piggy-back 镜片系统

另一种软 - 硬结合镜片（hybrid softperm lenses），中央为 RGP 材质镜片，软镜材质作为镜片裙边。其目的是提高病人的配戴舒适度和获得较好的视觉效果。但软硬材质结合部位，透氧率会下降。

（四）巩膜镜

现代巩膜镜是采用高透氧 RGP 材料制成的大直径的镜片，镜片直径可达 16mm，可提高镜片配适。对于严重圆锥角膜病人、RGP 配戴不理想者，可选择此种镜片获得较好的配适和视觉效果，延迟进行角膜移植手术（图 8-9，图 8-10）。

七、圆锥角膜配戴接触镜应注意的问题

（一）角膜急性水肿

如圆锥角膜的进展、角膜后弹力层破裂，房水进入角膜可引起急性水肿，病人视力突然降低或眼前出现白点。可考虑先使用高渗滴眼液或眼膏滴眼和抗生素滴眼液或眼膏，待病情稳定后考虑通过配戴接触镜提高视力，可使用 Piggy-back 镜片系统。

笔记

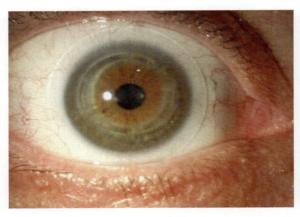
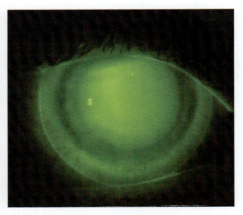

图 8-9　巩膜镜　　　　　　　　　图 8-10　巩膜镜配适图

（二）镜片清洁困难

基于以下两方面的原因,圆锥角膜病人的接触镜片护理较困难:①圆锥角膜病人容易产生镜片沉淀物;②镜片本身的弯曲度往往较大,容易积聚沉淀物,而且清洁也较困难。因此,镜片的护理过程更应该引起重视,酶清洁必不可少,必要时可使用小棉签以帮助清洗镜片后表面。

（三）镜片黏附

如果镜片移动很小,则容易与角膜黏着,摘取镜片时应特别注意,以免发生角膜上皮剥脱。

（四）残余散光

圆锥角膜病人由于角膜变形明显,残余散光的存在较多见。最好的矫正方法是在配戴接触镜的基础上再验配框架眼镜。由于镜片设计困难,很少使用双散光的接触镜来进行矫正。

（五）镜片偏中心

多向下方偏中心。处理上可采用较大直径、较平坦的镜片;对于角膜前突明显的小型锥圆锥角膜可采用较小直径、较陡的镜片。

第二节　角膜手术后的接触镜验配

角膜手术后的接触镜验配是非常有挑战性的工作,因为手术后的角膜发生了结构和功能的改变。接触镜配戴的主要目的是为了治疗,而不是美容。角膜手术后的接触镜的验配,其目的是通过接触镜,矫正存在的屈光不正;通过接触镜重塑角膜的光学表面,从而矫正不规则散光,提高矫正视力;通过接触镜建立较为理想的光学表面,从而提高视觉质量。术后的角膜异常包括:角膜外伤后的高度散光、不规则散光、角膜移植术后角膜形态的异常、角膜屈光手术后散光和屈光不正、白内障手术后高度不规则散光等。这些术后的屈光异常表现有:裸眼视力差、矫正视力不理想、不规则散光明显、角膜屈光度改变的回退和不稳定、屈光度过矫或欠矫等。往往在这些情况下选择框架眼镜,很难获得比较理想的视力,而接触镜由于覆盖在角膜表面,特别是硬性透气性接触镜,组成了一个新的光学表面,能够矫正一定程度的不规则散光,获得比较理想的光学表面。

一、角膜手术后的不规则性表现

1. 角膜结构发生改变,完整性受到破坏。
2. 中央光学区表面不规则。
3. 角膜从中央至周边的形态变化无一致性。
4. 角膜表面的不规则性增加。

笔记

5. 角膜屈光力的明显异常,屈光力过高或过低。

6. 角膜高度散光,尤其不规则散光明显。

二、角膜手术后接触镜配戴的目的

1. 改善角膜的完整性。

2. 改善角膜的光学性能。

3. 使角膜的前表面趋向于球面。

4. 产生比较规则一致的角膜形态。

5. 特别是使角膜中央光学区(5.5mm)变得正常,使中央区的光学性能尽可能达理想状态,减少畸变和不规则性,产生比较一致的中央区的形态变化。

6. 使角膜的形态变化从中央到周边趋向于正常化。

7. 矫正角膜源性规则和不规则散光。

8. 屈光矫正。

9. 增加光学区直径。

三、治疗原则

对经过手术的角膜而言,应尽可能避免配戴接触镜,因为角膜经历了手术的创伤,其生理发生了改变,角膜抵抗接触镜可能导致的一系列问题如感染、新生血管、角膜畸变、角膜水肿等的能力下降。且很多病人在手术之前,可能已经有因为对接触镜耐受性差或不愿戴接触镜而选择手术的情况。但如从光学角度出发必须选择接触镜,一般应在角膜伤口趋于稳定,术后 3 个月才考虑接触镜的配戴,过早配戴镜片可能会影响角膜上皮与基质的愈合,增加感染的概率。

对于手术后的接触镜的配戴,必须根据角膜地形图的特征选择镜片,戴镜的根本目的是配戴舒适,提高矫正视力,改善视觉质量。其次为重塑角膜形态。特别是 RGP 镜片配戴者,矫正视力均有不同程度提高。其主要原因为:RGP 镜片为硬性镜片,前表面光滑,光学区为球形,其覆盖在角膜表面,组成了一个新的光学表面,另外通过角膜与镜片间的泪液镜的填充作用,使角膜的光学表面趋平滑,矫正残留的球镜与散光。

对于手术后的角膜,由于生理功能发生改变,对氧的需求更高,所以在选择镜片时特别要考虑透氧的性能,以高透氧镜片为首选;由于术后角膜的不规则性,又以选择 RGP 镜片最常见。

四、角膜手术后的接触镜验配

(一)角膜屈光手术后的接触镜验配

1. 屈光手术　如 RK 术后角膜形态　中央光学区 3.5～5.5mm,非常平坦,甚至偏心,旁中央区(4.0～7.5mm)则较陡直、不规则,往往有不规则散光,且中央的角膜顶端也不复存在。可出现残留近视、远视以及继发散光。在戴接触镜情况下,RK 放射状切口处仍易产生新生血管、上皮坏死、浸润性角膜炎,所以必须严密观察。角膜内皮的减少以及功能下降也对镜片的透氧性有更高要求。一般在手术 4～6 个月后开始配戴镜片。RGP 镜片是最常用的镜片,可以矫正残留屈光不正、矫正不规则散光,获得较好的视觉效果,另外此镜片的高透氧性能、良好泪液循环以及抗沉淀特性,更能符合术后的镜片验配需要。镜片的验配首先必须采用试戴镜片,根据配适调整镜片的参数,比较常用的镜片为平坦型镜片或逆几何设计的非球面镜片,中央平坦、旁中央则陡直,这样与术后的角膜形态有很好的匹配。镜片的基弧比角膜平坦径线的曲率陡直 1～2D,而旁中央弧则比基弧陡 2～4D,当然仍须根据具体情况作适量调整,为防止泪液积聚和气泡,镜片光学区直径一般比正常略小,可为 7mm

左右。由于术后角膜偏心、中央平坦明显，所以一般选择镜片直径较大，总直径可为 9.5～13.5mm，镜片配适为中央区无接触，旁中央区轻微接触，动态时有 1～2mm 的活动度。

2. PRK、LASIK、LASEK 及全飞秒屈光手术后　目前，尽管屈光手术发展非常迅速，但仍然有一部分会存在屈光残留、手术导致散光、偏心切削、光学区直径过小等问题，需要通过接触镜配戴来进一步提高视力和改善视觉质量。术后的角膜可能存在上皮的过度分化和增厚、Bowman 层的缺失、基质的混浊、瓣的不完整性、上皮植入等。术后角膜地形图也可能表现得很不规则，可表现为 5.5～7mm 中央平坦区，旁中央区变得陡直，而周边角膜形态变化很少。接触镜的配戴一般至少应在手术 3～6 个月后，RGP 镜片由于其高透氧性以及本身较高的光学重塑性，其视觉效果优于软镜，成为首选。根据角膜地形图的特征，球面镜片设计一般基弧比术后角膜中央平坦径线的曲率陡直 1.5～3D，旁中央弧则比正常稍陡，光学区直径为 7.5～8.5mm，总直径 =BC+(1.5～2.0)mm。非球面镜片的设计则为：基弧比旁中央弧稍陡直，基弧比术后角膜中央的弧度陡直 2～4D，但不能太陡，否则影响泪液循环，直径 =BC+(2～2.4)mm，周边弧则为非球面性，比基弧平坦 1～6mm，非球面设计，对术后的高散光是非常有利的，稳定性提高。如球面设计镜片或非球面设计镜片均未能获得很好的中心定位，可采用逆几何设计镜片：一般镜片基弧比术后中央弧度陡直 1D，而旁中央弧则比基弧陡 2～4D。光学区直径达 6～8mm。当然由于术后角膜的不规则性，按照基本原则选定的镜片还必须通过镜片试戴评估，最终参数选定还必须根据荧光素图、镜片稳定性以及视觉效果评价作相应调整。

在病人无法耐受硬镜时，可选择球性软镜或散光软镜，一般建议使用日戴抛弃型硅水凝胶镜片。

（二）角膜移植术后的接触镜验配

角膜移植最常见的适应证有圆锥角膜、角膜大泡性病变、Fuchs 角膜内皮营养不良以及角膜炎后所致角膜白斑、角膜外伤后角膜瘢痕等。其目的是去除病变的角膜，恢复中央区的角膜透明性，术后病人的视力可有不同程度的提高。角膜移植术后，角膜的结构和功能都发生相应改变。角膜结构的改变会产生角膜地形图的改变，而功能的改变则易产生一些生理性并发症。角膜移植术后的地形改变情况复杂，最常见的原因是供体角膜和植床之间的匹配，事实上供体角膜曲率变化很大，与植床之间的组合改变了角膜自然状态下的非球面性，同时还因手术技巧以及伤口愈合的影响，使角膜最终的曲率变异很大。所以术后并不能完全矫正屈光不正，特别是术后的高度散光，这些散光可能来源于角膜植片与植床交界处、缝线的张力以及角膜本身的瘢痕等，散光量可从 0～22D，故很多术后病人仍需要配戴接触镜。另外角膜移植术后角膜生理性改变也非常多，尽管在组织转移和移植方法已有很大进步，但是角膜移植术后仍易发生角膜内皮的脱失。而角膜内皮对防止排斥反应是非常重要的，所以接触镜不能导致角膜缺氧的加重。角膜移植术后由于角膜神经被破坏，使角膜敏感性下降以及反射性泪液分泌功能的下降，而导致干眼的发生，一定程度上对接触镜的配戴产生影响。

镜片配戴至少应在术后 3 个月，由于术后一段时间内角膜植片水肿的变化、伤口愈合的变化以及缝线张力的变化，角膜的屈光在术后 3 个月之内并不稳定。以角膜地形图的变化特征为随访指标，特别注意植片与植床交界处的变化，只有当角膜地形图的变化趋于规则和稳定，才是选择镜片配戴的理想时机。角膜缝线的存在可能使角膜地形图的变化更复杂，但并不是配戴接触镜的禁忌证。

通常情况下，配戴软性接触镜可能有益于伤口的恢复，但矫正角膜的不规则散光效果不佳，并且有增加植片新生血管和角膜感染的概率。一般选择高 Dk 值的 RGP 镜片，不仅能够矫正不规则散光，而且由于镜片高透氧特性，最能满足角膜生理的需求。

镜片的选择：

1. 接触镜的材料　一般选择高透氧氟 - 硅丙烯酸酯等成分，保证镜片有很好的透氧性

笔记

能。一般角膜移植术后选择的 RGP 镜片，镜片直径可为 9.5～12mm，也有一些微型巩膜镜和半巩膜镜设计的镜片，镜片直径甚至可达 13.5～19mm，考虑到角膜移植术后的角膜地形图的不规则以及植片的倾斜，大直径镜片可改善镜片中心定位和增加镜片稳定性。镜片光学区直径的选择，首先要考虑到尽可能大以避免夜间视力下降以及眩光、光晕等症状，但是又要考虑到镜片的活动度等因素，所以光学区直径在 8～8.5mm。镜片基弧选择主要根据角膜地形图检查结果，一般以角膜中央 3mm 区域的平均屈光度为参考点，选择试戴镜片，然后根据荧光素图调整参数。角膜移植术后的地形可有三种：正常非球面形、中央平坦周边陡直形、植片倾斜形。正常非球面形角膜中央的屈光力高、周边屈光力低，类似术前正常角膜形态，故可使用通常设计的镜片，如球面设计与非球面设计的镜片。中央平坦周边陡直型，往往是由于术后缝线的张力的因素或是因眼内压较低而使角膜中央变平坦，很多情况下是需要使用特殊设计如逆几何型设计镜片。对于散光量大，散光可能来自于供体和受体两部分，还需要散光设计镜片，甚至是双面环曲面设计镜片。

2. 软镜　当病人配戴 RGP 时镜片稳定性差，或者无法耐受时，软镜是一个非常好的选择。但是由于角膜移植术后病人出现高度散光，所以在软镜基础上还必须通过框架眼镜矫正散光。但是必须密切监测，防止出现角膜水肿、浸润、新生血管以及乳头性结膜炎等。硅水凝胶镜片的高透氧性能成为术后病人的首选，镜片的设计有球性的，如存在散光较高，也有环曲面设计镜片。

3. Piggy-back 镜片　如果单独配戴 RGP 镜片或软镜，无法耐受或者矫正视力差时，可选择将两者结合的镜片。Piggy-back 镜片是在软镜的基础上，再加上硬镜，将软镜的舒适性和硬镜的良好视觉矫正效果结合起来。由于两者结合镜片会使镜片透氧率下降，所以一般选择硅水凝胶镜片和高 Dk 的 RGP 镜。软镜的配适必须有好的中心定位和理想至较大的镜片活动度，因为覆盖的 RGP 镜片会减弱其活动度。在软镜配戴基础上作戴镜的角膜曲率测定，以其平均曲率作为选择 RGP 镜基弧的起点，最后的镜片基弧、光学区直径、镜片总直径以及镜片周边弧的特性都必须通过诊断性镜片得出。

4. Hybrid 镜片　中央 RGP 镜片，周边为软镜作裙边，以提高配戴舒适度和视力。

（三）角膜外伤后

由于机械性、化学或物理性因素导致角膜或眼前节的损伤后，此时选择接触镜的配戴可能是为了矫正单眼无晶状体眼、双眼屈光参差、不规则散光或者是为了改善外观的需求。外伤后的角膜由于非常不规则，接触镜的验配是一挑战。一般多用 RGP 镜片，首选镜片基弧可较角膜平均曲率稍平坦，直径大于 9mm，如果球面设计镜片无法获得良好配适，可选择非球面设计以及双环曲面设计镜片。如果镜片偏心明显，可考虑 Pippy-back 镜片或 Hybrid 镜片以及散光软镜等。

（四）白内障术后

白内障术如行角巩膜缘切口，术后一般易出现逆规性散光，术后可能残留屈光度或者导致散光产生，需要通过接触镜进一步提高视力。术后由于角膜神经受到损伤，故角膜敏感度下降，有利于镜片的适应。在晶状体眼后房型人工晶体的植入，用于矫正高度近视。如行小切口超声乳化术，一般在术后 4～6 周，开始配戴接触镜。因为术后的角膜可能产生的散光以及对氧的需求的增加，故对镜片透氧性能的要求非常高，术后也以选择 RGP 镜片为主。

第三节　治疗性接触镜

软性接触镜主要用于矫正屈光不正，利用接触镜作为一种光学绷带（bandage）来治疗某些角膜病变，即为治疗性镜片，另外亦可利用软镜的亲水特性，将其作为药物的载体，起药物缓释与增加局部药物浓度的作用,在眼部某些疾病下使用,可减少频繁滴眼的并发症,增加疗效。

一、治疗性接触镜作用机制

1. 镜片覆盖了由于角膜病变而致裸露的神经,同时阻隔了眼睑对角膜的摩擦,故减少了疼痛。如大泡性角膜病变、角膜上皮糜烂、丝状角膜炎等,配戴接触镜后明显减轻疼痛症状。

2. 镜片覆盖外露的角膜缝线,减少对眼睑的刺激而减轻疼痛,见于角膜伤口修补术后、角膜移植术后。减少眼睑倒睫等对角膜的刺激,保护角膜。

3. 由于减少了眼睑对角膜的作用,故利于角膜上皮保持其稳定性,有利于上皮的愈合,同时减少角膜上皮层与前基质层的脱离。

4. 通过覆盖接触镜,增加角膜上皮或屈光手术后角膜瓣的稳定性,防止移位。胬肉切除和自体结膜移植术后覆盖治疗性镜片,减轻移植结膜的移位,促进愈合,减轻线头刺激反应。

5. 镜片覆盖在角膜表面,防止角膜表面的泪液蒸发,保持角膜表面一定的湿润性。

6. 当眼局部使用组织黏附剂时,配戴镜片可使这些胶样物质分布得更均匀,使角膜表面变得更光滑,同时也防止胶样物质由于瞬目而被排出。

7. 使用接触镜可覆盖角膜微小穿孔,利于伤口的修复。

8. 矫正角膜的不规则性,组成新的光滑的光学表面。

9. 镜片的亲水特性,可以吸收某些眼局部用药,起贮存和药物缓释的作用。

二、治疗性接触镜分类

目前,用于治疗性镜片主要有水凝胶镜片和硅水凝胶镜片。水凝胶镜片根据含水量可分为低(含水量<50%)和高含水量镜片(含水量>50%)。根据镜片厚度又有薄镜片和厚镜片之分,目前镜片厚度为0.035~0.45mm。根据使用周期,又有抛弃型镜片与传统型镜片之分。胶原膜镜片系生物凝胶制成,质地柔软,透光性能好,主要用于保护角膜手术伤口。硅水凝胶镜片采用的是将高氧通透性的硅和良好液体传送能力的水凝胶结合起来的材料,硅为携带氧分的主要渠道(硅胶和氟),透气性高,比传统镜片高6倍透氧,适合连续过夜配戴。含水量较低,材质较传统水凝胶镜片稍硬,比传统硅胶镜片提供更好的持续湿润性和抗沉淀特性。

三、镜片选择和配戴

1. 根据不同需要选择镜片的含水量、直径、厚度、基弧等,镜片的配适同一般接触镜的验配相似,但治疗性镜片仍有其特性,如在治疗反复角膜上皮糜烂病人,应选择镜片的配适较紧,这样可减少镜片的活动而有利于上皮的修复,而在治疗角膜微小穿孔时,则希望镜片能直接接触角膜穿孔处;同样如在治疗角膜周边病变时,在需要封闭如青光眼术后的渗漏伤口时,则希望镜片的直径较大,以封闭伤口,减少镜片边缘对角膜病变处的摩擦;对于单纯角膜上皮糜烂病人,可选择较高含水量镜片,可提高镜片配戴舒适度,并增加氧供,而对于一个明显有干眼症状的病人,则需选择中等或低含水量镜片;薄的低含水镜片可使用在比较规则的角膜上,在不规则角膜上必须使用较厚、含水量较高的镜片;硅水凝胶镜片透氧率是传统的5~6倍,且质地较硬,在干眼或者眼睑、黏膜病变,需要较长时间配戴接触镜,以及明显不规则角膜中,硅水凝胶镜片是首选。故必须根据具体情况,以治疗角膜病变为出发点,选择理想的镜片种类和参数。

2. 一般水凝胶绷带镜片必须每天进行镜片的护理,并且定期更换镜片以减少并发症,用于术后保护角膜创口的镜片一般待创口复原、角膜上皮愈合后取镜,而用于覆盖眼睑闭合不全导致的角膜病变的镜片必须采用长戴式。

笔记

3．水凝胶镜片在长戴时会有缺氧等一系列问题，如角膜水肿、新生血管以及感染等，所以长戴镜片必须使用硅水凝胶镜片。

治疗镜片的并发症：主要是缺氧，其会影响上皮愈合，导致基质水肿，新生血管，镜片沉淀，诱发乳头性结膜炎的产生。一般情况下治疗性镜片的成功率为70%～90%。

四、适应证

1．大泡性角膜病变　由于生物性、机械性、物理因素及化学性等各种因素造成角膜内皮的功能障碍所致。

2．反复角膜上皮糜烂。

3．持续性角膜上皮缺损。

4．丝状角膜炎。

5．干眼。

6．外伤或面瘫等因素导致的眼睑闭合不全，眼球暴露。

7．角膜移植术后、穿孔性角膜外伤等可加速前房形成、保护伤口，利于伤口修复。

8．胬肉自体结膜移植术后。

9．角膜屈光手术后用于保护角膜上皮，促使伤口的愈合。

10．局部药物载体。

五、治疗性接触镜临床应用介绍

（一）屈光手术后治疗性镜片的应用

PRK、LASEK、PTK术后使用绷带型镜片已经成为常规，在手术结束同时即配戴透氧性能较高的治疗性镜片，一般选择可连续配戴的硅水凝胶镜片，通过镜片覆盖裸露的角膜神经，减轻疼痛，减轻术后反应；固定角膜上皮，减轻眼睑对角膜上皮的影响，促使上皮愈合；同时结合局部使用NSAID类药物，减轻术后不适。有很多抛弃型硅水凝胶镜片已批准用于绷带型镜片，同时局部使用抗生素和激素。此种配戴一般在24小时后随访，3～5天上皮愈合后停止配戴。LASIK术后很少使用绷带型镜片，但是在出现上皮缺损、薄瓣、瓣皱褶等情况下，也会使用镜片，增加其定位，一般病人配戴1～3天，同时局部使用抗生素，通常使用抛弃型硅水凝胶镜片。

（二）角膜手术后

角膜移植术后，如植片的上皮化时间过长超过1周，配戴治疗性接触镜可以保护上皮，防止角膜移植术后植床与植片间的分离。但此时也是植片易发生感染和排斥的时期，所以在配戴接触镜同时必须积极使用局部抗生素。眼部术后的治疗性镜片的应用还有封闭伤口、防止青光眼术后引流过畅和渗漏，加固和支持角膜薄弱区域。另外一种使用绷带型镜片的情况是有些术后缝线未包埋，缝线刺激会引起病人有不适异物感以及乳头性结膜炎，通过镜片覆盖，减轻症状及乳头性结膜炎的进展。接触镜一般连续配戴不超过1周，直至缝线完全拆除。抛弃型镜片优于传统型镜片，而硅水凝胶镜片使用更安全，成为角膜移植术后的首选。使用抛弃型镜片最大的优点是可以防止因镜片破损、变质等造成的免疫性、毒性和机械性并发症。在围手术期，角膜移植或其他角膜手术后病人角膜易发生炎症反应，经常会使用一些药物，不可避免易发生镜片破损和变质，而采用抛弃型镜片，可每周更换。避免围手术期角膜的缺氧非常重要，配戴接触镜导致的缺氧角膜水肿，会造成角膜植片发生排斥反应的假象或者加剧植片的排斥反应，所以，使用高透性硅水凝胶镜片非常重要。

（三）大泡性角膜病变

大泡性角膜病变（bullous keratopathy）是由于各种原因如Fuchs角膜内皮营养不良、青

笔记

光眼绝对期角膜内皮失代偿等，使角膜内皮的屏障功能及泵功能障碍，液体积聚在角膜基质内，致上皮及基质水肿。开始液体积聚在上皮的基底细胞内，随后至细胞间，最后至细胞下，而使角膜上皮隆起，形成水泡，当眼睑闭合摩擦时使水泡破裂，造成上皮剥脱，即引起眼部剧烈刺痛、畏光、流泪等症状。同时大泡性角膜病变使角膜表面变得更不光滑，不规则性增加，不规则散光增加。病变早期可予局部润滑液或高渗液，以减轻水肿，提高视力。而当病情进一步发展，病人出现明显的症状，角膜上皮水泡积聚汇聚成大泡，大泡破裂，上皮缺损，而使角膜神经裸露，引起明显疼痛时，则可选择亲水软镜，一般选择较薄镜片，以减少角膜新生血管形成，配戴软镜的主要目的在于覆盖了裸露的神经，同时镜片覆盖于不光滑的角膜表面而使整个光学表面变得光滑，可矫正低度的散光，提高视力。

（四）复发性角膜上皮糜烂

复发性角膜上皮糜烂主要表现为突发的角膜上皮缺损，病人往往在早期醒来睁眼时突然发生，表现为疼痛、畏光与流泪，可能是由于眼睑的运动而使角膜上皮的黏附性降低所致。往往出现在以往有角膜机械性损伤史或有角膜上皮基底膜营养不良者，或两者共同所致。角膜上皮基底膜营养不良所致，常为双眼发病，而角膜机械性损伤以单眼发病多见，以此可加鉴别。

此种眼病可予局部使用高渗液、润滑液、抗生素、人工泪液以及遮盖治疗，如仍无效可考虑局部配戴亲水软性镜片。常选用超薄、中低含水量镜片，或者更多情况下选择硅水凝胶镜片用于长戴，保证镜片有理想的透氧率，减少角膜缺氧所致并发症。一般这种绷带型镜片需连续配戴3～4个月，保证有足够时间使角膜上皮及一些细胞间连接结构如半桥粒结构的生长修复，重新建立起上皮细胞与基底膜之间的牢固连接以及上皮与基质之间的黏附。由于镜片配戴时间较长，所以必须定期更换镜片。

（五）干眼

干眼（dry eye）又称角结膜干燥症（keratoconjunctivitis sicca），是指各种原因引起的泪液质和量或动力学的异常，导致泪膜不稳定和眼表组织病变，并伴有眼部不适症状为特征的一类疾病的总称。常见症状有干涩感、异物感、烧灼感、畏光、眼红、视物模糊、易视觉疲劳等。治疗包括使用人工泪液、促使泪液分泌及泪小点栓子等，在其他方法治疗无效时，可考虑亲水软镜。一般用具有低蒸发保湿特性的软镜，镜片不能太薄，保证此种镜片具有吸收水分和释放水分速度缓慢的特点。配戴之前将镜片吸足人工泪液或润滑剂，每日可能需更换1～2次充分含水的镜片，配戴过程中常合并使用人工泪液或润滑液，镜片须每日进行清洁、冲洗和消毒，且定期更换。

（六）药物载体

利用软性接触镜对液体的吸收负载和缓慢释放的特性，可显著提高滴眼剂的生物利用度，减少滴眼的频度。此种镜片通常在戴镜后短时间内有较大量的药物释放，其后可在一稳定水平保持相当长的时间。可根据需要选择不同的镜片作载体，如高含水镜片具有载量大、释放快的特点，常用于冲击性给药，低含水量镜片载量小、释放慢，可利用其缓释性能提高药物的作用时间。厚镜片载量大，但并不能显著提高药液释放的时间和速度，通常选择镜片厚度为0.1mm左右。另外，药物的浓度、分子量的大小均会影响镜片的药物载量和释放速度。常用于急慢性青光眼，利用镜片释放毛果芸香碱等拟胆碱类制剂；角膜炎症等眼前段疾病，利用镜片释放抗生素；角膜屈光手术后，利用镜片释放皮质激素等。

六、治疗性接触镜使用的注意点

治疗性镜片主要用于有疾病的角膜，故对一般接触镜所致并发症的易感性增加，常见并发症有镜片耐受性差、角膜新生血管、角膜水肿、角膜感染等。导致这些情况的产生，可

笔记

能有病人眼局部疾病的因素,也有可能为镜片本身的因素,如配适不良、镜片沉淀、镜片透氧性能差等,或者由于配戴者操作不当、护理欠妥所致,故必须严格进行随访。如出现眼部严重并发症,镜片的使用不是有利于眼疾病的恢复,则必须停止配戴镜片。

软性治疗性镜片主要用于角膜变薄、眼表异常、角膜内皮病变、伤口愈合等。治疗性镜片使用的主要目的是减轻疼痛、机械性保护作用以及上皮固定、促使上皮愈合,减轻疼痛和术后局部反应、保持角膜湿润性。很多情况下需要连续配戴接触镜3~4周,甚至3个月,所以对透氧性能要求较高,含水量太高镜片在干眼病人不合适,而太薄的镜片由于角膜不规则性则定位差,所以很多情况下应以使用透氧性能较高的抛弃型硅水凝胶镜片为主。

有些情况镜片是一次性使用,直至疾病愈合,取下镜片。而有些情况下镜片必须定期取下,进行清洁处理后再戴上。配戴治疗性镜片病人必须在戴后1天、1周、1个月以及3个月进行随访,如有镜片破损随时更换,配戴早期必须局部使用抗生素。

第四节 彩色美容治疗性接触镜的配戴

接触镜的作用不仅在于屈光矫正、治疗眼表疾患,同时兼有美容和提高视觉效果的作用,在某些特殊眼前节疾病中有很好的应用。此种情况通常使用的是彩色(染色)镜片。彩色镜片作为一种修复器具,主要用于严重损伤、变形眼,其目的是改善外形、增进视力,如角膜白斑、无虹膜症、无法手术的白内障等。另外完全不透明的镜片也有用于弱视眼作遮盖用。

此种美容镜片为不透明彩色镜片(opaque tinted lens),其设计的目的是完全改变眼的颜色。一般镜片彩色区为同心环形,通常有蓝色、绿色、灰色及褐色等,外表上仿制虹膜纹理,此彩色区域完全或部分阻挡了光线的进入,故能改变原虹膜颜色,而瞳孔3~4mm区则为透明区。此种镜片主要用于化妆,也用于先天性虹膜缺损、手术性虹膜缺损等,减少进入眼内的光线,减少病人眼的刺激症状。另外还有一种不透明镜片,瞳孔透明区的大小根据患眼角膜瘢痕的部位和大小作调整,可为1.5~6mm不等,如瘢痕较大,且患眼无视力,瞳孔区可为完全黑色。

一、临床应用介绍

1. 角膜白斑、无法手术的白内障以及严重变形的眼球 此类病人视功能很差,甚至无光感,配戴接触镜的目的是为了改善外观。可根据病人正常眼虹膜颜色选择匹配的不透光彩色镜片,如果白斑较大,可选择瞳孔区全黑的镜片。

2. 人工瞳孔(artificial pupil)的作用 采用中心部有2~3mm透明的瞳孔区,中心区外为不透明的棕色或其他色彩的彩色镜片,主要用于先天性无虹膜症、白化病、外伤性瞳孔散大或虹膜缺损等。配戴彩色镜片可阻挡过多的光线进入眼内,减少强光刺激,缓解畏光等症状。另外,中央较小的瞳孔区可形成人工瞳孔,有增加景深的作用,对提高视力,改善视觉质量有作用。

3. 用于治疗弱视(amblyopia) 健眼配戴不透明镜片,起到遮盖作用,且遮盖完全,不影响外观,解除健眼对弱视眼的竞争,利于弱视眼的训练和康复。

二、彩色美容治疗性接触镜的验配

彩色美容治疗镜片的参数同一般无色镜片,且镜片着色并不影响镜片的配适,故彩色镜片验配的基本步骤与一般无色镜片相同。

笔记

1. 术前检查常规 同一般接触镜验配。

2. 试戴镜片参数选择 同一般接触镜验配，须注意新旧镜片的色彩可能不同，选择色彩需考虑双眼的一致性。根据病变情况选择中央瞳孔透明或黑色。彩色镜片的无色瞳孔区若大于瞳孔，虹膜的边缘时时暴露，则不美观。若小于瞳孔，则镜片的彩色影响配戴眼的视野，故应根据配戴眼瞳孔的直径选择合适的镜片的无色瞳孔区直径，如系人造瞳孔特别要注意双眼瞳孔大小的一致性。

3. 镜片配适评价 理想配适如下：

（1）完全的角膜覆盖。

（2）良好的中心定位。

（3）镜片无色瞳孔区与配戴者瞳孔区一致，定位良好。

（4）双眼外观协调一致。

（5）在眼球转动时，镜片有 0.5~1.0mm 的相对运动。

（6）配戴舒适。

（7）有比较满意的外观视觉效果。

（8）如有视力眼则获得相对满意的视力。

4. 制订镜片的护理和随访计划。

三、彩色美容治疗性接触镜配戴相关问题的发现与处理

1. 颜色的匹配 必须确保两眼外观上的协同性，如系双眼使用建议同时更换镜片，尽可能采用同一生产批号的镜片。

2. 镜片的老化 同无色镜片一样，由于镜片的反复操作、使用护理液、环境因素以及镜片沉淀等因素均会导致镜片的老化破损，镜片的材料以及染料在长期暴露于紫外线环境中会发生降解，故必须定期更换镜片。

3. 褪色 接触一些化学物质会导致镜片颜色的部分或全部减少，常见的化学物质有氯化物、过氧苯甲酰等，故在镜片护理系统中应尽可能避免接触这些物质或降低浓度。

4. 镜片沉淀形成 不透明镜片易在表面形成沉淀，必须进行正常的镜片护理，较频繁使用酶蛋白清洁系统。

由于美容治疗性镜片的配戴者一部分可能没有视功能，而忽略镜片的护理程序，导致一些并发症的产生，所以，仍必须强调必要的镜片护理。

第五节 接触镜特殊应用的验配案例与处理

验配案例一

一般情况：病人，男性，26岁，双眼 LASIK 术后 2 年，主诉右眼视力下降半年。裂隙灯检查未示明显异常，眼底检查未见异常。相关检查如下：

	右眼	左眼
裸视视力	0.1	0.6
验光	−8.00DS = 0.3	−2.00DC×130 = 1.0
角膜地形图检查	图 8-11	图 8-12
中央 K 值	42.25D@90/46.25D@180	37.00D@90/38.25D@180
角膜厚度（μm）	400	479

笔记

　　分析与处理：根据病人主诉以及临床检查结果，目前诊断为双眼 LASIK 术后，右眼继发圆锥角膜。病人对左眼视力尚满意，要求不戴镜。右眼选择为圆锥角膜设计的 RGP 镜片，经过试戴镜片，进行参数调整以及戴镜验光，最后订镜片参数为：16.50/9.8/6.70，矫正视力为 0.5。

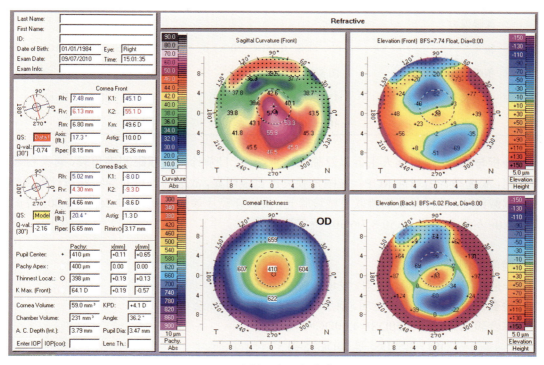

图 8-11　案例一右眼角膜地形图

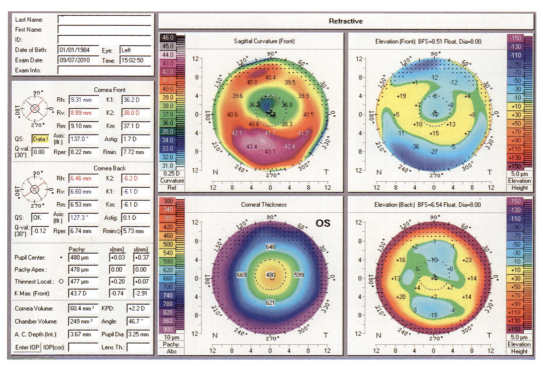

图 8-12　案例一左眼角膜地形图

笔记

验配案例二

一般情况：病人，男性 18 岁，主诉双眼视力下降，左眼尤明显 1 年余。眼前节检查：右眼未见明显异常，左眼检查见下方角膜局部向前突出，眼底检查未见异常。检查如下：

	右眼	左眼
裸眼视力	0.05	0.05
验光	−3.75DS/−0.75DC×70 = 1.0	−1.50DS/−7.25DC×105 = 0.5
角膜地形图检查	图 8-13	图 8-14
中央 K 值	43.50D@90/43.50D@180	43.25D@90/49.25D@180
角膜厚度（μm）	461	403

分析与处理：根据病人主诉以及临床检查结果，目前诊断为双眼圆锥角膜，病人右眼尚为早期，故选择普通球性 RGP。左眼角膜突出已很明显，故选择圆锥角膜特殊设计的 RGP，经过试戴镜片，进行参数调整以及戴镜验光，最后订镜片参数为：右眼 3.25/9.0/7.80，矫正视力为 1.0；左眼参数为 12.50/8.7/6.30，矫正视力为 1.0。

验配案例三

一般情况：病人，男，21 岁，发现戴镜视力下降二年

检查：双眼角膜膨隆，透明，前房中深，晶状体透明，余（−）

综合验光：OD：−4.50DS/−4.00DC×5=0.2

OS：−3.50DS/−2.00DC×5=0.5

角膜曲率计：OD：error

OS：7.80mm@14/7.49mm@104

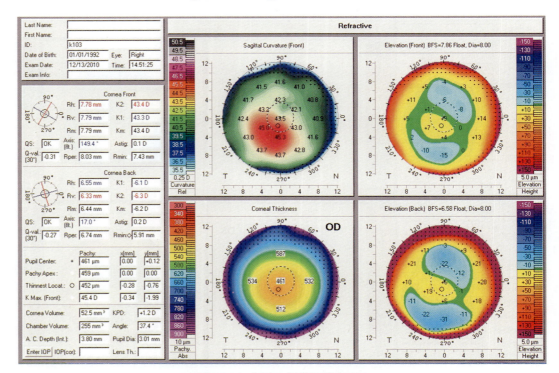

图 8-13　案例二右眼角膜地形图

笔记

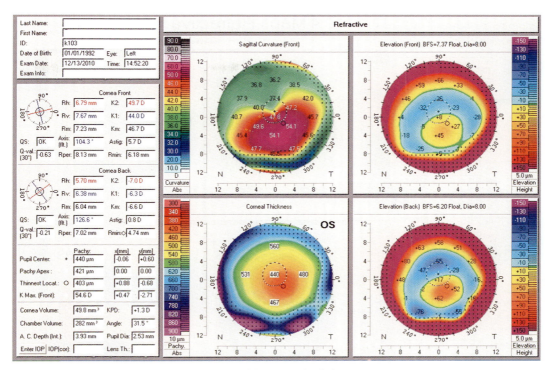

图 8-14　案例二左眼角膜地形图

角膜地形图检查结果见图 8-15，8-16。

RGP 处方：OD：Hiline　　−6.00/8.7/7.00=0.7

　　　　　　OS：Menicon 非球面　−4.75/9.2/7.70=1.0

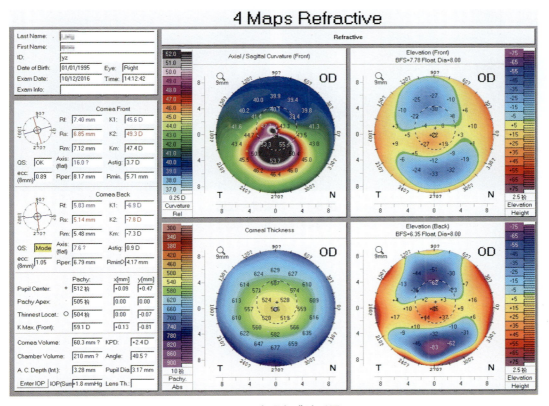

图 8-15　右眼角膜地形图

8-1

二维码 8-1
扫一扫，获取
更多案例分
析

8-2

二维码 8-2
扫一扫，测一
测

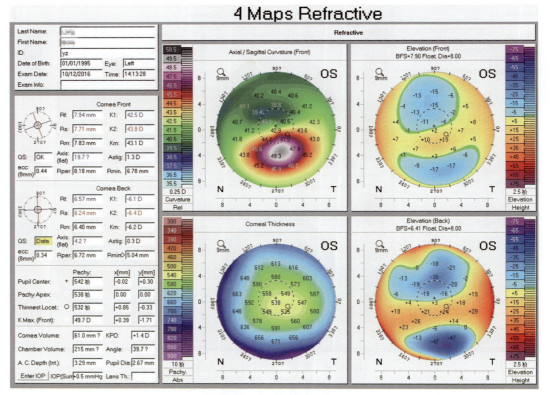

图 8-16　左眼角膜地形图

镜片配适见图 8-17。

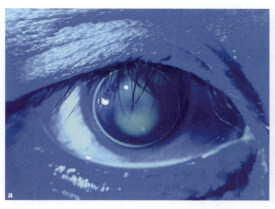
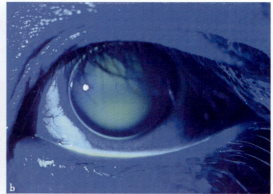

图 8-17　双眼镜片配适
a. 右眼　b. 左眼

（瞿小妹）

笔记

第九章

接触镜验配：特殊人群和特殊需求

本章学习要点

- 掌握：儿童接触镜的验配要求；接触镜矫正老视的方法和验配要求；单眼视的定义、适用范围。
- 熟悉：无晶体眼的特点和验配要点；屈光参差采用接触镜矫正的光学优势；色盲片的验配。
- 了解：单眼视角膜接触镜的验配和问题处理；双焦和多焦点接触镜的特点和验配；低视力接触镜的配戴。

关键词 儿童验配 无晶状体眼 老视 屈光参差 低视力

本章主要讲述接触镜在改善视功能方面的特殊应用，包括在儿童、老视、无晶状体眼、屈光参差、低视力和色盲等特殊人群的应用。所谓特殊是指除了需要遵循接触镜验配的一般原则，还需要结合配戴者特殊的生理、病理特点进行验配，例如，在儿童和老视人群的应用。接触镜的临床应用也有其特殊性，例如，在北美等地，老视人群接触镜的应用已比较广泛，而我国才开始起步，相信随着现有接触镜配戴人群年龄增大，我国老视人群接触镜的应用也会明显增加。其特殊性还表现在一些特殊人群，虽然现代眼科已高度发达，但仍然无法解决他们的视功能的问题，而采用接触镜却能部分或很大程度上改善其功能，如婴幼儿无晶状体眼、色盲和低视力人群。因此，本章的学习应抓住接触镜在改善视功能方面的特殊性这条主线。

第一节 儿童与接触镜

随着接触镜材料和验配技术的进展，越来越多人关注接触镜在儿童中的应用，目前儿童配戴接触镜已成为可能，无论是青少年还是小学阶段的儿童，甚至是出生几周的婴儿都可以成功配戴接触镜，儿童配戴接触镜跟成人比较具有一定的特殊性，以下对儿童配戴接触镜的适应证、验配前检查、镜片种类、验配要点和研究进展等方面进行阐述。

一、儿童接触镜验配的适应证

儿童时期是视功能发育的关键时期，基于光学上和视觉发育上的需要，很多时候必须选择接触镜作为光学矫正的方法，应按照适应证为儿童配戴合适的接触镜。

（一）光学矫正作用

1. 远视 与框架眼镜比较，接触镜矫正中高度远视具有光学的优势，包括像的放大率变化较小，有效视野较宽，避免框架镜的环形视野盲区以及成像畸变，因此，对于中高度远

笔记

视、远视性屈光不正性弱视等具有良好的光学矫正效果，对于儿童是较理想的选择。

2. 近视 中高度近视儿童若配戴框架眼镜，由于框架镜存在放大率的变化，成像畸形和棱镜效果等难以适应，如果采用接触镜矫正可以避免以上光学问题。

3. 散光 散光较大时如果采用框架镜矫正，由于相互垂直的两条子午线成像放大率差异，导致物像畸形，较难适应。如果采用接触镜矫正，则不存在上述问题。如果是不规则角膜散光，如儿童角膜外伤后，球形角膜等引起的不规则散光，可以采用 RGP 镜矫正，矫正视力较框架镜有明显提高。

4. 屈光参差（anisometropia） 为了使视网膜成像大小接近，对于轴性为主的屈光参差，框架镜是最好的矫正方式，如果是屈光性为主，接触镜是最好的矫正方式。

5. 无晶状体眼的矫正 先天性白内障儿童术后，由于幼儿的屈光系统处于变化中，早期不宜植入人工晶状体（intraocular lens）。部分外伤性白内障术后植入人工晶体可能存在危险。因此上述情况需要采用框架镜或者接触镜矫正，但由于晶状体摘除后如果配戴框架眼镜，视网膜像将增加20%～50%，如戴接触镜，则范围在2%～5%之内。

（二）治疗作用

1. 促进角膜上皮愈合 配戴治疗性接触镜可保护角膜创面，促进角膜表面的纤维蛋白聚集形成支架，以帮助上皮细胞在角膜糜烂面上的生长。可作为绷带镜用于儿童化学烧伤、复发性角膜糜烂。

2. 机械保护作用 上睑下垂术后早期眼睑闭合不全，可以使用绷带镜起保护作用，避免暴露性角膜炎。

3. 双眼视觉异常 调节性内斜视等，由于远视儿童配戴等效的接触镜所需的调节需求低于框架镜，因此对于矫正调节性内斜视有积极的作用。

4. 治疗弱视 弱视的遮盖往往由于视觉或者心理的因素，配戴眼罩遮盖时患儿的治疗依从性较差，可以采用健眼配戴不透明接触镜，起到遮盖作用，且遮盖完全，不影响外观，解除健眼对弱视眼的竞争，利于弱视眼的训练和康复。

5. 眼球震颤（nystagmus） 由于接触镜随着眼球转动而转动，使得眼球震颤时仍然可以通过镜片的光学中心视物，减少成像的畸变，增进视力。

6. 瞳孔重塑 眼外伤儿童由于虹膜根部离断导致多瞳症和畏光，或者白化病儿童由于虹膜、脉络膜色素缺乏，畏光显著，可应用带有虹膜色彩的接触镜，减少患眼的刺激症状，改善多瞳症状，从而改善外观，提高视力。

7. 美容性 由于眼部的异常会造成学龄期儿童的心理负担，采用医学美容性接触镜可以解决上述问题。适应证包括角膜白斑、虹膜异色症等。

二、儿童接触镜验配前检查

（一）问诊

配戴前与患儿父母的沟通非常重要，包括向患儿父母询问病史，了解小儿眼部的特征，全身病史和家族史等。同时需要向患儿父母解释配戴接触镜的优点和可能存在的不良反应，儿童接触镜的配戴和护理需要其父母的协助和监督，因此父母的理解和配合非常重要。

（二）眼部检查

为儿童验配接触镜需要获得他们的信任，并且验配者需要有足够的耐心进行检查，配戴前检查包括：

1. 眼前段和眼底检查 了解是否存在配戴接触镜的禁忌证，可采用裂隙灯检查和直接检眼镜检查，但裂隙灯检查需要儿童能够配合，如果配合困难可以采用手持式裂隙灯或者

笔记

带光源的放大镜帮助检查。

2. 视力检查　检查儿童较难配合，可根据年龄采用适合儿童的视力检查。对于婴幼儿可采用视动性眼震和选择性观看的方法来测量视功能，Teller 视力表的使用可对认知能力较差，表达能力欠缺的婴幼儿视力的检测进行定量的分析。2～4 岁的儿童，一般在家长的指导下可以用 E 字视力表，如不会，可选用图形视力表。5 岁以上的儿童，可以使用 E 字视力表检查。

3. 屈光状态检查　一般采用睫状肌麻痹（cycloplegia）客观检影结合主觉验光法进行儿童的屈光状态检查。婴幼儿无法配合检查可口服水合氯醛（chloral hydrate）后客观检影验光。如无法进行验光者根据年龄选择正常人群的屈光度数作为参考。通常出生时屈光度 +2.20D，1 岁屈光度 +1.50D，3 岁屈光度 +1.30D，5 岁屈光度 +1.20D。

4. 角膜曲率检查　采用角膜曲率仪或者角膜地形图检查确定角膜曲率，不合作者采用正常人群的角膜曲率值作为参考。刚出生时角膜曲率为 47.00～50.00D，随后角膜逐渐扁平，3～4 岁时角膜曲率为 44.00～45.00D。

5. 角膜直径检查　出生时角膜平均直径为 9.8mm，至 3 岁时可达成人直径。

三、儿童接触镜的类型

对于儿童尽可能选择透氧率高而且能够过夜配戴的镜片，以减少摘戴的次数和避免眼部损伤。

（一）硅弹性镜

硅弹性镜片具有较高的透氧性（Dk 值大于 200），可以保证过夜配戴，但是硅弹性镜片表面疏水，湿润性极差，镜片容易与角膜粘连，导致摘镜困难和角膜上皮剥脱。目前使用的镜片通常经过表面的湿润性处理，在一定程度上缓解了镜片与角膜的粘连，提高了临床应用性。

（二）硬性透气性接触镜

硬性透气性接触镜（RGP）镜片材料透氧性高，可以矫正较大程度的散光，镜片基弧可按设计要求定做，适用于婴幼儿基弧和屈光度需定制者。镜片的摘戴和操作相对简单，镜片抗沉淀性能好，护理相对简单，在儿童中的使用是较好的选择。

（三）硅水凝胶镜

硅水凝胶材料制造的软性接触镜，透氧性明显提高，同时保持软性接触镜的配戴舒适性，镜片附着性佳，不易脱出，适合儿童活动多的特点，并且透氧性高，能够过夜配戴，提高患儿配戴的依从性。目前有些硅水凝胶材料的镜片基弧和屈光度可以按照设计要求定做，适用于儿童基弧和屈光度需要定制者，是目前儿童接触镜配戴的首选。

（四）水凝胶接触镜

水凝胶接触镜即水凝胶材料的软镜，镜片配戴较舒适，附着性好，镜片不容易从眼内脱出，所以更适合于儿童喜欢活动的特点。但由于材料透氧性不高，只能用于日戴方式，屈光度高的患儿如无晶状体眼等配戴后需警惕引发角膜新生血管等角膜缺氧的改变。

（五）其他镜片

其他包括巩膜接触镜、Piggy-back 镜、软 - 硬结合镜片（hybrid softperm lenses），在某些严重的不规则角膜，如果 RGP 镜配适不良无法解决，可考虑用上述特殊镜片，可以改善镜片的中心定位、配适状态以及舒适度。

四、儿童接触镜的验配要点

（一）戴镜时机

儿童配戴接触镜的时机根据临床的情况确定。如果涉及角膜的手术，术后需要配戴接

笔记

触镜者必须待伤口愈合，一般在术后 1～3 个月，此时角膜屈光力基本稳定，刺激征已明显减轻或者消失。现代超声乳化白内障手术，角膜伤口愈合时间较短，角膜屈光力恢复迅速，国外目前有些先天性白内障直接在手术中配戴高透氧的硅水凝胶接触镜，可以尽早提高视力和建立双眼视觉。

（二）验配参数

确定儿童接触镜的验配参数要求与成人验配接触镜类似，例如软性接触镜基弧为平均角膜曲率平坦 10%，验配关键是配戴前参数的测定，如果儿童不能配合检查，可以根据年龄参考经验值。

（三）戴镜时间

根据镜片的类型制订配戴计划，普通软性接触镜材料透氧性较低，只能日戴，初戴时需要从 4 小时开始，逐渐增加配戴时间，睡眠时需要摘镜，特别是有些无晶状体眼度数较高时。部分 RGP 镜和硅水凝胶镜片材料透氧性高，可以在儿童配戴适应期后考虑过夜配戴，增加儿童配戴的依从性，但需要密切观察不良反应。

（四）父母宣教

父母对于儿童配戴接触镜的动机和理解，对接触镜操作的熟练程度，直接影响儿童配戴接触镜的成功率。因此，需要在配戴前与家长沟通，对家长进行教育和培训，使其理解戴镜的动机和作用，了解可能存在的不良反应。在配戴学习时可以让父母互相练习，熟悉操作步骤后给儿童配戴，给儿童配戴时，可以在儿童早晨未醒前，摘镜在睡眠后。戴镜后监护异常情况的发生，严格按照随访计划复查，确保儿童能够安全舒适地配戴接触镜。

五、儿童接触镜验配的研究进展

（一）儿童配戴软性接触镜的研究

2007 年美国一项多中心研究（contact lenses in pediatrics，CLIP study），对比了 8～12 岁儿童与 13～17 岁青少年屈光不正者配戴软性接触镜 3 个月的情况，发现儿童可以和青春期孩子一样熟练地进行配戴，儿童和青少年都反映戴着接触镜使他们更容易参加到体育、舞蹈等活动中。研究儿童屈光不正问卷调查评分（pediatric refractive error profile，PREP）显示，配戴接触镜可提高儿童和青少年的生活质量。2010 年美国另一项多中心研究（adolescent and child health initiative to encourage vision empowerment，ACHIEVE），3 年的研究结果显示儿童青少年配戴软性接触镜，生活质量的评分高于框架眼镜，主要表现在活动、外观、视觉矫正质量等三方面。新加坡 2009 年 CLIP 的研究也显示，绝大部分需要矫正视力的新加坡儿童能够成功配戴日抛型接触镜，与之前在美国开展的一项儿童配戴接触镜的研究相似。近年来，软性双焦点接触镜逐渐应用于儿童近视控制的研究中。Walline、Lam、Sankaridurg 等的研究都得出相似的结论，与配戴单焦点软性接触镜或单焦点框架镜相比，软性双焦点接触镜对儿童近视进展的延缓程度平均可达 46%。

（二）硬性透气性接触镜对青少年近视防治的作用

硬性透气性接触镜（RGP 镜）由于具有良好的光学性能、高安全性等特点。早些年的研究认为 RGP 镜可用于阻止或者延缓儿童近视进展，例如，Khoo 等 3 年的研究结果显示配戴 RGP 镜者等效球镜度每年增加 0.42D，而配戴框架眼镜组等效球镜度每年增加 0.78D，且配戴 RGP 镜组眼轴增长较对照组慢，结果均有显著性差异。以往研究存在一定的局限性，包括研究对象存在较高的脱失率，部分研究显示对象的脱失率达到 40%～50%；对照组基线的条件不匹配；测量方法的准确性、配适状态评估差异；研究设计缺乏随机性等。在后续的临床随机研究中显示 RGP 镜并不能延缓眼球的生长。Katz 等报道新加坡 2 年的研究结果显示，RGP 组与软性接触镜组近视进展和眼轴增长的差别无显著性差异。2004 年美

笔记

国 CLAMP 研究小组对 116 例 8～11 岁青少年的近视进展情况进行了 3 年研究,结果显示,RGP 镜组近视度数增加了 1.56D,单焦点软性接触镜组则增加了 2.19D,两组差别有显著性,但两组眼轴增长无显著性差异,由此认为 RGP 不能产生有临床意义的延缓儿童近视进展的作用。

（三）角膜塑形镜在矫治近视中的应用

现代的角膜塑形镜由于高分子合成材料的应用以及电脑验配及加工技术的进步,配戴后短期内提高视力,在矫正屈光不正方面具有一定的优势。有研究发现儿童配戴角膜塑形镜后在一定程度可缓解近视的加深,美国 Walline 等随访 29 个 8～11 岁的儿童 6 个月后,发现角膜塑形镜能暂时减少近视度数,且安全有效。香港 Cho P 等的研究发现,与框架眼镜相比,配戴角膜塑形镜 12 个月可以减慢眼轴的生长,从而减缓近视的进展。并且在其后续的研究中观察到,即使在已发展为高度近视的儿童,角膜塑形镜仍然有控制近视进展的作用,这说明角膜塑形镜矫正近视不仅仅是角膜变平的作用。有关角膜塑形镜验配方面的内容详见本书第六章。

第二节 老 视

随着年龄增大而出现的生理性调节减弱称为老视（presbyopia）。老视症状一般在 40 岁开始出现,表现为阅读和近距离工作困难。通常认为远视眼、从事精细近距离工作者、使用某些药物（如胰岛素）对睫状肌产生影响者有可能较早出现老视症状。

随着社会的发展,年龄大于 40 岁的人群比例逐渐增加,其中绝大多数需要老视的矫正（表 9-1）。目前,老视眼的矫正方法包括使用框架眼镜、接触镜和手术等三大类,而现阶段主要是采用框架眼镜矫正,只有少数使用接触镜。有文献报道,在美国约有 100 万人采用接触镜矫正老视。随着人们对接触镜认识的提高以及以往配戴接触镜者对老视接触镜矫正的需求,还有由于老视接触镜设计、加工工艺和验配水平的提高,老视眼的接触镜矫正必将占有更加重要的地位。

表 9-1 Donder 人调节幅度表

年龄（岁）	调节幅度（D）
10	14.00
20	10.00
30	7.00
40	4.50
50	2.50
60	1.00
70	0.25

一、老视者验配接触镜的眼部特征

老视者由于年龄的关系,其眼部解剖结构和生理功能均将发生相应变化,在接触镜验配过程中应特别引起注意。

（一）角膜和睑缘的敏感性降低

角膜知觉和睑缘的敏感性随着年龄的增大而降低,这一方面可以减少异物感,增加接触镜配戴的舒适度;但另一方面,如果有接触镜相关的眼部并发症发生,则眼部刺激症状可能不太明显而延误诊治。

笔记

（二）眼睑张力减弱

年龄增大，眼睑皮肤的弹性将降低，眼轮匝肌的张力将下降，眶部脂肪也可能减少，这些因素可导致老年人眼睑张力减弱或上睑下垂，从而影响老视接触镜的中心定位及镜片移动度，验配过程应该根据老年人眼睑的此特征调整接触镜镜片的基弧和直径。

（三）泪膜的变化

中老年人的泪腺可能出现部分萎缩，结膜杯状细胞数量和睑板腺分泌均可能减少，这些结构和功能上的变化可能导致泪液分泌量的减少和（或）泪膜稳定性的降低，从而有可能影响老视接触镜的成功验配。可选用抛弃型接触镜并适当补充人工泪液。

（四）角膜内皮细胞数量和功能的改变

随着年龄增加，角膜内皮细胞数量和六角形细胞比率均下降，角膜内皮的功能也降低，老年人角膜需氧增加，同时对缺氧的耐受性降低，因此需选用透氧性高的接触镜。

（五）瞳孔变小

瞳孔直径随着年龄的增大而逐渐变小，这一特点在验配多焦点老视接触镜时应注意。

二、老视的接触镜矫正

老视眼选择接触镜矫正可采用接触镜联合框架眼镜、单眼视接触镜、改良的单眼视接触镜、双焦或多焦点接触镜。

（一）接触镜的适应证

不管采用何种方式的接触镜矫正老视，其验配成功与否跟配戴者的选择有很重要的关系。一般认为：

1. 正在配戴或既往配戴过接触镜、眼部健康状况良好、泪膜破裂时间（BUT）大于10秒的老视人群采用接触镜矫正老视成功的可能性最大；

2. 低度屈光不正或正视眼、BUT在6～9秒之间、没有配戴过接触镜但很愿意尝试的老视人群采用接触镜矫正老视成功的可能性比较大；

3. BUT小于5秒、希望远近视力均很好、卫生状况不佳、依从性不好、角膜不规则的老视人群采用接触镜矫正老视成功的可能性则比较小。

（二）接触镜联合框架眼镜矫正老视

接触镜联合框架眼镜矫正老视是用接触镜矫正远距或近距视力，同时联合框架眼镜矫正近距或远距视力，可分为远用接触镜联合近用框架眼镜和近用接触镜联合远用框架眼镜两种类型。

1. 远用接触镜联合近用框架眼镜 远距离使用普通接触镜矫正视力，近距离采用框架镜矫正视力。适应证与非适应证与验配普通接触镜相同。采用此方法在近距离和远距离均可获得良好的光学矫正，有立体视，验配成功率高，但在视近时需配戴框架眼镜，不方便。

验配流程：

（1）测远用屈光度、近附加和调节幅度。

（2）按远用屈光处方进行接触镜试戴，配适评估，片上验光。

（3）验配近用框架眼镜，并进行校配。

（4）指导正确戴镜、摘镜和镜片护理。

（5）告知相关注意事项、制定随访计划。

验配流程注意事项：

（1）按常规方法验配远用接触镜，验配过程避免负镜过矫和正镜不足。

（2）在配戴远用接触镜的基础上戴镜验光和测量调节量，验配近用框架眼镜。

笔记

2. 近用接触镜联合远用框架眼镜

远距离用框架眼镜矫正视力，近距离工作用接触镜矫正视力。适应于全天需要近距离或中间距离工作的人群，其他适应证与非适应证与验配普通接触镜相同。此方法的优点包括：近距离和远距离均可获得良好的光学矫正，有立体视；验配成功率高。但采用此方法在视远时需要配戴框架眼镜，不方便。

验配流程：

（1）测远用屈光度、近附加和调节幅度。

（2）确定近用屈光处方进行接触镜试戴，配适评估，片上验光。

（3）验配远用框架眼镜，并进行校配。

（4）指导正确戴镜、摘镜和镜片护理。

（5）告知相关注意事项、制定随访计划。

验配流程注意事项：

（1）按常规方法验配视远用接触镜，在此基础上视近用附加正镜获得较好的近距离和中间距离视力，制定近用接触镜的处方。

（2）在配戴近用接触镜的基础上戴镜验光，获得远用框架眼镜处方。

（三）单眼视接触镜矫正老视

单眼视（monoblepsis）接触镜矫正老视是指一眼用接触镜矫正作为视远，另一眼用接触镜矫正作为视近。双眼不管近距离或远距离视物，双眼由于都具有一定的焦深和景深，均可获得比较清晰的物像。由于大脑视皮质选择性抑制模糊物像而接受另一眼的清晰物像，因此配戴者不需要再配戴框架眼镜，而在视远或视近时均可获得比较清晰的物像。采用单眼视接触镜矫正老视，可以通过一眼获得清晰的视近物像而另一眼获得清晰的视远物像；验配简单；方便、美观、经济；验配成功率较高，可达到 60%～80%。但采用此方法矫正老视可能降低部分立体视；在老视近附加度数增加时中间距离视力可能下降；此方法不适于弱视眼；另外，此方法需要一定的适应时间。

1. 影响单眼视接触镜验配成功与否的因素

（1）年龄：临床研究资料表明，年龄在 40～49 岁的老视者，配适单眼视接触镜的成功率较高，应尽可能在老视发生早期即使用单眼视接触镜的矫正方法，以提高成功的机会。

（2）近附加屈光度：近附加屈光度在 +1.00～+1.75D 时，采用单眼视接触镜的矫正方法对立体视的影响较小，验配成功率较高。

（3）原有屈光不正的矫正方法：原有屈光不正如果用接触镜矫正者，则采用单眼视接触镜矫正老视的验配成功率较高。

（4）职业和视觉习惯：近距离工作为主的人群验配单眼视接触镜的成功率较高；而习惯远距视力者或立体视要求较高的职业，则验配单眼视接触镜的成功率较低。

2. 单眼视接触镜的验配流程

（1）视远和视近眼的确定：通常将优势眼作为视远，将非优势眼作为视近。判断优势眼的常用检查方法是卡洞法，详细请参考本系列教材《眼视光学理论和方法》中相关章节。也可以将远视力较差的眼作为视近；如果有屈光参差则将近视度数更高的眼作为视近。也可采用雾视接受试验（blur acceptance test）确定视远和视近眼，具体方法是矫正被检者双眼远距视力，并让其注视远距视标，然后将准确的近附加度数的镜片交替置于双眼前，放置镜片后相对舒服的一眼作为视近眼，另一眼作为视远眼。

（2）视远眼验配接触镜：按常规方法为视远眼验配远用的接触镜。

（3）视近眼验配接触镜：按常规方法为视近眼验配远用的接触镜的基础上，加上近附加度数作为视近眼接触镜的屈光力，其他参数不变，为视近眼验配近用的接触镜。

笔记

（4）适应：视远与视近眼准确验配接触镜后，让被检查者视远物以及近距离阅读约20～30分钟，了解被检查者视远和视近物是否舒适并在必要时作出一定的调整。

（5）随访指导：指导单眼视接触镜配戴者进行至少2周的适应期，除避免夜间驾驶外，其余活动与平常无异。并随访了解配戴者是否存在视觉问题和有无接触镜配戴相关并发症的发生。

3. 单眼视接触镜验配的常见问题及处理

（1）视疲劳：采用单眼视接触镜矫正老视者，在进行近距离精细工作时，可能出现视疲劳症状。症状明显者可以在配戴单眼视接触镜的基础上配戴补偿性框架眼镜，具体方法是视远眼戴增加正度数的镜片，而视近眼戴平光镜片。

（2）夜间远距视力受影响：单眼视接触镜使用者在夜间光线较弱的情况下，注视远距物体时可能会产生眩光（glare），在视标周围出现光晕，从而影响远距视力，导致夜间驾驶困难等情况发生。症状明显者可以在配戴单眼视接触镜的基础上配戴补偿性框架眼镜，具体方法是视近眼戴增加负度数的镜片，而视远眼戴平光镜片。

（3）远距、中间距、近距离视物模糊：视远矫正不足和/或视近附加度数较低均可导致远距视物模糊，处理方法是准确矫正视远屈光不正或适当增加视远眼与视近眼的屈光度差。如果中间距视物模糊，可将近附加减去0.50D；或用改良单眼视接触镜，即为视远眼验配普通接触镜用于视远，为视近眼验配双光或多焦接触镜用于视近和中间视。如果视近模糊且为持续性，则需适当调整近附加屈光度或改用其他矫正方法；如果只在需要较好立体视的近距工作时出现视近模糊，则可以用补偿性框架眼镜矫正。

（四）双焦和多焦点接触镜

同一镜片上具有视远区和视近区的接触镜，称为双焦点接触镜（bifocal contact lens）。而在同一镜片上具有视远区、中间距和视近区的接触镜，则称为多焦点接触镜（multifocal contact lens）。双焦点和多焦点接触镜的验配较复杂，验配成功率仅30%～60%，且费用较高，但配戴者可保持双眼立体视。

1. 双焦和多焦点接触镜的类型 双焦和多焦点接触镜根据材料的不同可分为软性和硬性透气性接触镜；根据设计原理的不同可分为同时视（simultaneous vision）和交替视（alternating/translating vision）双焦和多焦点接触镜。根据设计形式的不同，双焦接触镜分为区域型、同心型和衍射型，而多焦接触镜分为非球面、同心型和衍射型（图9-1）；同时视和交替视设计的双焦和多焦点接触镜均可采用软性或硬性透气性材料加工制造。

（1）同时视双焦和多焦点接触镜：近距离物体和远距离物体能通过接触镜同时在视网膜上成像，配戴者的视觉系统将感知其中更加清晰的物像，此种类型的接触镜称为同时视双焦或多焦点接触镜。配戴同时视双焦和多焦点接触镜向任何方位注视时均可看清目标是其最大的优点。另外，同时视双焦和多焦点接触镜加工生产较容易，生产成本相对低，并且可采用高透氧材料，镜片透氧性好。但验配过程对镜片的中心定位要求较高，当镜片偏中心时，即使是轻度的偏离中心，均会影响视觉效果。而且，瞳孔大小对视觉效果的影响比较大，因此，不同光照情况下其视觉效果可能不同。

目前，常用的同时视双焦和多焦点接触镜包括：同心双焦点接触镜、非球面老视接触镜和衍射接触镜等多种镜片设计。

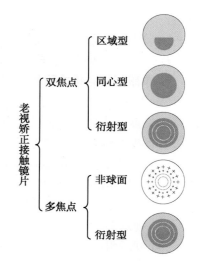

图9-1 双焦和多焦点接触镜的分类

同心双焦点接触镜（concentric bifocal contact lens）：在镜片光学区中央2～2.5mm区域设计为远焦或近焦区，而在其周围则相应设计为近焦或远焦区（图9-2），观察外界物体时，根据调整瞳孔区远焦和近焦区的比例而发挥其视远和视近的功能。

非球面接触镜（aspheric contact lens）：在镜片前表面或后表面设计为双曲线二次几何曲面，通常镜片中心为远焦区，由中心至周边近附加光度逐渐增加。一般来讲，镜片弧面的离心率（e值）越大，近附加的度数越高（图9-3）。

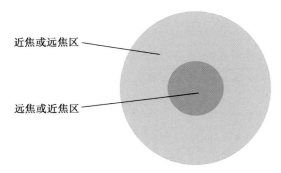

图9-2 同心双焦点接触镜设计：中央为远焦或近焦区，周围相应为近焦或远焦区

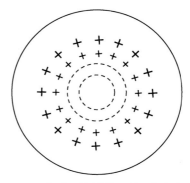

图9-3 非球面接触镜设计：由中心至周边近附加光度逐渐增加

衍射式接触镜（diffractive contact lens）：在镜片光学区中央4.5～5.0mm区域设计为由一系列同心不同屈光度光栅形成的衍射盘，可根据需要制成双焦或多焦。观察远距物体时，光波除通过远焦环聚焦成像外，其子波还通过互相干涉、传播形成衍射，填补远焦环之间的间隙，使配戴者能观察完整的远距物体；同样的原理并结合眼的调节可观察完整的近距物体（图9-4）。

（2）交替视双焦和多焦点接触镜：镜片设计为两个或两个以上不同屈光度的区域，通过眼球的注视方向与镜片相对位置的改变而达到清晰观察远距离、中间距离和近距离物体的目的，此种类型的接触镜称为交替视双焦和多焦点接触镜。交替视双焦和多焦点接触镜的光学效果好，是所有多焦点老视接触镜中光学效果最好的镜片设计，远距离和近距离视物均较同时视双焦和多焦点接触镜清晰，但其验配要求更高。

目前常用的交替视接触镜包括：区域双焦或多焦接触镜和非典型双焦接触镜。

区域双焦或多焦接触镜：镜片的光学区分为远焦区、近焦区和（或）中间距区域（图9-5）。利用眼睑的作用和眼球的运动，使配戴者通过镜片不同的区域清晰观察不同距离的外界物体。

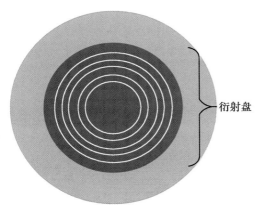

图9-4 衍射式接触镜设计：不同屈光度光栅形成的衍射盘

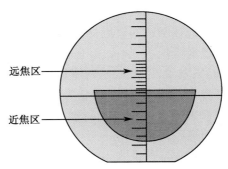

图9-5 区域双焦接触镜设计：光学区分为远焦区和近焦区

笔记

非典型双焦接触镜：为了解决区域双焦接触镜观察近距离物体时镜片不易上移的问题，有设计将镜片上方非光学区部分截边，使之形成三角形；或将镜片设计为由两个圆形光学区部分重叠组成，较大的光学区为近焦区且位于颞侧，小的光学区为远焦区。观察近距离物体时，配戴者向颞侧注视，镜片充分向鼻侧移动，此时近焦区位于瞳孔区；观察远距离物体时，配戴者向鼻侧注视，镜片恢复原位，则远焦区位于瞳孔区。

2. 双焦和多焦点接触镜的验配要点

（1）视力检查：照明度适中的环境下进行视力检查，包括远距离和近距离视力，在查单眼视力前先检查双眼视力。

（2）镜片选择：不同类型的双焦和多焦点接触镜各有不同的特点，可根据近附加屈光度的大小选择不同的镜片设计。通常低度近附加者可选择同心双焦或多焦老视镜，也可选择非球面老视接触镜；而高度近附加者则多选择区域双焦硬性接触镜、同心双焦或多焦软性接触镜。

（3）镜片配适：不同类型的双焦和多焦点接触镜配适要求也不同，应根据不同的镜片设计验配指南进行配适评估。对于同心双焦和多焦点、非球面老视接触镜，要求中心定位良好，镜片移动度不宜太大，配适应稍陡峭；而对于区域双焦接触镜，则镜片应稍向下偏位，镜片有一定的向上移动以利于视近，配适应稍平坦。

（4）诊断性试戴：诊断性试戴对于双焦和多焦点接触镜成功的验配有重要意义。

（5）随访指导：双焦或多焦点接触镜配戴者需定期随访了解配戴者是否存在视觉问题和有无接触镜配戴相关并发症的发生，以便及时调整和进行相应指导。

（五）改良单眼视接触镜

单眼视接触镜矫正老视眼具有验配简单、经济、验配成功率高的优点，但降低了部分立体视，中间距离视力可能下降。而双焦和多焦点接触镜验配较复杂，验配成功率低，且费用较高，因此，出现了改良单眼视接触镜矫正老视，具体方法是老视者一眼采用单眼视接触镜矫正近距视力或远距视力，而另一眼采用双焦或多焦点接触镜以加强其远距视力或近距视力。改良单眼视接触镜可改善远距离、中间距离和近距离视力，验配单眼视、双焦或多焦点接触镜失败者可试用改良单眼视接触镜。

改良单眼视接触镜验配要点：

（1）通常为优势眼验配单眼视接触镜，非优势眼验配双焦或多焦点接触镜。

（2）近附加屈光度加在双焦或多焦点接触镜片上。

三、老视眼接触镜应用的研究进展

近年，随着人们生活质量的不断提高，老视接触镜的需求也越来越多，其镜片设计、加工工艺和验配水平也随着研究的深入而不断发展。主要进展表现在多焦点镜片的改进和临床应用研究。Jill Woods 等通过对多焦点接触镜和单眼视接触镜的视觉效果研究，结果发现单眼视接触镜的远近视力优于多焦点接触镜，而多焦点接触镜在变焦以及驾驶等日常生活中表现更佳，且病人主观评价更好。Zlotnik 等观察了增加焦深接触镜应用于老视眼的效果，结果发现，老视眼配戴增加焦深接触镜能同时提高远近视力和对比敏感度，而且对视野没有影响。Bennett ES 等认为，虽然老视接触镜的研究进展明显促进了其临床应用，但是从全世界范围来看，单眼视和多焦点老视接触镜的应用仅占接触镜配戴者的少数，仍需进行相应的推广。Jones 等的研究认为，老视接触镜的临床应用推广与验配者的主动介绍有很大的关系。在接下来的10～20年，老视接触镜一定会有更大的发展，我们国家更是如此。但是，Chu 等的研究表明，夜间驾驶时，配戴多焦点老视接触镜看清路标的距离比配戴渐进多焦点框架镜要短，而且，反应时间延长，这些均要在临床应用过程中引起重视。随着最初的

笔记

角膜接触镜配戴者的年龄增大，人们对于视觉和生活质量要求的提升以及角膜接触镜的设计、制作水平的发展，老视角膜接触镜将逐渐成为老视矫正的一种主要选择方式，其配戴人群在未来的数十年内将可能大幅增长。

第三节　无晶状体眼

由于外伤、手术或先天异常所致的晶状体缺如，而又因各种原因没有植入人工晶状体的眼称为无晶状体眼（aphakic eye）。由于失去了晶状体对光线的汇聚作用，平行光线经过无晶状体眼后，聚焦于视网膜后，表现为高度远视。这种异常的屈光状态，可通过人工晶状体植入、角膜屈光手术等手术的方法进行矫正；不宜手术矫正者，可采用框架眼镜、接触镜等非手术的方法解决其屈光不正的问题，但单眼无晶状体眼由于屈光参差太大，不能用框架眼镜达到预期的矫正效果，这时，接触镜则可发挥不可替代的作用，具有很好的临床应用价值。

一、无晶状体眼应用接触镜矫正的特点

1．多为婴幼儿使用，随着人工晶状体植入手术的日益成熟和人工晶体材料、设计和加工工艺的改进，绝大部分成年无晶状体眼病人可选择Ⅰ期或Ⅱ期人工晶体植入，只有极少数需要接触镜矫正。由于婴幼儿的屈光系统尚处于发育和变化之中以及手术本身的并发症，所以，婴幼儿无晶状体眼多采用非手术的方法矫正，其中，接触镜发挥了很重要的作用，特别是对于单眼无晶状体眼，其作用更是不可替代。由于年龄的关系，婴幼儿无晶状体眼接触镜的验配、护理和复查都有一定的难度，也有其自身的特点，应引起注意。

2．无晶状体眼应用接触镜矫正有很多优点，首先是其放大倍率小，约为 5%～10%，物像失真小，特别是单眼无晶状体眼配戴接触镜可保持双眼物像的融合和双眼视的功能；其次，接触镜还具有可矫正不规则散光、矫正视力好、不影响视野、无成像畸变、适应于双眼和单眼无晶状体眼等优点。但接触镜护理较复杂，眼前节的急、慢性炎症不适宜配戴接触镜。

3．无晶状体眼接触镜矫正的时间，对于婴幼儿无晶状体眼的矫正应当越早越好，以利于视觉的发育，从而避免弱视的形成或尽早进行有效的弱视治疗。通常在白内障手术后 3 个月左右，角膜曲率达到相对稳定的状态，手术后的反应也已消退，即可验配接触镜。随着手术技术的进步，白内障摘除术切口越来越小，术后反应也越来越轻，验配接触镜的时间还可缩短。

4．对于周边虹膜缺损或瞳孔散大的无晶状体眼，可将接触镜中心区域 3mm 以外的部分染成深棕色，以达到更佳的矫正效果和缓解畏光症状。

二、无晶状体眼接触镜的选择

无晶状体眼往往有手术或外伤的病史，角膜对缺氧的耐受性相对低；对于婴幼儿，镜片最好能够过夜配戴，以避免频繁摘镜与戴镜。因此，无晶状体眼应尽可能选择高透氧的接触镜。

1．硬性透气性接触镜　RGP 镜片的透气性高，对散光的矫正效果好，镜片参数可按个体化的要求订制和修改，特别适用于角膜曲率半径太大或太小者，镜片耐污性强，护理相对简单，相关并发症较少，另外，镜片直径小，不产生皱褶，容易戴镜和摘镜。

2．软性接触镜　软性接触镜具有配戴舒适、适应期短的优点。但水凝胶材料镜片一般透氧性低，多数情况下仅用于日戴方式，通常用于成人无晶状体眼的矫正；硅水凝胶材料镜

笔记

片透氧性高，用于儿童和婴幼儿无晶状体眼的矫正比较理想，其镜片参数可以订制，因此，目前临床应用较多；如果采用长戴方式，则要注意镜片脂质沉着和乳头性结膜炎等并发症的发生。

3. 硅弹性镜片　硅弹性镜片的透氧性高，Dk 值多在 200 以上，可以满足连续配戴 30 天，但因其湿润性差易产生沉淀物，易黏附引起角膜上皮剥脱。目前使用的镜片多经过增加湿润性的处理，提高了其临床应用的安全性。

三、无晶状体眼接触镜的验配要点

（一）硬性透气性接触镜验配要点

1. 诊断性试戴　诊断性试戴对于 RGP 的成功验配有重要意义。

2. 镜片基弧选择　RGP 的基弧多选择角膜曲率半径的平均值与最陡子午线的曲率半径值之间，以达到最佳的镜片稳定和良好的中心定位状态。

3. 镜片光学区直径选择　根据瞳孔的大小和位置选择镜片前、后表面光学区直径的大小，通常选择后表面光学区直径为 7.00～8.50mm 的镜片，前表面光学区直径比后表面光学区直径大 0.50mm，一般为 8.00～8.50mm 之间。

4. 镜片直径选择　根据 RGP 的中心定位情况选择镜片直径，一般在 8.80～10.50mm。如果由于重力的作用镜片向下方偏位，则选择较大直径的镜片。

5. 镜片配适评估　边缘配适状态对于 RGP 的成功验配有重要意义，无晶状体眼的 RGP 配戴要求其边缘翘起的高度较一般 RGP 大，以利于镜下的泪液交换。

6. 由于手术造成角膜形状发生改变，矫正无晶状体眼的高度数正性 RGP 镜片多向颞上方偏位，应选择适当的镜片直径和后表面光学区直径，以保证良好的瞳孔覆盖，达到预期的视觉效果。

7. 除非中心定位不良，一般不采用后表面为散光设计的 RGP。

（二）软性接触镜验配要点

1. 镜片基弧选择

（1）低含水量软镜：基弧一般选择比角膜曲率半径的平均值平 0.70～1.30mm 的镜片。

（2）中含水量软镜：基弧一般选择比角膜曲率半径的平均值平 0.50～1.00mm 的镜片。

（3）高含水量软镜：基弧一般选择比角膜曲率半径的平均值平 0.30mm 的镜片。

2. 镜片直径选择　镜片直径的选择一般在 12.50～14.50mm 之间，而前表面光学区直径一般在 10.00～13.00mm 之间。

3. 镜片设计　前表面非球面的设计的镜片可以减小其中心厚度，增加镜片的透氧性，但可能造成戴镜与摘镜的困难。

4. 由于镜片设计不同，获得的视觉效果也不同，临床验配过程中，可以多试用不同设计的镜片。

（三）硅弹性镜片验配要点

1. 诊断性试戴　由于镜片可连续配戴，因此用于矫正婴幼儿无晶状体眼比较方便，试戴评估前可酌情滴用表面麻醉剂，以减少异物感和利于正确的镜片评估。

2. 镜片配适　镜片应尽量偏松配适，镜片移动度应保持在 2～4mm 之间，以避免镜片与角膜黏着和利于摘镜。

3. 镜片维护　镜片容易产生沉淀物，应特别注意镜片的护理并定期更换新镜片，一般 3～6 个月即应更换新镜片。

4. 随访指导　由于多为婴幼儿无晶状体眼使用，因此定期复诊相当重要，1 岁以内的婴幼儿应保证每星期检查一次，防止严重眼部并发症的发生。

笔记

四、无晶状体眼接触镜应用的研究进展

由于现代眼科的发展，人工晶状体的材料、设计、光学性能、生物相容性以及手术设备、手术技术等方面均有很大的发展；而且角膜屈光手术也已经在全球广泛安全地开展；因此，对于成人和青少年无晶状体眼接触镜的研究在近几年相对少。但是，近10年，对于婴幼儿白内障的治疗已基本达成共识，即尽快手术摘除白内障并进行视功能康复治疗。婴幼儿白内障的发生率在美国为1.5/10 000，澳大利亚为2.2/10 000，英国为3.0/10 000。由于婴幼儿的眼球和屈光系统均处于变化之中，早期不宜植入人工晶体，因此，接触镜的应用对于视功能康复具有重要意义。研究显示，现阶段婴幼儿无晶状体眼接触镜的选择仍以软性接触镜为主，包括硅水凝胶材料镜片和水凝胶材料镜片；RGP镜片由于其众所周知的优势而被越来越多的验配者认同；在美国，仍有大部分婴幼儿无晶状体眼采用硅弹性镜片。

第四节　屈　光　参　差

屈光参差（anisometropia）是指双眼屈光度数相差超过1.0D。一般情况下，双眼屈光度数相差超过2.50D以上会因融像困难而影响双眼视功能；低度数屈光参差，为保持融像，容易引起两眼间调节不平衡，而导致视疲劳和双眼视力降低。由于人眼调节活动是双眼同时性的，对于儿童屈光参差病人，度数较高眼常处于视觉模糊状态，容易引起弱视。

对于屈光参差应积极进行屈光矫正，以达到最佳视力，保持双眼单视功能和减缓视疲劳等症状，特别是对于视觉可塑期的儿童和婴幼儿更是如此。矫正屈光参差时，很重要的一点是需要考虑矫正方法的视网膜物像放大率。正常情况下，双眼物像融合的范围是物像大小相差不超过5%。众所周知，矫正相同度数的屈光不正，如果矫正方法的光学中心越接近眼的主点，那么视网膜物像放大率变化越小，可以减少因融像困难引起的视觉症状。因此，接触镜与角膜屈光手术、人工晶状体一样，在矫正屈光参差时比框架眼镜矫正有优势。

一、屈光参差采用接触镜矫正的光学优势

1. 配戴接触镜其视网膜物像放大率较框架眼镜的放大率变化小，特别是在高度数情况下其优势更明显。

2. 高度角膜性散光眼，用框架眼镜矫正可引起两条子午线上视网膜物像不等，配戴接触镜则可明显减少此现象。

3. 远视眼配戴接触镜较配戴框架眼镜引起的调节少。

4. 配戴接触镜视近引起的集合与正视眼相同。

5. 配戴接触镜矫正屈光参差无视野限制，不存在框架眼镜的环形盲区和环形复视现象。

6. 配戴接触镜矫正屈光参差没有框架眼镜的棱镜效应，像差也相对小，避免视网膜物像的畸变。

二、屈光参差采用接触镜矫正应注意的问题

1. 当接触镜片偏位时可产生眩光。

2. 散光片旋转时，导致镜片性散光或视力减低。

3. 近视眼配戴接触镜较配戴框架眼镜动用的调节多。

笔记

三、屈光参差的接触镜矫正

1．屈光参差的接触镜矫正在配戴前检查、镜片选择、验配技术、配适评估、镜片护理等方面与常规屈光不正的接触镜矫正相同。

2．儿童和婴幼儿屈光参差的接触镜矫正有其特殊性，参见本章相关部分。

四、屈光参差接触镜矫正的研究进展

理论上，对于轴性屈光参差采用接触镜矫正较框架眼镜引起的双眼物像不等要大。但是，Edward 指出这个假说的前提条件是双眼的视网膜感受器在每个眼所占的空间是相同的，但实际上每个眼的视网膜面积并不相等。其后 Winn 的研究也证实了 Edward 的观点，他们认为，不管是轴性屈光参差，还是屈光性屈光参差，配戴接触镜其视网膜物像放大率变化均很小，可以为儿童和婴幼儿提供更好的双眼视觉效果。

第五节 低 视 力

低视力（low vision）是指通过眼科手术、药物和一般的屈光矫正后，病人双眼视力仍低于 0.3 或以中央注视点为中心，视野半径小于或等于 10°。低视力病人主要表现为视功能减退，包括视力低于正常、视野受损和对比敏感度下降，甚至有色觉、暗适应、眼球运动、双眼视觉的异常。

通过对低视力病人的残存视力的有效利用，提高病人活动能力，改善其生活质量的过程称为低视力康复。在美国 40 岁以上人群中，约 250 万人有中度视功能损害，100 万人有严重的视功能损害，其中 30 万为法定的盲人（1994 年），这些视功能损害主要由年龄相关性黄斑病变所致。中国的抽样调查显示，人群中约有 0.58% 为低视力（1987 年），这是一个不小的数量。因此，在全球，当然也包括我们国家，低视力康复任重而道远。

目前，低视力康复方法主要包括使用光学、非光学助视器（typoscope）。接触镜由于其良好的光学特性和相对于任何框架眼镜的明显优点，在矫正圆锥角膜、高度规则或不规则散光等严重影响视功能的疾病等方面发挥了很重要的作用。早在 1936 年，有学者就提出利用接触镜的光学特性制作助视器为低视力病人服务的概念，但几十年的临床应用效果不是太理想，限制了接触镜在低视力助视方面的作用，近 10 年来，随着接触镜材料和加工工艺的发展，高度数接触镜的出现，其临床应用研究有了不少的进展。

一、接触镜在低视力助视方面应用的发展

1936 年，Dallos 提出了在低视力病人应用接触镜的概念。1939 年，Bettman 为 4 名低视力病人试用了接触镜助视系统，当时使用的接触镜为巩膜型镜片。Ludlam 于 1960 年发表了接触镜应用于低视力病人的临床报道，1974 年，Gerstman 通过使用 Fresnel 透镜作为物镜，对低视力的接触镜助视系统进行了改进。1983 年，Jose 报道了应用高放大倍数接触镜助视系统结果。Takahara 于 1992 年将接触镜助视系统用于低视力病人的视远，取得比较满意的临床应用效果。1993 年，Temel 的临床研究结果表明，接触镜助视系统同样可以用于年轻的低视力病人。2001 年，Lavinsky 等将接触镜助视系统应用于 15 名低视力病人，结果显示：接触镜助视系统与传统的 Galileo 式望远镜均可提高病人的视力，在产生同样放大倍率的情况下，两者在提高视力方面没有显著差别，但接触镜助视系统可明显增大病人的视野，正因为在改善视野和美观方面的优点，年轻的低视力病人更青睐接触镜助视系统。

笔记

二、接触镜助视系统的优点

使用接触镜助视系统与传统的 Galileo 式望远镜相比，其最大的优点就是视野较大，例如，传统的 Galileo 式望远镜（Sportieri）由一个 +15.00D 的透镜和一个 40.00D 的透镜相距 3.3cm 而组成，可产生 2 倍的放大，理论上视野为 25°；而同样产生 2 倍放大的接触镜助视系统可以由一个 44.00D 的接触镜和一个 +22.20D 的透镜置于眼镜平面组成，理论上其视野为 50°。Lavinsky 等就是将上述的接触镜助视系统和传统的 Galileo 式望远镜（Sportieri）用于平均年龄为 60.7 岁的低视力病人，检查发现，使用接触镜助视系统的平均视野为 52.1°，而使用传统的 Galileo 式望远镜（Sportieri）的平均视野为 22°。传统的 Galileo 式望远镜的视野窄，通过其视物看的范围小，病人只能手持望远镜用扫描的方式观察，有明显的不舒适感，很大程度上限制了其临床应用。同样放大倍率的接触镜助视系统明显增大了观察视野，可明显改善低视力病人的舒适度，有很好的临床应用前景。其次，使用接触镜助视系统还有一个明显的优点，即美观，它由一个接触镜和一个屈光度数稍大的框架眼镜组成，病人容易接受。但使用接触镜同样有镜片护理等方面的问题。

三、接触镜助视系统的验配要点

1. 诊断性试戴对于接触镜助视系统的成功验配有重要意义。

2. 由于所用接触镜的屈光度数较高，因镜片重力而发生镜片向下偏位多见，验配时应特别注意评估镜片的中心定位、移动度和瞳孔覆盖。

3. 由于镜片一般均较厚，应选择透氧性高的镜片。日戴镜的时间也应向病人交代清楚，以防角膜缺氧的发生。

4. 由于低视力病人的独力活动能力较差，接触镜的配戴、摘取和护理应特别引起注意，必要时可教其家人协助。

四、接触镜在其他特定低视力病人的应用

（一）人工瞳孔设计的接触镜

对于白化病、先天性或外伤性无虹膜、外伤性瞳孔散大或变形等所致的低视力病人，选择配戴人工瞳孔设计的接触镜多可取得预期的效果。

（二）圆锥角膜的接触镜矫正

包括角膜屈光手术后继发性圆锥角膜所致的低视力病人均可采用接触镜达到理想的视觉效果，对于中、晚期的病例可采用专门针对于圆锥角膜特殊设计的接触镜，部分病人可以免除角膜移植手术而一直用接触镜矫正。详见本书第八章。

（三）无晶状体眼

无晶状体而又不能植入人工晶体者应用接触镜矫正有很多优点，首先是其放大倍率小，约为 5%～10%，物像失真少，特别是单眼无晶状体眼配戴接触镜可保持双眼物像的融合和双眼视的功能；其次，接触镜还具有矫正不规则散光、矫正视力好、不影响视野、无成像畸变等优点。详见本章第三节。

（四）高度散光

不管是高度的规则性，还是不规则性散光，也不管是高度角膜散光，还是眼内散光，均可采用接触镜达到比框架眼镜更佳的视力矫正效果。

（五）眼球震颤

不少临床与临床应用研究结果表明，戴用接触镜可能通过完全矫正角膜散光、增加调节和集合、与眼睑的接触抑制了动眼神经核等机制而发挥减轻眼球震颤的作用。

第 十 章

接触镜相关并发症及处理

本章学习要点

- 掌握：角膜接触镜配戴导致的角膜缺氧症状以及接触镜诱发的感染；角膜炎的临床表现、体征、诊断和治疗原则。
- 熟悉：角膜接触镜相关的过敏性角结膜炎和泪膜改变的诊断和治疗。
- 了解：角膜接触镜相关的机械性损伤的处理原则。

关键词 角膜缘新生血管 巨乳头性角结膜炎 细菌性角膜炎 真菌性角膜炎 棘阿米巴放射状神经炎

角膜作为眼球的镜头部分，具有光学性、生物组织结构的生理功能性、神经敏感性等特性，是维持生理功能、敏感接受外界信息、完成视觉成像的一个完整体系。接触镜通过人为改变角膜的光学性以达到其矫正屈光不正、获取清晰成像的目的。但是，接触镜是人体外的物质，其附着在眼表和角膜上，必然改变眼表和角膜的生理环境及其代谢，对眼表和角膜的生物结构的完整性产生一定的侵袭，从而可能诱发各种并发症。

第一节 缺 氧

角膜上皮细胞是代谢非常旺盛、更新非常迅速的细胞，在维持正常生理功能时需要大量的能量和进行有氧代谢。正常情况下，角膜上皮细胞与基质细胞保持信号交换，维持基质的生理稳定。此外，眼表还是上皮和基质代谢产物的循环排泄的出口经路，所有这些特性都是维持整个角膜生理和结构特性的必要条件。接触镜在一定程度上阻隔角膜上皮与外界空气的接触，阻碍代谢产物及废气的交流排泄，因此可以使角膜产生缺氧性损害。

常见的缺氧性损害包括角膜上皮层变薄、细胞紧密连接屏障损害、角膜知觉降低、新生血管、代谢性基质水肿、基质变薄、角膜形状改变以及内皮细胞的损伤等。

一、缺氧引起的角膜上皮损害

缺氧（hypoxia）会使上皮的代谢循环变慢，使代谢性乳酸堆积，离子泵功能低下，降低细胞的增殖能力和整体细胞的代谢功能。临床上，尤其在使用活体共焦显微镜（confocal microscope）观察时，会发现长期配戴角膜镜的人，在细胞层面容易出现上皮细胞的扩大，上皮层数的减少和变薄，上皮层内出现微囊（epithelial microcysts）——这一现象还可以通过裂隙灯检查观察到。

微囊在戴接触镜后1周即可观察到，但一般发展速度很慢，有些人在戴接触镜数月后，

笔记

微囊的数量增多和出现速度增快。

微囊可在低倍镜(×15)下被观察到,多位于角膜中央和偏中央区。在直接焦点照明下,呈现为细小、散在、灰色、不透明的点;而在后部反光照明下,则呈现为透明折射小体。显微镜照片显示,微囊呈一致的圆或卵圆形状。已有数据提示,微囊的直径可能在 20μm 以下。在高倍镜(×40)下,可区别上皮微囊和另一些上皮包涵物,诸如:液泡(外观上与微囊非常相似)。边缘后部反光照明是观察这一体征的最好方法。通过从一侧至另一侧的逐步裂隙扫描,可评估全角膜内的微囊数量。

微囊的数量越多,就越有可能观察到角膜表浅点状染色(staining)。因为微囊从角膜深层浮现至浅表上皮,当微囊破溃时会导致上皮层内的部分缺损,因此可被荧光素染色。

根据微囊在角膜内的分布和数量,有人对其严重度提出分级方法(表 10-1):在高倍显微镜(×40)下确定为微囊时,应先选用低倍镜(一般为 ×10)看清全角膜的基础上,再对细微特征进行确认。在焦点照明下,用 1mm 的裂隙光带从后向前进行扫描,可观察到微囊呈细小灰色的点子。

表 10-1　微囊临床分级

等级	微囊个数	描述和临床注意点
0	0	无微囊
1	1~4	在各型接触镜配戴者中均可见,有时出现在接触镜者
2	5~30	轻微微囊反应,需随访观察
3	31~100	中度微囊反应,需密切随访观察。可见角膜染色,视力可有轻度下降,病人可有不适感
4	>100	重度微囊反应,需介入临床治疗。可见角膜上皮较弥漫的点状染色;视力可有轻度下降;病人可有不适感

如果单纯出现微囊而不伴有角膜上皮缺损,接触镜配戴者大多没有症状。有些接触镜配戴者容易发生过度反应的微囊,此时可能会主诉眼部不适和镜片不能耐受。当微囊数量多时,比如大于 200 个,会有雾视或轻度的视力减退。

微囊处理:只有达到 3、4 级时,才需要临床处理。微囊发生及严重程度与接触镜所致的缺氧/高碳酸状态密切相关。一般情况下,软性接触镜较硬性透氧性接触镜更容易发生缺氧,这是因为硬性透氧性接触镜在瞬目时通过泪泵作用使角膜表面与外界产生空气交流,而软性接触镜泪泵作用较差。另外,硬性接触镜留出的角膜边缘区可直接与空气接触,也使其组织缺氧程度较软镜轻。减少微囊个数的临床措施如下:提高接触镜的 Dk/L 值;减少过夜配戴的频率,如过夜配戴的频率由每晚减少到每周 1 至 2 个晚上;由长戴改为日戴,避免过夜配戴,延长角膜直接提取氧气的时间;由软性接触镜改为硬性透氧性接触镜,产生的微囊个数减少。

微囊的预后较好。当镜片摘除后,上皮的新陈代谢渐恢复正常(上皮耗氧量和厚度趋于正常),细胞规则的有丝分裂重新开始。上皮新陈代谢和生长的复苏,导致了细胞残骸的迁移,是微囊形成的机制。当生理条件恢复健康后,微囊快速向上皮表面迁延。所以在镜片摘除后的几日内可见有更多的微囊。当上皮恢复持续正常的功能时,就不会再有新的微囊产生,原来已产生的微囊就会逐渐减少,直至从角膜上皮层内上消失。

缺氧对上皮的进一步损害,会导致上皮层的紧密连接的屏障功能降低或部分丧失。上皮的紧密连接形成的屏障,是维持角膜生理特性非常重要的条件。这个功能受损,会降低上皮本身的抵御外界侵袭的能力,因此容易产生上皮缺损或溃疡。

笔记

二、角膜知觉降低

角膜是人体知觉最敏感的部位,由三叉神经(trigeminal)的眼支支配。三叉神经眼支通常在角膜缘的靠外侧,在颞侧和鼻侧进入角膜基质的前 1/3 深度,然后逐层分出细支,到达上皮基底层时形成神经丛,再从基底神经丛垂直分出神经末梢到达浅表的上皮细胞之间。神经分支的营养及氧气的无障碍吸取跟上皮的健康关系密切。在长期接触镜配戴者中,尤其是软性接触镜配戴者中,接触镜对氧气代谢产生阻隔,会影响到神经营养和代谢,从而使神经末梢的数量减少,因此角膜知觉会降低。但是,接触镜引起的知觉降低程度一般不会很严重,用 Cochet—Bonnet aesthesiometer 角膜知觉仪测量时,严重者大多在 40mm 左右。

三、新生血管

透明角膜组织内没有血管,角膜缘拱环状的微血管网来自眼动脉的睫状前动脉的巩膜上支所分出的血管网。角膜新生血管(neovascularization)是指毛细血管形成并襻入本无血管的角膜透明区域内。

接触镜诱发的新生血管是角膜组织对缺氧的代偿性反应以及代谢紊乱后相关细胞因子释放的结果。接触镜配戴可使角膜缺氧,乳酸堆积,诱发新生血管。乳酸可能通过两种方式参与接触镜所致的角膜新生血管的发生:①接触镜使角膜缺氧,从而产生乳酸;②过紧配戴的软性接触镜嵌入球结膜,限制了静脉回流,从而导致乳酸在角膜周边堆积。缺氧还会导致一定程度的角膜水肿,也跟上述的代谢紊乱有关,临床上角膜水肿总是发生在新生血管出现之前,一些研究者甚至认为没有角膜水肿的基础,新生血管化是不会发生的。由接触镜所致的角膜水肿可使基质胶原纤维断裂,导致基质变薄、基质软化(基质间的紧密联结降低),降低了物理屏障的作用。代谢的紊乱,还可以是炎性细胞向基质内浸润,尤其是多形核白细胞的浸润,将释放胶原酶、蛋白酶和弹性蛋白酶;这些酶又进一步降解基质,促使血管内皮生长因子的释放和新生血管的产生。

接触镜引起的新生血管,主要分布在紧靠角膜缘附近的周边角膜,细小而且浅表,四周分布较均匀。在出现新生血管时往往还可以观察到角膜缘的轻度充血。但是,严重时也可以引起深层基质的新生血管或血管翳的发生(图 10-1)。

二维码 10-1
动画 接触镜引起的新生血管

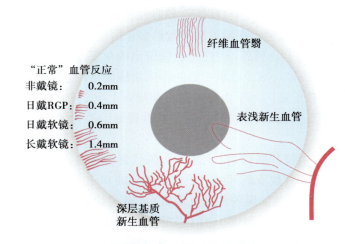

图 10-1   接触镜所致角膜新生血管形态示意图

笔记

(一)表浅新生血管

这是最为常见的接触镜所致的血管反应形式。在正常眼,睫状前动脉的巩膜浅层分支在角膜缘形成表浅呈拱环的微血管网。新生血管由角膜缘血管网呈直角延伸，向着角膜中心环形襻入。这个终末血管襻呈典型的半圆状；其细小的末梢分支渐趋吻合，最后形成角膜缘丰富的血管丛。襻入角膜的血管先形成小血管，继而是毛细血管。在低倍镜下，动脉和静脉都呈相似的外观，而在高倍镜下，便可区分两种血管：毛细静脉通常较动脉处较深的位置，且曲线更盘旋。表浅新生血管很少影响视力，除非血管襻入瞳孔区。

（二）深部基质新生血管

接触镜所致的深部基质新生血管发生在角膜基质内，很少见。它通常不伴有任何急性症状，不易察觉。典型表现为：大滋养血管从角膜缘径直侵入中基质层，继而发展成轻微迂曲的分支，最终末梢吻合形成蓓蕾状的小血管。角膜基质结构损坏时，深部基质新生血管可呈不规则形态。当角膜深部血管出血，有脂质渗入角膜基质时，视力会受损害，严重时需角膜移植术恢复视力。

（三）血管翳

血管翳（pannus）指的是血管性结缔组织由角膜缘长入周边角膜，位于上皮与前弹力层之间，并导致了这两层的分离，通常会引起前弹力膜的损害。术语"微血管翳"指的是从角膜缘长入小于 2.0mm 的血管翳。血管翳有两种形式：活动性（炎症性）和血管纤维化（变性）。这两种形式在接触镜配戴者中都可发生。活动性血管翳与血管无关，是由上皮下炎性细胞引起的。后期，它可能会产生角膜瘢痕。血管纤维化的血管翳由入侵的胶原和脉管组成，并常含有脂肪斑。其临床表现为，充血的脉管规则地长入角膜。血管翳入侵的头端通常含有相当量的纤维组织，因而可用孟加拉玫瑰红染剂染色。这种情况常见于接触镜配戴者合并有上方角膜缘角结膜炎（superior limbic keratoconjunctivitis，SLK）的病例（图 10-2）。

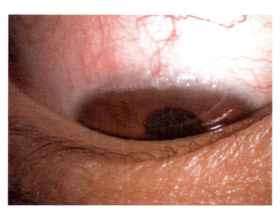

图 10-2　接触镜配戴者合并 SLK

接触镜诱发的新生血管的预后和处理：作为预防来说，选择透氧性良好，机械损伤轻，镜片与眼表曲率匹配和活动度良好的镜片，是预防新生血管发生的关键。另外，护理液的选用，也对新生血管的发生起到一定的作用，特别是护理液中的防腐剂对眼表的毒性，或护理液诱发的过敏性反应，都可能加重眼表的损害，促发新生血管的形成。

当新生血管分布范围较广，如达到两个象限时，或者伴有角膜缘的充血表现时，说明缺氧已经引起临床可观察的炎症反应，应采取措施阻止其新生血管的发展，并使其恢复健康状态。最好的措施是停戴接触镜直至恢复。若新生血管范围较小，炎症表现不明显时，预防新生血管进一步发展的措施是换戴更符合生理反应的镜片。另一办法是更换镜片类型，比如，改用日抛型镜片。若怀疑新生血管或炎症反应合并有其他病理性原因时，应该转诊给角膜病专科医师诊治。

（四）角膜水肿和内皮改变

接触镜引起的角膜水肿（edema）的可能原因有三个：①代谢性水肿；②接触镜与角膜表面的匹配活动差引起的机械性水肿；③内皮细胞障碍性水肿。如上所述，缺氧和乳酸的堆积，会引起慢性水肿，这种水肿程度较轻，但较弥漫。机械性水肿可以比较局限，但程度会较明显。长期接触镜配戴者可以引起内皮细胞数量的减少和密度的降低，这已经有明确的临床观察报道。但是，尚未发现接触镜配戴引起内皮细胞急剧下降甚至引起内皮功能失代偿的严重病例。为了减少接触镜对角膜内皮细胞的影响，选用透氧性好的镜片以及减少配戴时间，显然是需要告知配戴者的必要知识。

第二节   机械性或非感染性损伤

最容易发生机械性损伤的情况是当接触镜与角膜的匹配不佳时，在瞬目过程中，接触镜对角膜表面产生慢性或急性的磨损或划割，从而产生上皮损伤。这种损伤可表现划痕样的上皮缺失或片状的上皮不规则划伤或上皮缺损，通过荧光素染色可以清晰地观察到角膜上皮损伤的形态。另一种机械性损伤方式在配戴硬性接触镜比较常见，即配戴边缘本身已有破损的接触镜，破损的、粗糙的或锐利的边缘像异物一样磨损或刺伤角膜，病人会突然出现剧烈的眼痛、流泪、畏光的表现，临床观察时，在裂隙灯下较容易发现破损的接触镜边缘及其相对应的角膜周边区的划伤痕迹。接触镜的机械性损伤还有一种原因见于水凝胶材料的软镜配戴者，其特征是角膜周边或近中心的一、两个圆形全层角膜上皮的损伤（不伴边缘翘起）或缺损，这种上皮缺损甚至可以诱发溃疡，但是属于无菌性的溃疡，所以也称为培养阴性的角膜周边溃疡（culture-negative peripheral ulcer，CNPU）。病人可有轻度到中度的不适感或异物感，轻度畏光和流泪。体征可包括结膜和角膜缘的充血，以及受损上皮下或边缘的轻度细胞浸润。

接触镜引起的机械性非感染性角膜损伤的直接原因是机械性的损害，临床上通过对接触镜完好情况的检查，接触镜与角膜表面匹配的良好程度以及接触镜配戴时的活动情况进行观察和判断，还可以根据损伤上皮的形态或溃疡的形态做出基本的判断。但是，当无法鉴别角膜损伤是否因接触镜的机械性损伤直接造成时，或怀疑还有其他原发疾病的存在时，尤其是无法判断溃疡是否属于无菌性损伤时，明智的做法是转诊给角膜病专科医师进行合理诊断和治疗。

当接触镜机械性损伤的判断是明确的时候，临床的治疗相对简单，如发现接触镜边缘存在磨损或破损，接触镜上有明显的划痕，或软镜边缘有卷曲等情况时，应该抛弃这些镜片而不能再继续使用。若发现角膜上皮损伤或溃疡，需要停戴接触镜。一般情况，上皮能够在数日内修复。若发现周边无菌性溃疡时，不但需要停戴接触镜，还需要临床较严密的观察，排除感染的可能，必要时需要预防性使用抗生素眼药水或眼膏。在确诊无菌性损伤后，眼部炎症比较明显时，特别是病人主诉比较重时，可以谨慎使用低浓度的激素眼药水，它对改善症状、促进修复是有利的，但需要配合临床的严密观察。

第三节   过敏及非感染性炎症

接触镜是附着在角膜和眼表的镜片。在配戴的过程中，眼表及角膜表面的蛋白质、脂质、脱落的细胞、细胞的排泄物、细菌等微生物会逐步黏附在接触镜上。因此，非一次性抛弃型的接触镜，因为重复配戴，期间都需定期按程序清洗和消毒。但是，清洗很难将附着在镜片上的蛋白质等异常物质彻底去除，而且消毒过程的本身又是蛋白变性变质的过程。因

笔记

此，重复使用后附着在接触镜上的变质蛋白，在重新反复接触眼表组织后，比较容易出现过敏性的变态反应。轻度的过敏（allergy），会引起眼红、异物感。临床检查可观察到结膜不同程度的充血、非特征性的滤泡和乳头的形成，有时可伴随周围浅表新生血管的形成，在血管的头端出现角膜的浅表上皮下浸润，甚至无菌性溃疡等情况。后者的表现与泡性角结膜炎的临床特征类似。

接触镜的长期配戴，加上没按要求更换镜片，特别是软性接触镜的配戴者，会发生慢性过敏。最具特征性的慢性过敏的表现是，出现接触镜关联的过敏性巨乳头性结膜炎（giant papillary conjunctivitis，GPC），表现为上睑结膜巨大乳头的产生。巨乳头性结膜炎一般在较长期配戴接触镜后发生，主诉包括异物感、分泌物增多并伴有眼痒、烧灼感等；还常伴有刺激感和红眼，晨起时内眦部有明显的黏液样分泌物。症状明显时，可以发现上眼睑结膜的炎症反应和直径大于 1mm 的乳头；严重时，配戴者可完全丧失对接触镜的耐受性；早期病人可能不在意，以为是镜片引起的不舒适感，但是临床检查还是可以发现上睑结膜的异常表现。

通常，乳头是发生在结膜上的上皮增生和堆积，常见于睑结膜，尤其以上睑结膜最常见。根据结膜乳头的形态和大小的不同，临床上对其进行分类。微小乳头指的是直径小于 0.3mm 的乳头，约 80% 的正常人可以有微小乳头的存在。乳头增大到 0.3～1.0mm 直径时，称为大乳头，正常人极少有大乳头的存在；巨乳头指乳头直径大于 1mm 者，巨乳头在正常人不会发生。巨乳头不但体积大，还可以相互叠合，严重时布满上睑结膜甚至累及上穹隆部的结膜。出现巨乳头时，常常同时伴有上睑结膜或和球结膜的不同程度的充血。接触镜关联的巨乳头性结膜炎的临床特征，与上睑结膜型的春季卡他性角结膜炎（vernal keratoconjunctivitis）有类似的表现。两者之间有所不同：①诱因不一样，接触镜关联的巨乳头性角结膜炎是因为附着在镜片上的变性蛋白引起的慢性过敏反应，而春季卡他性角结膜炎是人体特别是眼表对环境中的异常过敏物如花粉、粉尘、虫螨等引起的变态反应；②两者的发病过程不一样，接触镜关联的巨乳头性结膜炎往往在不知不觉中慢慢发生，而春季卡他性角结膜炎的季节性发作明显，春秋季节更容易复发，而且表现为速发性；③临床症状和表现形式不一样，春季卡他性角结膜炎发作时，痒的症状非常突出，但接触镜关联的巨乳头性结膜炎的痒的症状不是非常突出；④接触镜关联的巨乳头性结膜炎在停戴接触镜后，症状和体征都会逐渐减轻，乃至自愈，但春季卡他性角结膜炎往往需要长期使用抗过敏药物才能抑制炎症以及预防复发。

就预防而言，应该提醒接触镜配戴者及时更换镜片，一旦发现镜片污浊无法清洗干净时，应该及时更换镜片。用抛弃型的镜片，对减少过敏是非常有利的，有条件的配戴者，应该提倡配戴日抛型或周抛型的镜片。就治疗而言，接触镜诱发的过敏，在症状和体征较轻时，只需要停戴或更换镜片后，症状会较快减轻乃至自愈。炎症比较明显的时候，先停戴，可考虑使用低浓度的激素眼药水，直至炎症完全消退后，再考虑配戴新的镜片。如果发现已经出现巨乳头性结膜炎，应该立即停止配戴并接受抗炎治疗（主要是低浓度的激素眼药水），同时需要定期观察可能产生的并发症。何时可以考虑再度配戴，应该建议配戴者在医生的指导下进行，临床上至少应该在炎症完全消退，乳头平复或浅瘢痕化后再观察一段时间，才可以考虑允许再度配戴。

第四节　感　　染

角膜的感染（infection）是接触镜相关并发症中最严重的一种形式，轻者在感染清除治愈后因产生瘢痕可以影响视力，重者或者感染无法控制时甚至会威胁眼球的存留，必须引

笔记

起充分的重视。接触镜阻碍角膜的有氧代谢、降低角膜正常的防御功能，接触镜也对角膜产生机械性的磨损或划伤，接触镜上容易附着的病原微生物为其侵袭角膜创造了条件，还有，接触镜的消毒液或防护液有时会被污染，这些因素加在一起，都有可能助长病原微生物侵袭角膜从而引起感染。在产商提供的消毒液或防护液被污染时，引起接触镜配戴者的群体性感染，已经在全球范围内有过报道。接触镜引起的角膜感染最常见的病原微生物是细菌，其次是真菌，棘阿米巴也偶可遇到。

一、细菌性角膜炎

资料显示，与接触镜相关的细菌性角膜炎（bacterial keratitis）的病原以革兰染色阴性的铜绿假单胞菌（绿脓杆菌，pseudomonas aeruginosa）最常见，革兰染色阳性菌的草绿色链球菌也曾发现过。最常见的诱因是病人没按规定按时取下接触镜而是违规过夜配戴，镜片保存液被污染也是引起感染另一大诱因。

（一）症状

细菌性角膜炎的症状为眼部感染性炎症反应所诱发的眼部不适，包括眼痛、畏光、流泪、视力严重下降、坏死性分泌物增多等。一般而言，感染性角膜炎的症状缺乏特征性，但初始起病的快慢、症状的严重度、疾病过程的发展速度对诊断和鉴别诊断有较重要的参考价值。

细菌因为繁殖速度快，产生毒素，病原容易导致组织细胞的坏死和组织结构的破坏，因此起病急，发展迅速，症状突出而且严重。革兰阴性菌较阳性菌的角膜炎起病更快，症状和体征更重，发展更迅速。

（二）体征

体征包括非特征性体征和特征性的体征。

非特征性是指眼部因感染引起的炎症表现，包括眼睑水肿，高度的混合性充血或伴有结膜水肿，前房反应出现早而且重，如房水混浊，前房内絮状或火焰状的纤维素渗出，大量的前房积脓（hypopyon）等。

特征性体征包括：角膜内出现化脓性的浸润病灶。细菌性角膜炎的化脓性浸润病灶表现为灰白色或灰黄色，边界不清，密度较高且相对均匀，病灶中心的浸润密度高，延续到溃疡周边时逐渐变淡。当细菌繁殖力强毒性大时，病灶表面可附着不同程度的坏死组织，结膜囊内也可同时出现大量的脓性分泌物。

（三）典型病例

病人因连续配戴 3 天软性接触镜不取下镜片引起的细菌性角膜炎。培养结果为铜绿假单胞菌（绿脓杆菌），该病人的接触镜护理液中也培养出与取自角膜病灶的培养物完全一样的病原（图 10-3）。

（四）诊断和处理

接触镜引起的细菌性角膜炎，特别需要详细询问病史，如接触镜的配戴史，是否超期持续配戴接触镜等，还需要关注护理液的情况，必要时应让病人提供正在使用的护理液进行观察和病原培养。

临床诊断根据病史，眼部炎症的强烈程度，角膜化脓性浸润病灶的特征等依据做出判断。在拟诊细菌性角膜炎后，在启动药物治疗之前，

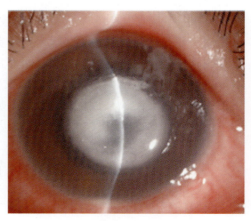

图 10-3　细菌性角膜炎

需要对角膜病灶进行刮片涂片染色进行显微镜观察以及病原培养，以利于建立病原诊断。

　　关于细菌性角膜炎的治疗，国际眼科理事会（International Council of Ophthalmology，ICO）已经提供了明确的、操作性很强的诊疗规范。概括地说，主要的治疗方法是采用局部滴用抗菌药物，药物的第一种选择是采用头孢唑啉 50mg/ml 联合氨基糖苷类（妥布霉素或庆大霉素）9～14mg/ml，还有一种药物选择方式是选用氟喹诺酮类抗菌药如左氧氟沙星 3～5mg/ml，具体参见 ICO 的英文网址：http://www.icoph.org/guide/guidebac.html。

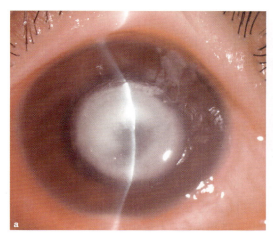
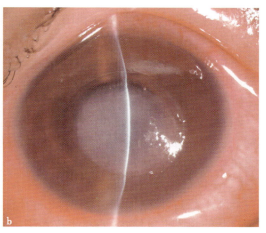
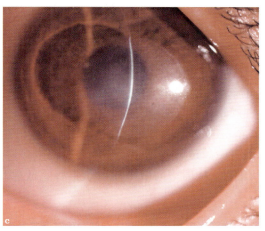

图 10-4　细菌性角膜炎典型病例的治疗过程变化
a. 初诊　b. 治疗 24 小时后　c. 愈合后残留瘢痕

二维码 10-2 PPT　接触镜相关细菌性角膜炎病例诊治经过

　　在怀疑是接触镜引起的细菌性角膜炎时，如果初诊接诊的医师是屈光专业的，强烈建议尽快转诊给角膜病专科医师诊治。因为细菌性角膜炎往往进展很快，任何诊断和治疗的延误都可能对预后产生重要的影响。

二、棘阿米巴性角膜炎

　　棘阿米巴是一种单细胞原虫微生物，独立存在于自然界，生物学分类属于肉足纲原生动物门。常见的生存方式是活动型的滋养体和静止型的包囊两种形式。滋养体大小约16～47μm，能活动，以细菌、真菌、其他单细胞微生物或宿主代谢产物为食物获取营养并进行繁殖。包囊是一种潜伏不动的形式，大小约 10～25μm，有两层纤维素包壁，能耐受一定的温度和酸碱度，环境适应力强，能抵抗含氯的消毒剂和其他抗生素的杀灭作用。

　　棘阿米巴广泛存在于包括自来水、瓶装水、游泳池、热水管、接触镜护理液、土壤和空气

笔记

等环境中。在部分成人或小儿的口腔和咽喉部也能分离到棘阿米巴,但不表现症状。温热季节容易繁殖。人群对该病原有一定的体液免疫力,一般情况下,人体经常与之接触,很少发生感染。

棘阿米巴引起角膜感染的首例病例于1974年报道,之后,世界各地的病例报道相继增多。病例报道增多的原因,既可能与专业人员对该角膜炎的认识提高,使疾病得到正确的诊断率提高有关,也可能与配戴接触镜的人群增多有关。几年前,国外曾发生因接触镜护理液受污染,引起棘阿米巴角膜炎(acanthamoeba keratitis)群发病例的报道。另外,角膜外伤诱发的棘阿米巴性角膜炎在我国并不少见。

引起棘阿米巴角膜炎的诱因,在发达国家最常见的是接触镜配戴,在发展中国家,尽管棘阿米巴角膜炎的主要诱因是外伤特别是植物性外伤,但是接触镜配戴者显然也是一个不可忽视的诱因。

(一)症状

相较于其他角膜炎,棘阿米巴角膜炎的症状与体征不相一致是一重要特征。症状包括疼痛、畏光、刺激症状、异物感、流泪和视力减退。病人有时主述的症状非常突出,特别当病原感染累及角膜神经时,疼痛非常强烈。

(二)体征

棘阿米巴角膜炎的体征常常缺乏特征性,尤其仅累及上皮层时,可表现为上皮的缺损、假树枝状的角膜上皮溃疡、点状上皮着染、上皮线状隆起混浊、上皮内小泡等(表10-2)。这些体征有时容易与上皮型单纯疱疹病毒角膜炎相混淆。

棘阿米巴向角膜深层组织侵犯时,表现为角膜的基质炎症,会出现基质水肿,但细胞浸润较轻。角膜内基质浸润病灶的形式多样,早期缺乏特征性。比较特征性的表现为环形浸润病灶,在浸润灶的边缘形成较密集浸润带或团,但中央部浸润较轻。浸润灶可以略隆起于上皮表面,可以伴有或不伴有角膜上皮的缺损或溃疡。尽管比较容易与基质型单纯疱疹病毒性角膜炎混淆,但仔细观察两者还是有特征性的差异。

放射状神经炎(radial neuritis)尽管较少见,但却是棘阿米巴角膜炎较具特征性的临床表现,常发生在接触镜配戴者中。放射状神经炎表现为单根或多根角膜内神经变粗和混浊,神经径路的周围呈羽毛状混浊,从周边向中央放射状走行。放射状神经炎一旦出现,对临床诊断的参考价值大。

表10-2 棘阿米巴角膜炎的临床症状和体征及其发生频度

特征	发生频度	出现时期
疼痛	++++	早期
环形浸润	+++	中后期
中央基质浸润	+++	中后期
上皮混浊、点状染色阳性、假树枝性溃疡、上皮线状隆起	+++	早期
复发性角膜上皮脱落或缺损	++	早期
角膜知觉减退	++	早期
放射状角膜神经炎	+	早期
巩膜炎	+	早期
局部淋巴结炎	+	早期
前房积脓	+	后期
眼压升高	+	后期

笔记

（三）典型病例

病人配戴软性接触镜 5 年，出现左眼剧烈疼痛、畏光 12 天就诊。裂隙灯下可观察到角膜基质内放射状神经增粗、混浊，神经旁还可见团块状浸润，诊断为棘阿米巴角膜炎（放射状神经炎）（图 10-5）。

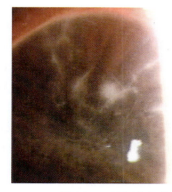

图 10-5　棘阿米巴放射状神经炎

（四）诊断和处理

接触镜引起的棘阿米巴角膜炎，详细询问接触镜的配戴史，有一定的参考价值。

临床诊断主要根据症状与体征的脱节情况，临床上，上皮面胶冻样的浸润隆起，环形浸润和放射状神经炎对临床诊断的价值很大。

病原诊断包括角膜病灶刮取物的涂片，可以发现角膜刮取物经涂片染色后在显微镜下观察到活的滋养体（能看到其蠕动）或双壁包囊。培养，采用不含营养的琼脂培养基并在表面预先涂布大肠埃希杆菌或产气肠杆菌，有利于阿米巴的生长。

到目前为止，临床上仍然缺乏针对棘阿米巴病原的特异性药物。下列药物可供选用参考：二脒类，如羟乙磺酸丙氧苯脒；唑类，如酮康唑、咪康唑；羟乙磺酸丙氧苯脒眼水、多黏菌素眼水、新霉素眼水、短杆菌肽眼水；将氯己定（chlorhexidine）消毒液制成滴眼液，也是常用的治疗药物，而且一些病人用该药效果比较明显。

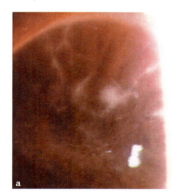
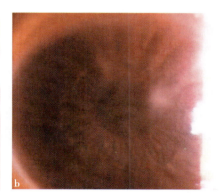

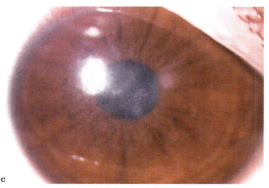

图 10-6　棘阿米巴角膜炎典型病例的治疗过程变化
a. 初诊　b. 治疗 2 周后　c. 愈合后残留瘢痕

与接触镜引起的细菌性角膜炎一样，在怀疑棘阿米巴角膜炎时，也应尽快转诊给角膜病专科医师进行诊治。

笔记

三、真菌性角膜炎

真菌性角膜炎（fungal keratitis）是严重的角膜化脓性感染。外伤，特别是植物性外伤是我国真菌性角膜炎最主要的诱发因素。接触镜作为真菌性角膜炎的诱发因素尽管比较少见，但是持续不规范的配戴，临床上仍可见到。在国外，镜片保存液被真菌污染，引起接触镜配戴者群发真菌性角膜炎的事件，也曾有过报道。

真菌，根据形态学分类，大致分为丝状真菌、酵母菌和双向菌。丝状真菌，主要有镰刀菌、曲霉菌、弯孢霉、链隔孢菌等，是指在培养状态下呈菌丝丛状生长，其分生的孢子（spore）直接生长在菌丝（mycelium）上，是我国引起真菌性角膜炎的最主要病原。酵母菌，最常见的有念珠菌属和隐球菌属，指培养状态下不生长菌丝或仅产生假菌丝的一类真菌，长期不规范配戴接触镜有可能诱发酵母菌感染的真菌性角膜炎。双相菌，指在组织内生长表现为芽胞，在培养状态或组织表面生长表现为菌丝的一类真菌。双相菌引起真菌性角膜炎较少见，已报道的有皮炎芽生菌、组织胞浆菌属。

（一）症状

总体而言，真菌性角膜炎的早期症状较轻，病人主诉有异物感、畏光和一定程度的视力下降，进展相对缓慢。疾病进展到一定程度后，随着病原浸润的范围扩大、深度加深，病人主诉眼痛逐渐加剧。当病原繁殖穿透角膜累及前房时，病人的疼痛主诉明显加重，病人还常主诉额部、枕部及颈部的疼痛，可能与真菌进入前房繁殖引起眼压升高有关。

（二）体征

1. 非特征性体征

（1）眼睑：真菌性角膜炎的炎症反应早期很少波及眼睑，晚期真菌性角膜炎坏死严重时，炎症也可波及眼睑，出现眼睑水肿和假性眼睑下垂的表现。

（2）结膜充血：真菌性角膜的充血表现为睫状或混合型充血，但早期相对细菌性角膜炎的充血程度要轻。因整体充血程度相对较轻，即便充血较明显的区域，血管纹理的走形依然可以辨析。判断充血严重程度的指标是充血的血管密度和波及的范围；充血轻时，血管密度较疏、走行较清晰；充血重时，血管密集时呈绒样，难以辨析血管纹理走行。真菌性角膜炎的早期充血与病灶所在的部位有关，离病灶越近充血越明显，离病灶远的部位充血变轻。

（3）结膜水肿：较少发生。只有当晚期病灶坏死非常明显时可伴有轻度的水肿，几乎不发生球形的结膜水肿。

（4）角膜水肿：在真菌性角膜炎，浸润病灶区域以外的角膜水肿混浊相对较轻，通过比较对照可透见的虹膜纹理或虹膜轮廓清晰程度，有助于判断角膜水肿的严重程度。

（5）角膜后附着物：真菌性角膜炎的早期，角膜后的附着物比较有特征，表现为围绕病灶周围的角膜后出现梅花样的附着物，或在病灶相对应部位出现膜样粗糙的附着物。这类附着物可以是因角膜内感染病灶引起的前房炎症反应所产生的角膜后附着物，也或可能是真菌病原在较早时期即穿透后弹力膜，在角膜后繁殖形成菌斑。

（6）前房反应：真菌性角膜炎引起眼其他部位的炎症反应可以相对较轻，但前房渗出和前房积脓在早期也就比较明显。

2. 特征性体征　角膜内化脓性浸润病灶的特点是真菌性角膜炎的特征性体征，对临床诊断具有极其重要的判断价值。丝状真菌性角膜炎，早期在角膜内主要表现为病原的增殖，但细胞浸润及化脓的表现较轻，此时病灶的主要成分是病原，而炎性细胞浸润相对较轻，病灶表现为浅灰色混浊，浸润灶内的纹理不均匀，仔细辨析可观察到绒毛样的结构。病灶表面较干燥。边缘有细羽毛样混浊或毛刷样边缘，边缘的混浊密度低于病灶本身的密度。另

笔记

外，距离主病灶之外出现较小的性质相同的浸润病灶，即卫星病灶。丝状真菌在角膜内早期以菌丝和芽胞向深层组织内分裂扩增，尽管病灶形成但角膜上皮可完整，不出现溃疡。随着真菌病原在角膜内增殖量的增加，病灶扩大、密度增高，吸引细胞向病灶内浸润，此时的病灶将合并一定程度的化脓性浸润的表现。但是，真菌病原菌丝样结构的生长特点仍然可以在病灶内反映出来，表现为整个病灶整体的浸润密度的不均匀，有些部位浸润密度高，有些部位浸润密度较低，而且在病灶内部也可辨析出绒毛样的结构。病灶的表面较干燥，毛糙不平整，或略隆起。注意病灶的边缘时，常常可以观察到毛刷样或绒毛样的混浊。病程长的真菌性角膜炎，病灶扩展较大，病灶本体内部可表现出不同程度的化脓坏死和溃疡，病灶密度也明显增高，难以辨析病灶内绒毛样的浸润结构，但在病灶的边缘还是比较容易发现羽毛状的细枝。因此，在真菌性角膜炎的后期，病灶边缘的特征，相较病灶本体的表现，对诊断的参考价值更大，需要仔细辨析。

酵母菌引起的真菌性角膜炎，其病灶相对缺乏特征性，酵母菌引起的角膜内浸润病灶密度较高，边界较清晰，一般不表现羽毛状边缘和卫星病灶，有时与革兰阳性细菌（特别是葡萄球菌）性角膜炎性的角膜内病灶有类似之处。但与细菌性角膜炎相比较，酵母菌引起的病灶常常略隆起，病灶表面更干燥，化脓程度较轻。

（三）典型病例

丝状真菌角膜炎的眼前节照相见图 10-7。

（四）诊断和处理

与接触镜关联的真菌性角膜炎，详细询问配戴习惯及消毒方式非常重要，若怀疑保存液可能存在问题时，最好嘱咐病人提供保存液，以便于检查。

角膜浸润病灶的特征，是诊断真菌性角膜炎在临床上非常有价值的依据。浸润灶内的纹理不均匀，包含绒毛样的结构，病灶表面较干燥和毛糙，边缘有细羽毛样混浊等，都有助于真菌性角膜炎的诊断。

辅助检查方面，角膜活体共焦显微镜的检查，对有些丝状真菌性角膜炎，可发现角膜内菌丝样的结构反光，对临床诊断具有非常重要的参考价值。

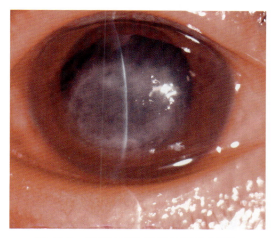

图 10-7　丝状真菌角膜炎的眼前节照相

病原诊断，包括刮去病灶部位的部分组织进行涂片染色镜检以及进行病原培养。

真菌性角膜炎的治疗，首先是采取药物治疗。抗真菌药物主要是两大类，多烯类包括两性霉素 B 和那他霉素，唑类包括伊曲康唑、伏利康唑等。多烯类的用药方式最常采用滴眼液的局部滴用。伊曲康唑常采用口服治疗。伏利康唑也可制成滴眼液使用。

对于重症的真菌性角膜炎，有时采用治疗性角膜移植，可以清除感染、挽救眼球。

在怀疑真菌性角膜炎时，也应尽快转诊给角膜病专科医师进行诊治。

第五节　接触镜对泪膜的影响

一、泪膜

正常情况下，结膜囊内泪液体积为 7μl±2μl，其中白蛋白占蛋白总量 60%，球蛋白和溶菌酶各占 20%。泪液中还含有 IgA、IgG、IgE 等免疫球蛋白，IgA 含量最多，由泪腺中浆细胞分泌。溶菌酶和 γ 球蛋白以及其他抗菌成分共同组成眼表的第一道防御屏障。同时,泪液中也含有各种类型的生长因子。泪液中还含有各种电解质,其中 K^+、Na^+ 和 Cl^- 的浓度高于血浆。泪液中还有少量葡萄糖(5mg/dl)、尿素(0.04mg/dl),其浓度随血液中葡萄糖和尿素水平变化发生相应改变。

就眼表而言,维持正常的视觉和生理功能,除健康完整的上皮层以外,稳定的泪膜层也起着极其重要的作用。结膜囊内的泪液成分通过眼睑瞬目运动使之均匀地在眼表形成泪膜。泪膜从外向内大致上分成脂质层、水样层和黏蛋白层。影响泪膜稳定的因素包括泪膜的组成成分、泪液的渗透压、眼表上皮的平整性以及眼睑的结构和运动等。

泪膜是角膜氧供的主要弥散传载路径,它的正常循环还能润滑眼睑和睫毛,清除代谢产物。在炎症情况下,包括多核白细胞在内的炎性细胞也是通过泪膜到达炎症部位。泪液的减少、泪膜的不稳定,为慢性炎症和感染的发生提供了条件。

接触镜的配戴会降低泪膜的稳定性,扰乱泪膜的结构,改变泪液的分泌量,促使泪液的蒸发,改变泪液渗透压,或因代谢原因使泪液的 pH 值发生改变。为了详细了解这些变化发生的原因和过程,首先需要掌握正常泪膜的生理状况。

(一)正常泪膜的结构、成分和作用

详见第一章第二节。

(二)眼睑在泪液和泪膜中的作用

在接触镜配戴过程中,眼睑的位置和张力会发生改变,因眼睑的主要作用是将泪膜均匀涂布在眼表的表面,所以接触镜配戴者的泪膜涂布会受到一定程度的影响;由于泪液蒸发与睑裂的面积直接成正比关系,所以当接触镜影响到眼睑的位置时也会对泪膜的稳定性产生影响。瞬目在泪液涂布过程中起关键作用,因大部分瞬目是不完全的,而配戴接触镜后不完全瞬目会更加明显。

(三)接触镜配戴后的泪膜变化

接触镜戴入眼表后,会改变原有的泪膜分布情况,在镜片前和镜片后均各形成一层泪膜。镜片前的泪膜表现出各种形态,而且泪膜形态与镜片的材料和设计有关。据观察,含水量高的镜片的泪膜类脂层较稳定;标准厚度镜片比超薄镜片的泪膜较稳定些;镜片直径大些泪膜也较稳定些。

镜片运动也对泪膜产生影响,瞬目初期,软镜变形,降低了对镜后泪膜的压力,瞬目过程中,镜片呈眼睑运动的反向运动,泪膜的厚度增加,所以当镜片材料的弹性模量下降时,病人感觉的舒适度增加,由于软镜的弹性模量比硬镜小,镜后的泪膜能保持相对厚度,所以可能比硬镜舒服。

接触镜一般会加速泪膜破裂,一些研究表明,黏液分布在角膜面的机械作用和因接触镜而破裂的脂质层的机械作用产生干涉,加速了泪液的蒸发,从戴镜后的泪膜图形来看,大部分为不稳定的流水型泪膜图形。

(四)接触镜配戴对泪液性质的影响

1. 蒸发量的改变　配戴良好的镜片一般不会对基础泪液量和反射泪液量产生影响,因此不会影响泪膜的成分。但是接触镜增加了蒸发率,引起泪液向高渗透压方向移动,配戴软镜者蒸发率更加明显,所以使泪膜发生异常。

2. 泪液渗透压的改变　作为等张性 0.9% 氯化钠溶液,其渗透压为 289mmol/L,有研究发现正常泪液渗透压为 300mmol/L,Terry 和 Hill 发现在睡梦时,泪液向低张力方向移动;而在白天眼睛睁开时,向高张力方向移动。Farris 调查了无晶状体眼病人配戴接触镜的泪液渗透压变化,发现所有配戴者的泪液渗透压明显增加。所以可以肯定,接触镜配戴者的泪液渗透压有所增加,使泪液的渗透压向高张力转化。

笔记

3. 泪液蛋白质的改变

在硬镜的适应过程中，泪液总蛋白量下降，但是配戴 1 周后蛋白浓度回到基线水平，那些能舒适地配戴镜片的病人泪液蛋白水平正常。较多研究者发现，接触镜配戴者和眼前部有疾病者均有胞浆素增高的现象，Vannas 等发现角膜接触镜配戴者泪液的胞浆素增高，接触镜停戴后，胞浆素与对照组无区别，因此，胞浆素可能是与接触镜配戴有关的角膜病理因子。

4. 泪液中离子和 pH 值的改变 很多学者研究硬镜配戴过程中泪液的钠、氯、钾水平的改变。在适应过程中，钠和钾的降低与反射性流泪和低张有关。硬镜配戴者的 pH 值无明显增高，而软镜配戴者的 pH 值较明显地向碱性方向移动。如果由于角膜缺氧（如由于配适过紧）而形成乳酸堆积的话，出现向酸性方向移动的可能性就会更为加大。

二、角膜接触镜配戴前的泪液检查

详见第三章第二节。

三、接触镜配戴相关的干眼

干眼（dry eye）是因为不同的原因，使涂布在眼表面的泪膜的水质、黏液和脂质发生量的不足或质的成分改变后，诱发的系列症候群。在戴用软性接触镜的人群中，大约有 20%～30% 会发生干眼症，即接触镜配戴相关的干眼（contact lens related dry eye）。引发干眼的因素有很多，例如，年龄超过 45 岁的中老年人易患此症，人体激素水平的改变也会诱发干眼。研究表明，与接触镜配戴相关的干眼既有泪液动力学（分布）改变的原因，也是泪液的质和量受到影响等因素所致。当配戴软性接触镜的病人睁开眼睛时，与空气直接接触的镜片会产生脱水，脱了水的镜片继而会从镜后泪膜中吸取水分，同时也引起泪液生理的改变，最终导致角膜相应位置的干燥。

配戴薄的、高含水量的长戴型软性接触镜的人群，或工作在干燥环境中的软性接触镜配戴者，或接触镜蛋白沉积严重的配戴者都是与接触镜配戴相关的干眼的高危人群。与接触镜配戴相关的干眼症病人有时没有明显症状，或出现眼部轻微的症状，包括：眼部的干涩感、异物感、易视疲劳、烧灼感，从而迫使病人自己减少配戴时间等；严重的症状会有眼红、流泪，上皮受到一定程度损伤时还可伴有畏光等。

（一）常规检查方法

泪液量的检测常采用试纸法，也称 Schirmer 检测法，也有采用棉丝法测量泪液量的方法。检测泪膜稳定性的常用方法是，通过角膜荧光素染色，观察眼睑睁开到泪膜出现第一条裂痕的时间。需要观察角膜、结膜上皮的完整性时，常通过荧光素（或少用的玫瑰红）染色后，可以观察上皮的缺失或上皮的健康状态。

（二）体征和症状

干眼最常见症状是眼疲劳感、异物感、干涩感，其他症状还有烧灼感、痒感、畏光、红痛、视物模糊、黏丝状分泌物以及眼睑沉重感等。如有上述症状，则应仔细询问病史，寻找可能引起的干眼病因。

裂隙灯下见下睑缘处泪河中断或消失，球结膜失去光泽，增厚水肿、充血。睑裂区角膜或结膜上皮不同程度点状脱落。角膜上皮缺损区荧光素着染。干眼早期轻度影响视力，病情发展后，症状演变为不能忍受，晚期甚至可以出现角膜溃疡、角膜变薄、穿孔，偶有继发细菌感染。溃疡愈合后会遗留角膜瘢痕，严重影响视力。对于怀疑干眼的病人，需行进一步的检查以明确诊断。

（三）处理

包括消除诱因，药物治疗如人工泪液，手术治疗如泪点栓塞术，物理治疗如热敷、瞬目

笔记

训练等方法。

1．人工泪液（artificial tears）　通过增加泪液的量，增加泪液的润滑度，达到治疗干眼的目的，是治疗干眼的首选方法。但是，人工泪液的滴眼所能改善的泪膜状况维持时间短，干眼病人常见的抱怨就是："这种药水只在滴下去的几分钟内有效！"；而某些含防腐剂的人工泪液，更会对角膜上皮产生毒性作用，尤其戴软镜的干眼病人最好使用不含防腐剂的人工泪液。

2．眼膏　尤其是不含防腐剂的眼膏，对维持泪膜稳定性有时优于人工泪液，但眼膏的缺点是使用后会短暂影响视力，所以最好在晚上睡觉之前使用。白天使用，时间点和使用量控制好，可以减少眼膏的不利点。

3．改变接触镜镜片的材料和设计　适当改变接触镜的材料和镜片设计，有时对改善干眼的症状有作用。厚的、中等含水量的软镜会比薄镜片好，例如含水量为 55%，厚度为 0.10～0.12mm 的软镜保持水分功能要好于高含水量的薄的软镜，特别是镜片越薄，越容易脱水。使用抛弃型角膜接触镜对干眼病人有帮助，日抛型（one-day disposable）镜片是目前为止可用于干眼病人的最佳软性角膜接触镜。由于 RGP 镜片不会从泪膜中吸取水分，有干眼倾向的病人配戴 RGP 镜片比较合适，但 RGP 镜片也属于硬性镜片的一种，有些病人配戴时有不适感。

4．泪点栓塞术（punctal occlusion）　目的是通过堵塞泪液的排出通道，增加眼表和结膜囊内的泪液量。有临时堵塞法和永久堵塞法两种。堵塞泪液的排出通道，尽管可以增加泪液的量，但是也会造成代谢产物的局部淤积，从而对眼表产生损害。所以，泪点堵塞法需要跟人工泪液联合使用，以减少代谢产物的损害。

5．物理治疗　如睑部按摩、热敷、瞬目训练等方法，也是治疗干眼病人的辅助疗法之一，物理治疗在必要时每天可重复 2～3 次。

6．改善环境因素　环境因素会加重干眼病人的泪液质和量的进一步改变，也会影响眼部舒适度，如低湿度、低气压、空气污染都会使镜片更易脱水，增加泪液的蒸发。通过增加室内的湿度，已经被证明对缓解干眼的症状有效；泪液中的脂质层对空气中的湿度很敏感，医生要建议病人在家庭和办公场地使用空气湿度加强设备，空气过滤器的使用也会对缓解病人症状有帮助（通过减少空气中的悬浮颗粒）。在高湿度的环境中，有超过 75% 的软镜配戴者感到所有干眼症状的减轻。在室外配戴太阳眼镜，有时也会降低干眼病人的不适程度。对于严重的干眼病人，应建议配戴有防护罩的眼镜（类似于游泳时配戴的游泳镜）。

7．对有干眼病人的角膜接触镜配戴，要特别注意：如果是属于严重干眼的病人，应当禁止配戴接触镜；对于可以配戴接触镜的病人，RGP 镜片是相对理想的选择；同时，应当避免配戴长戴型的镜片以及高含水量、高硅胶成分的镜片。如果是轻度干眼的病人，可建议选择配戴日戴型抛弃型镜片。

（四）预后

在多数情况下，干眼的预后是不确定的。治疗在很大程度上是一种维持的策略。一旦治疗方案确定，定期的随诊和良好的依从性也是治疗成功的关键之一。

实际上，干眼症的病因繁多，病理过程复杂，眼表面的改变、炎症反应、细胞凋亡、性激素水平的改变等都被认为是干眼发生发展的主要因素，然而各因素之间的联系或因果关系尚未完全明了。未来对这些方面的深入研究，将有助于全面了解干眼症的发病机制，为治疗提供理论依据。

（姚玉峰）

二维码 10-3
扫一扫，测一测

笔记

第十一章

接触镜与现代视觉生活

本章学习要点

- 掌握：体育运动时对视觉的要求和选取角膜接触镜的注意事项；接触镜的安全防护措施。
- 熟悉：视屏终端、生活环境对配戴接触镜的影响。
- 了解：接触镜在现在和未来临床诊疗中的前景。

关键词 运动视觉 视频终端 安全防护 可穿戴设备

日常生活的多样化使人们在不同环境、距离、时间的用眼需求不同，接触镜作为一种视力矫正方法，在一些日常生活和活动中比框架眼镜具有更大的优势。相对框架镜而言，接触镜在雨雾，温度变化时具有较好的视觉效果；没有反光和失真，使用眼科仪器和使用面罩等安全设备时更为方便；视野宽广，视觉质量高，美观方便等优点，在生活中广泛应用。在体育运动时，接触镜可明显提高运动员的视力和运动表现。现代"智能化"也扩延到接触镜，衍生出接触镜的新用途。

第一节 接触镜与体育运动

利用现代接触镜技术，可以让屈光不正的运动员获取良好的视觉功能，与配戴框架眼镜相比，配戴接触镜可提高与运动有关的视力技能：如动态视力、深度感觉、外周视力、身体协调和立体定位。表 11-1 总结了在运动时软性角膜接触镜、硬性角膜接触镜、屈光手术及框架眼镜的优缺点。

针对运动员特质及运动特点来选择较为理想的接触镜，使其能在运动环境中保持稳定并在各种眼位和体位下提供稳定视力。

根据研究文献，首先考虑选择软性角膜接触镜，其优点在于：①配戴舒适，不存在适应期或适应时间很短；②镜片直径大，镜片位置相对固定，很少发生移位；③镜片能提供宽阔视野及提高视物清晰度。相比之下，硬性接触镜存有一定的局限：①需要一定的适应时间；②镜片容易发生移位；③在低照明环境下因瞳孔放大而容易出现眩光。因此，对间歇性配戴接触镜进行体育活动，配戴软性接触镜无疑是最佳的选择。

验配原则：为使运动员达到最佳运动状态，配戴接触镜达到最好视力，需矫正所有近视及显性远视，矫正屈光参差，采用散光软性接触镜或 RGP 矫正 0.50D 以上的散光，对接触镜干燥问题者选择较厚，脱水较少的接触镜，色盲运动员选择单一颜色区分的接触镜。长时间运动需选择高透氧性接触镜。

笔记

表 11-1 运动人员几种屈光矫正方式比较

特点	软性接触镜	硬性接触镜	角膜塑形镜	框架眼镜	屈光手术
视野大小	完整	完整	完整	局限	完整
眩光	无	光线暗时	光线暗时	无	有时术后出现
防眩光	仅美容镜片	无	无	是	无
防紫外线	是	是	无	是	无
早期舒适度	好	差	一般	好	一般
长期舒适性	好	好	特别好	好	特别好
需要适应	很少	是的	是的	有时	不
间断配戴	适合	一般不	不	适合	无
一次性使用	可	不可	不可	不	无
丢失风险	低	中	无	低	无
镜片移位风险	低	中	中	高	无
镜片在配戴时风险	低	低	中(镜片偏位所致)	高	中(LASIK上皮瓣移位)
操作损害镜片的风险	高	低	低	低	无
护理容易程度	简单	简单	简单	简单	无
初始费用	低	中	高	中	高
后续费用	高	中	中	无	无
矫正散光费用	高	低	矫正部分散光	低	高
双焦点矫正	折中	中	中	可以	单眼视
雨中使用	好	好	特别好	差	特别好
容易起雾	不	不	不	是	不
容易脏	不	不	不	是	不
并发症风险	低	低	低	无	中等

LASIK:(laser in situ keratomileusis)准分子原位角膜激光磨镶术。

运动环境因素

环境条件可直接影响运动员的镜片的选择。例如在热带地区参与体育活动,需考虑环境中存在的某些病原菌可能导致接触镜相关微生物角膜炎的风险,因此在此类环境下配戴接触镜,镜片的正确使用和护理更为重要。

(一)水上运动

水上运动是指进行水上及水中(深度不超 2m)运动,水上运动时配戴接触镜所需遵循的原则:

(1)如允许,配戴游泳镜。

(2)跳水时闭眼,在水中勿完全睁眼,保持眯眼状态。

(3)出水时,在睁开眼睛前把水从眼部轻轻擦掉。

(4)运动后马上摘除接触镜并用生理盐水冲眼。

(5)使用抛弃型接触镜。

戴接触镜进行水上运动会增加眼部微生物感染的几率。在淡水区域(包括含氯的游泳池水)的常见眼部致病菌为棘阿米巴,而在海水里为嗜盐菌,如溶藻弧菌。如果在运动后能马上摘下接触镜,并按照常规要求进行镜片清洁及消毒,发生眼部感染的概率很低。

进行水上运动时,宜配戴大直径软性接触镜,可提供较好的稳定性。

笔记

（二）高海拔地区

高海拔地区常常具有低温、低湿、低氧含量、高辐射的特点。随着海拔高度的提升，大气氧分压下降，眼睛对镜片的耐受能力也将随海拔的升高而降低，直径大、厚度厚、低含水量的镜片由于镜片位置稳定、脱水较少的特点，表现较佳。故类似短道速滑这种短时间内就可完成的运动，可以选择上述镜片；对于需较长时间在雪地上进行的运动，如马拉松式滑雪，爬山这种需要长时间进行的运动，则推荐选择高透氧的硅水凝胶镜片。

（三）紫外线

高海拔地区紫外线较强，水上运动，沙上或雪上运动会使运动员暴露于过度的紫外线辐射，短时间可导致皮肤晒伤或日光性角膜炎（solar keratitis），长时间可导致白内障和翼状胬肉等。防紫外线的接触镜可用于上述情况，同时配戴防紫外线遮挡护目镜效果会更好些。

（四）沙尘或灰尘环境

大直径的软性接触镜因不易产生移位，为沙尘环境中进行运动的首选，而镜片的含水量和透氧性相比之下为次要考虑因素。硬性角膜接触镜由于镜片移动度较大，灰尘易进入镜片与角膜之间，例如沙滩排球，扬起的沙尘易困于硬性接触镜镜片与角膜之间，故不宜配戴硬性接触镜。

（五）动态运动及高速运动

剧烈的身体运动和高速运动包括：跑步、网球、滑冰、跳伞、骑摩托车、玩滑板等。在这些情况下，镜片需要有较好的稳定性，眼镜或太阳镜在许多极限运动中不适合配戴甚至被禁止配戴。硬性角膜接触镜因较易产生移位而被禁用。软性接触镜方面，需要精确的验配，精确中央定位，减少瞬目后视力模糊，在极度倾斜和身体方面保持镜片稳定。硬性巩膜接触镜可用于水上运动如水球、冲浪等，降低了偏位及丢失的可能。

（六）水下运动

关于潜水时应戴硬性接触镜还是软性接触镜尚有争论，常见的做法是在配戴接触镜的基础上再戴传统面罩。在戴上面罩后，如果配戴硬性接触镜，需减小镜片直径、使镜片边缘稍翘起、选择较松及较平镜片；如果配戴软性接触镜，同样需选择较松及较平配适的镜片，以促进泪液交换，使角膜有充足氧供。

由于水底的压强比大气压高，接触镜配戴者在潜水的过程中，惰性气体，特别是氮气会溶解在身体组织内，由水底游至水面时，由于压强的下降，这些气体从组织中释放出来，在接触镜下表现为微小气泡。造成眼睛不舒适、眩光或视力下降，可能持续若干小时。如果是从较深（>21m）的水底浮出水面，硬性接触镜与角膜之间出现气泡，在出水30分钟后消失并同时在角膜水肿的上皮上留下隐窝。在高压舱减压过程中配戴软性接触镜或硬性接触镜也可能出现气泡，可通过增加瞬目来缓解上述问题。

（七）身体接触运动

参与身体接触运动的运动员处于全身高速并大幅度动作中，还有可能直接相互冲击对脸部和眼睛造成伤害，如拳击，由于触及脸部，配戴接触镜被列为禁忌。但在配戴了防护头盔的情况下，可考虑选择大直径的软性接触镜。硬性接触镜因较易产生移位而被禁用。在此种情况下首选日抛软性接触镜，并准备多副镜片以备镜片丢失。

（八）气流影响

在高速运动中眼睛会收到强烈的气流影响，如跳伞时，配戴接触镜结合防护镜优于戴有度数的防护镜。镜片选择方面，宜选择大直径、低含水量的软性接触镜或硅水凝胶软性接触镜，禁用高含水量软性接触镜。另外，由于跳伞时往往需要极高的注意力，瞬目的频率降低，运动者需养成良好的瞬目习惯以保证正常的泪液交换。

（九）重力影响

在驾驶飞机时因加速度的作用，受到的引力往往为几倍于地球重力。此时宜配戴大直

笔记

径、配适较紧的软性接触镜以达到最佳视觉效果。

（十）耐力运动

对于需要极长时间进行的运动,如航海、登山等,长戴型、高透氧硅水凝胶接触镜为最适合的选择。如果是较为剧烈的运动,镜片稳定性至为重要,不宜配戴小直径的硬性接触镜。

（十一）瞄准运动

如射击、射箭等运动,由于运动者往往要求获得一个稳定的清晰视力,而接触镜通常会在瞬目前后会产生大约持续100ms时间的视力波动,所以这些运动可能不太适合配戴接触镜。

最后要注意提醒体育运动爱好者,适合运动时配戴的软性接触镜参数会与日常配戴的软性接触镜有所不同,在运动结束后,应该及时换上平时配戴的接触镜或框架眼镜,以更好地保护眼睛健康。进行体育运动时应备有额外的接触镜镜片及其护理包,以备不时之需。运动员经常接触污垢、土壤或化学物品等污染物,因此必须强调遵守护理。接触镜配戴者应该充分知道所配戴的镜片的类型及优缺点、戴镜取镜的技术、使用的护理系统和一些配戴常识。具有镜片和护理用品备份。在眼睛受到创伤时,接触镜并不能很好地保护眼睛,运动员在配戴接触镜时需要常规配戴护目镜。

第二节　接触镜与视频终端

各类智能手机或电脑已经革命性地改变了我们的行为,我们统称此类有"刷屏"界面的设备为视频终端(video display terminal, VDT)设备。在使用视频终端时,持续阅读时间增加,平均瞬目次数减少;视频终端的亮度、闪烁、像素、对比度快速变化,人眼的视觉系统需作出适应;视频终端及其界面上阅读内容的动态变化使阅读时眼球运动更加复杂,是扫视、追踪、固视、微颤等多种眼球运动和注视方式的综合。

配戴接触镜使用视频终端时,人往往容易出现视觉疲劳症状,表现为:①视觉症状主要有视物模糊、复视、色觉感知变化等。视物模糊是最常见的症状之一,在近距离工作后出现视远模糊,大多数因调节痉挛引起;如果在视近时歇出现视物模糊,则提示可能是调节幅度下降或调节灵敏度下降;而偶尔出现视近模糊的原因还可能是干眼;②眼部生理症状:主要由有眼痒、眼干、烧灼感、流泪或频繁瞬目等;③光敏感症状:屏幕闪光感、眩光、对光敏感。

VDT会产生一定频谱的电磁辐射,但视频终端所产生的辐射水平远远低于国际安全水平的阈值,并且尚未有任何有效文献指出这些辐射会对使用者造成伤害,故生活中无需使用屏幕防护罩。

在影响舒适度与工作效率的因素中,注视角、注视距离、照明、屈光状态、双眼视状态等视觉因素不可忽视;而工作环境设计、工作台高度、视屏终端设计等视觉相关因素也占有相当的分量。应充分重视如何科学使用视频终端,对使用者的情况应进行综合评估。

第三节　接触镜与生活环境

一、湿度

人体感觉最适宜的湿度(humidity)为40%~60%,一般而言,相对高的湿度对接触镜配戴者没有影响。研究发现软性接触镜、硬性接触镜在相对湿度分别为21%和97%的环境里,镜片与角膜间的黏附力并无区别。故除非在特别干燥的环境里,环境的湿度对接触镜配戴者并无明显影响。然而,对于较薄的、高含水量的接触镜镜片,相对低的湿度环境会加速镜片的脱水及变形,从而影响镜片的清晰度及舒适度,令戴镜者感觉眼干不适。研究发现镜片表面脱水将导致戴镜者泪膜破裂时间缩短以及影响镜片透氧,而镜片表面沉淀物增加、镜片配适过紧等因素都与眼部不适有密切关系。有镜片表面沉淀物而泪膜破裂时间较短的接触镜配戴者,对低湿度的环境会特别敏感。

二、温度

低温环境不影响接触镜的配戴。一般在高温低湿环境下工作,泪液容易蒸发,可能令接触镜干燥程度加快。接触镜在减少高温烧伤方面无明显效果。软性接触镜可能短暂保护角膜缘免于中度的烫伤。

三、大气污染

雾霾中的污染物易导致结膜充血及点状角膜上皮侵蚀;而汽油等挥发类物质则可能导致滤泡性结膜炎或边缘性角膜溃疡。人群对于大气污染物的反应有适应现象。长时间暴露于污染环境中的人群(常住民)与新迁入的人群相比较,眼部症状往往较轻。如果工作生活环境烟尘较多,可考虑缩短接触镜镜片更换周期,以及增加眼罩或面罩保护。

四、化妆品

化妆时化妆品、肥皂、香水、润肤露都有可能黏附在手部皮肤及眼睑皮肤上,并随着戴镜者配戴接触镜时进入眼睛,造成眼部不适。不同化学物质在眼部的残留时间不同,有的甚至会残留一天或更久。造型喷雾等化学物如在喷洒时不慎进入眼睛,则会引起角膜上皮的点状染色,或与镜片黏附,令镜片受损以及引起各种眼部刺激症状。这些存在于化妆品内的色素、油脂、溶剂不仅会造成眼部刺激,同时也可能引起眼部过敏。关于接触镜配戴者如何使用化妆品,总的原则是减少眼部接触。

第四节　接触镜与安全防护

在很多职业中,配戴接触镜会比配戴框架眼镜更具优势,比如对消防员的研究就发现配戴接触镜时使用氧气面罩比戴框架眼镜时方便。环境因素及配戴者的工作状况都可能影响接触镜的安全配戴,其中环境相关危险因素相当复杂,包括化学、物理等方面。

一、接触镜与化学危险

在化学相关危险品存在的场所应有眼睛保护的措施,如护目镜及洗眼台。工作中应严格遵守眼睛保护指南。接触镜不应该替代护目镜,在配戴接触镜时,需要同时配戴护目镜。

化学物品溶液、粉尘或气体一旦进入或接触眼部,常引起眼部损伤。有研究认为当化学性物质接触眼睛后,会被吸附于硬性接触镜的镜片底下,或被软性接触镜所吸收、浓缩,进而释放。但近期的研究发现有害物质释放的浓度非常低,远不及角膜直接接触的浓度高;当然在这种环境下接触镜片需及时被清洁和更换,但并不意味着不允许配戴。长期暴露于化学危险品中可能引起慢性结膜炎和浅表性角膜炎。

软性接触镜对强碱或强酸液体溅入眼球没有任何保护功能,但也不会加重伤害,而高度远视软性接触镜和硬性接触镜则可对角膜提供部分保护作用。一旦眼睛接触到化学性危险物质,应撑开眼睑,并用大量清水冲洗眼睛。接触镜会在化学烧伤时妨碍液体冲洗,应该立即取出再行冲眼,然后到医院接受治疗,并在送院途中持续冲洗。如果接触有害气体、蒸汽、烟、喷雾剂,无论有无眼睛刺激感,均需摘除接触镜,并且对镜片进行彻底冲洗和清洁。如果再次戴入后仍然有不适感,应更换镜片。

笔记

二、接触镜与物理损伤

（一）机械力

眼部机械性损伤通常包括眼球的挫伤、震荡伤、异物伤、擦伤及穿通伤。接触镜可保护眼睛避免微粒损伤，其保护作用取决于接触镜的厚度和硬度，保护作用有一定限度。软性接触镜可防止大气金属细微粒和油滴状微粒损伤，在灰尘场地、封闭空气的场地不能配戴 RGP 角膜接触镜。在受到撞击时，与配戴接触镜相比，配戴框架眼镜受眼外伤的风险更大。

（二）温度

动物实验发现在极低温环境下配戴接触镜不会对眼睛造成伤害，相反接触镜可在低温环境下保护眼睛免受风雪的侵袭。同样在高温状态下，如桑拿环境里（室温可高达 80℃），接触镜亦可以正常配戴，只是当处于高温而低湿度的环境下时，泪膜蒸发率升高，镜片可能会出现脱水的情况，但可以通过增加瞬目来减缓症状。

（三）辐射

辐射能量可分为离子性和非离子性。离子性射线在能量光谱的高频端，它通过撞击电子使电子离开轨道（离子性）。种类和来源有：X 射线和 γ 射线（太阳）、α 微粒（地球射线性）、β 微粒（地球射线性）、中子（地球射线性）和宇宙射线（宇宙 - 外部的空间）。这些射线的强度很弱，对眼睛基本不构成损伤，只有在高强度的辐射状态，如治疗性 X 射线和 γ 射线环境下才有较大伤害，应注意防范。接触镜不影响角膜对离子性射线的反应。

非离子性射线在能量光谱的低频端，不足以产生任何离子。按波长递减顺序排列：无线电波、微波、红外线、可见光、紫外线、X 射线、γ 射线。接触镜对辐射的吸收特性决定了该镜片能否阻挡该频率辐射对眼睛的影响。

紫外线对人体健康的影响越来越引起人们关注。紫外线是指波长在 200～380nm 的光波，紫外线对人眼的损伤主要取决于紫外线波长、接触时间、辐射强度以及人眼自身防卫机制强弱。接触镜与紫外线详见本章第一节。

红外线中的角膜表面温度可升高至 40℃。接触镜片可能因此出现脱水、变形的情况。配戴防护面具能很好避免红外线对眼睛和接触镜的影响。未配戴防护面具的接触镜配戴者，在摘镜前，务必先用生理盐水湿润镜片后再摘除。微波一般不造成眼睛损害，但可能会引起眼干；超声波对眼睛无影响。

三、配戴接触镜出现意外时的应急处理

1. 暴露于刺激性烟雾及蒸汽环境下　及时摘除并清洁、冲洗镜片。

2. 化学性物质溅伤　应撑开眼睑，取出镜片，就地取材，大量清水冲洗眼睛，然后到医院接受治疗。如是腐蚀性较强的化学物品溅入，在送院途中持续冲洗。

3. 沙子等异物入眼　摘除镜片并冲洗眼睛，到医院进行眼部检查。

4. 钝挫伤　立即至医院进行全面的检查及情况评估。

5. 戴镜出现眼红、眼痛等不适　立即停戴接触镜，并向医生咨询。

6. 镜片黏附　可先将镜片润湿后（生理盐水或多瞬目后）再行镜片摘除。摘镜切勿在镜片干燥的状态下进行。

7. 焊接工作　如果在进行焊接工作时没有戴防护镜，应在电光性眼炎发生前尽快摘下接触镜；如果 24 小时后没有出现电光性眼炎症状，可继续配戴。

8. 镜片丢失　在结膜囊的镜片可将其小心推回至角膜表面。找到镜片后应将其彻底清洁并观察其有否损坏。如镜片无损，在彻底清洁后可重新戴上。如戴镜后出现眼睛不适，应向医生咨询。

笔记

事实证据表明,在很多情况下,配戴接触镜较配戴框架眼镜安全。在需要配戴防护设备的环境下,接触镜并不能取代护目镜或防护面罩。

第五节　彩色接触镜与日常生活

彩色接触镜(tinted lens)指的是有颜色的接触镜,可以使镜片易于辨认,帮助改善配戴者外观等。软性接触镜或硬性接触镜均可经过加工制作成为彩色镜片。

硬性接触镜可进行个性化设计,更精确匹配虹膜的颜色和特征,从而实现更加真实的虹膜外观,缺点在于直径较小,不能完整覆盖角膜,而且存在明显的镜片移动,可以采用较大直径的镜片和较紧的配适。软性接触镜可以完全覆盖角膜,中心定位好,在眼表的移动较少,因此特别适合化妆用途。

在镜片上所施加的染色可以是透明的,也可以是不透明的。透明染色可以透过特定波长的光,经虹膜反射后,改变或加深配戴者虹膜颜色。不透明染色可完全阻挡光线进入,可用于美容性的改变眼睛颜色,隐藏角膜或更深层的瘢痕,隐藏虹膜缺陷,弱视或者复视遮盖。也可以在一个镜片上实现部分透明,部分完全不透明的设计。

本节将对这种与日常生活相关的彩色接触镜进行介绍,关于彩色美容治疗性接触镜的临床应用详见本书第八章第四节。

一、镜片设计和应用

(一)操作性染色(handling tints)或可视化染色(lens visibility tints)

操作性染色常应用于软性接触镜上,使软性接触镜可以更容易在镜片盒内被找到或者看到,意外丢失也容易被找到,这类染色非常轻(光吸收度5%～15%),并不改变虹膜颜色,在配戴时可看到角膜边缘镜片颜色与巩膜颜色不同,从而易于找到镜片,使镜片摘戴更加容易,也可采用不同颜色的镜片来分辨左右眼的镜片。

(二)化妆染色镜片(cosmetic tinted lenses)

化妆染色镜片指用于美化正常外观而设计的镜片,可增强或者完全改变眼睛颜色,即使正视眼也经常配戴,作为时尚配饰,目前应用较广泛。最常用的染色是海蓝宝石、蓝色、绿色、棕色和琥珀。化妆有色镜片并不影响视觉和颜色感知,透光率常常在75%～85%之间。最近针对亚洲配戴者引入虹膜增强环的设计概念(图11-1)。亚洲人虹膜水平可视直径平均为11.2mm,此种镜片设计其边缘环的外径为12.5mm,从而产生眼睛增大的效果。

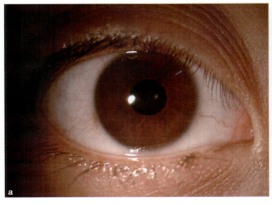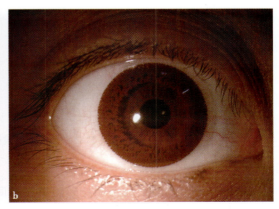

图 11-1　配戴具有虹膜增强环接触镜前后效果对比
a.配戴前　b.配戴后

笔记

（三）戏剧染色眼镜（theatric tinted lenses）

化妆染色镜片通常采用不透明染色，使用特殊设计和染色以产生戏剧效果如狼眼、国旗、心形、星形和笑脸形等，也被称为演出镜片或派对镜片。

二、制作工艺

镜片的染色工艺主要有两种：浸染和共价结合法。浸染为镜片基质膨胀，染料以水溶性形式进入镜片基质后原位形成不溶性染色。共价结合法利用共价键，是染料共价结合于镜片聚合体，在镜片表面形成新的有色的聚合体。浸染产生的镜片比共价结合法产生的镜片更趋于稳定，不易与镜片护理产品的成分发生反应，但缺点是镜片染色密度会略有不同；而共价结合法产生的镜片染色均匀，但色彩较易被镜片护理产品漂白（尤其是含氯的护理液系统）。

不透明染色水凝胶镜片染色工艺主要有：扩布法、分层法、涂层及点阵法。前面两种方法是比较早应用的工艺，扩布法生产的镜片单调且不自然，分层法生产的镜片较厚且硬；而涂层点阵法是近期的创新，使镜片生产更容易，价格更便宜，镜片在明亮灯光下呈现更自然的外观。

三、临床应用

彩色接触镜在临床应用有以下问题需注意：镜片制作方法和染色设计，配适及护理等。

（一）染色分布

接触镜表面的染色分布设计遵循下面四种基本组合（图 11-2）。①是否在接触镜边缘周围留下 1.5mm 的染色带；②有无透明瞳孔，即瞳孔区是否染色。接触镜全染色使瞳孔看起来更加自然，但这产生了一个小但是恒定的着色效果。瞳孔区无染色消除了染色带来的视觉效果，但同时带来瞳孔位置对应问题和尺寸问题，而且随光线强度不同，瞳孔尺寸也随之变化。接触镜边缘周围留下 1.5mm 的染色带可在角膜缘白色巩膜上看见，可能会影响镜片美容效果。

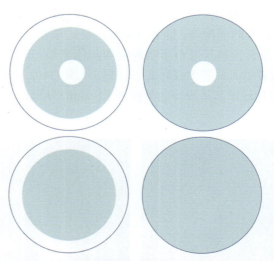

图 11-2　彩色接触镜染色的四种基本组合

（二）配适

彩色接触镜的配适与透明接触镜存在不同，彩色硬性接触镜需要较大的直径以更广泛的覆盖角膜，稍紧的配适以减少镜片移动。彩色软性接触镜也需要边缘更陡峭的设计以较少镜片移动，在配适过程中，需要配戴者在镜子面前观察配戴效果，最好在室内灯光和户外

笔记

自然光下分别观察。

（三）镜片护理

含氯消毒液可以导致一些彩色镜片褪色，其他护理液并未发现此问题，包括过氧化氢消毒液，含醇表面活性剂溶液。使用酸碱和强氧化剂清洁剂可能引起镜片褪色。

一些时尚的配戴者可能拥有多对不同设计和颜色的彩色接触镜，建议在每对接触镜镜片盒上做好标记，避免重复打开，降低储存污染的风险。长期存储接触镜应定期清洁消毒。

（四）透氧性

通过层压结构染色会增加接触镜厚度而减少氧透过率，其他染色工艺如浸染、共价结合法似乎并未影响镜片透氧性。

（五）视觉效果

配戴彩色接触镜可能引起视觉模糊或影响周边视野，在接触镜中心与瞳孔偏心时更加严重，因此不建议开车时使用。有研究显示彩色接触镜会影响静态视野，但不影响色觉和对比敏感度。也有研究发现彩色接触镜可引起高阶像差增加而影响对比敏感度。

（六）更换频率

彩色接触镜目前有每日，每周，每两周，每月的更换模式。更换频率受很多因素影响。经常配戴彩色接触镜应尽可能频繁更换，日抛彩色接触镜是最方便的方式。

（七）镜片沉淀

虽然推荐日抛彩色接触镜，但对于一些彩色接触镜如戏剧彩色接触镜，价格更昂贵，保存时间更长。染色过程中可能改变了接触镜表面电荷，促进蛋白沉积，使镜片更容易产生沉淀，可能会引起眼睛干燥不适，视力下降，镜片变性或磨损。

（八）眼干和不适

染色过程可以改变镜片表面化学特性，降低表面湿润度并导致眼表不适。而着色的不规则可使镜片不适感增加，可以使用眼部润滑剂帮助缓解这些感觉。

四、配戴彩色接触镜的注意事项

新的接触镜染色技术的发展可以实现很多期待的效果，彩色接触镜在日常生活中被大量使用，需要注意的是，配戴用于化妆或娱乐用的零光度彩色接触镜，同样需要进行戴镜前的眼睛健康检查、合理的镜片护理及定期的复查。

必须向所有彩色接触镜配戴者强调镜片并非单纯的装饰品，而是有可能影响眼部健康的医疗器械用品。我们应该根据配戴者的要求、虹膜的颜色、瞳孔大小、可用的色彩、外观的可接受性等多方面因素为配戴者选出合适的彩色镜片类型，同时告知配戴者若镜片护理产品使用不当时可能出现的问题，以及配戴这类镜片对角膜生理潜在的负面影响。

（杨　晓）

二维码 11-1
知识拓展
接触镜与可
穿戴设备

二维码 11-2
扫一扫，测一
测

笔记

附 录 1

与接触镜处方有关的角膜顶点距离换算表

框架眼镜度数	顶点距离（mm）							
	10	11	12	13	10	11	12	13
	正镜				负镜			
4.00	4.12	4.12	4.25	4.25	3.87	3.87	3.87	3.87
4.50	4.75	4.75	4.75	4.75	4.25	4.25	4.25	4.25
5.00	5.25	5.25	5.37	5.37	4.75	4.75	4.75	4.75
5.50	5.75	5.87	5.87	5.87	5.25	5.12	5.12	5.12
6.00	6.37	6.37	6.50	6.50	5.62	5.62	5.62	5.50
6.50	7.00	7.00	7.00	7.12	6.12	6.00	6.00	6.00
7.00	7.50	7.62	7.62	7.75	6.50	6.50	6.50	6.50
7.50	8.12	8.12	8.25	8.25	7.00	6.87	6.87	6.87
8.00	8.75	8.75	8.87	8.87	7.37	7.37	7.25	7.25
8.50	9.25	9.37	9.50	9.50	7.87	7.75	7.75	7.62
9.00	9.87	10.00	10.12	10.25	8.25	8.25	8.12	8.00
9.50	10.50	10.62	10.75	10.87	8.62	8.62	8.50	8.50
10.00	11.12	11.25	11.37	11.50	9.12	9.00	8.87	8.87
10.50	11.75	11.87	12.00	12.12	9.50	9.37	9.37	9.25
11.00	12.37	12.50	12.75	12.87	9.87	9.75	9.75	9.62
11.50	13.00	13.12	13.30	13.50	10.37	10.25	10.12	10.00
12.00	12.62	13.87	14.00	14.25	10.75	10.62	10.50	10.37
12.50	14.25	14.50	14.75	15.00	11.12	11.00	10.87	10.75
13.00	15.00	15.25	15.50	15.62	11.50	11.37	11.25	11.12
13.50	15.62	15.87	16.12	16.37	11.87	11.75	11.62	11.50
14.00	16.25	16.50	16.75	17.12	12.25	12.12	12.00	11.87
14.50	17.00	17.25	17.50	17.87	12.62	12.50	12.37	12.25
15.00	17.75	18.00	18.25	18.62	13.00	12.87	12.75	12.50
15.50	18.25	18.75	19.00	19.37	13.50	13.25	13.00	12.87
16.00	19.00	19.37	19.75	20.25	13.75	13.62	13.50	13.25
16.50	19.75	20.25	20.50	21.00	14.12	14.00	13.75	13.62
17.00	20.50	21.00	21.50	22.00	14.50	14.25	14.12	14.00
17.50	21.25	21.75	22.25	22.75	14.87	14.75	14.50	14.25
18.00	22.00	22.50	23.00	23.50	15.25	15.00	14.75	14.62
18.50	22.75	23.25	23.75	24.50	15.62	15.37	15.12	14.87
19.00	23.50	24.00	24.75	25.25	16.00	15.75	15.50	15.25

笔记

附 录 2

角膜曲率换算表

屈光力（D）	曲率半径（mm）	屈光力（D）	曲率半径（mm）	屈光力（D）	曲率半径（mm）	屈光力（D）	曲率半径（mm）
36.00	9.37	40.25	8.38	44.50	7.58	48.75	6.92
36.12	9.34	40.37	8.36	44.62	7.56	48.87	6.91
36.25	9.31	40.50	8.33	44.75	7.54	49.00	6.89
36.37	9.27	40.62	8.30	44.87	7.52	49.12	6.87
36.50	9.24	40.75	8.28	45.00	7.50	49.25	6.85
36.62	9.21	40.87	8.25	45.12	7.48	49.37	6.84
36.75	9.18	41.00	8.23	45.25	7.46	49.50	6.82
36.87	9.15	41.12	8.20	45.37	7.44	49.62	6.80
37.00	9.12	41.25	8.18	45.50	7.42	49.75	6.78
37.12	9.09	41.37	8.16	45.62	7.40	49.87	6.77
37.25	9.06	41.50	8.13	45.75	7.38	50.00	6.75
37.37	9.03	41.62	8.10	45.87	7.36	50.12	6.73
37.50	9.00	41.75	8.08	46.00	7.34	50.25	6.72
37.62	8.97	41.87	8.06	46.12	7.32	50.37	6.70
37.75	8.94	42.00	8.03	46.25	7.30	50.50	6.68
37.87	8.91	42.12	8.01	46.37	7.28	50.62	6.67
38.00	8.88	42.25	7.99	46.50	7.26	50.75	6.65
38.12	8.85	42.37	7.96	46.62	7.24	50.87	6.63
38.25	8.82	42.50	7.94	46.75	7.22	51.00	6.62
38.37	8.79	42.62	7.92	46.87	7.20	51.12	6.60
38.50	8.76	42.75	7.89	47.00	7.18	51.25	6.58
38.62	8.73	42.87	7.87	47.12	7.16	51.37	6.57
38.75	8.70	43.00	7.85	47.25	7.14	51.50	6.55
38.87	8.68	43.12	7.82	47.37	7.12	51.62	6.54
39.00	8.65	43.25	7.80	47.50	7.10	51.75	6.52
39.12	8.62	43.37	7.78	47.62	7.08	51.87	6.50
39.25	8.59	43.50	7.76	47.75	7.06	52.00	6.49
39.37	8.57	43.62	7.74	47.87	7.05	52.12	6.47
39.50	8.54	43.75	7.71	48.00	7.03	52.25	6.46
39.62	8.51	43.87	7.69	48.12	7.01	52.37	6.44
39.75	8.49	44.00	7.67	48.25	6.99	52.50	6.43
39.87	8.46	44.12	7.65	48.37	6.98	52.62	6.41
40.00	8.43	44.25	7.63	48.50	6.96	52.75	6.40
40.12	8.41	44.37	7.61	48.62	3.94	52.87	6.38

笔记

参考文献

1. 吕帆. 隐形眼镜学. 上海：上海科学技术出版社，1997.

2. 褚仁远　谢培英. 现代角膜塑形学. 北京：北京大学医学出版社，2006.

3. 谢培英. 实用角膜塑形学. 北京：人民卫生出版社，2012.

4. 谢培英. 促进我国现代角膜塑形术的健康发展. 中华眼科杂志，2007，43（8）：676-679.

5. Jane Veys，John Meyler，Ian Davies. Essential Contact Lens Practice. Bahrain：Opticians，2002.

6. Efron N. Contact Lens Complications：Third Edition. Contact Lens Complications. Netherlands：Elsevier，2012.

7. Gasson A，Morris J A. The Contact Lens Manual：A Practical Guide to Fitting. Oxford：Butterworth-Heinemann，2010.

8. Efron N. Contact Lens Practice, 2nd Edition. Oxford：Butterworth-Heinemann，2010.

9. Cary M.Herzberg .An update on orthokeratology-new technology and lens designs are expanding the applications for orthokeratology treatment. Contact Lens Spectrum，2010，1：22-32.

10. Edward S. Bennett, Vinita Allee Henry .Clinical Manual of Contact Lenses.Philadelphia: Lippincott Williams & Wilkins.Fourth.2013.

11. Charman W N. Developments in the correction of presbyopia I：spectacle and contact lenses. Ophthalmic & Physiological Optics the Journal of the British College of Ophthalmic Opticians，2014，34（1）：8.

12. Pérez-Prados R，Piñero D P，Pérez-Cambrodí R J，et al. Soft multifocal simultaneous image contact lenses：a review. Clinical & Experimental Optometry，2016，100（2）：107-127.

13. Smith M J，Walline J J. Controlling myopia progression in children and adolescents. Adolescent Health Medicine & Therapeutics，2015，6：133-140.

14. Walline J J. Myopia Control：A Review. Eye & Contact Lens，2016，42（1）：3-8.

15. Koidoutsiligianni A，Alfonso E，Forster R K. Ulcerative keratitis associated with contact lens wear.. American Journal of Ophthalmology，1986，101（4）：429-433.

16. Dart J K，Stapleton F，Minassian D. Contact lenses and other risk factors in microbial keratitis. Lancet，1991，338（8768）：650-653.

17. Reichert R，Stern G. Quantitative adherence of bacteria to human corneal epithelial cells. Archives of Ophthalmology，1984，102（9）：1394-1395.

18. Wilson L A，Schlitzer R L，Ahearn D G. Pseudomonas corneal ulcers associated with soft contact-lens wear. American Journal of Ophthalmology，1981，92（4）：546-554.

19. Fonn D，Gauthier C A，Pritchard N. Patient preferences and comparative ocular responses to rigid and soft contact lenses.. Optometry & Vision Science Official Publication of the American Academy of Optometry，1996，72（12）：857-863.

20. Solomon O D，Freeman M I，Boshnick E L，et al. A 3-year prospective study of the clinical performance of daily disposable contact lenses compared with frequent replacement and conventional daily wear contact lenses. Clao Journal Official Publication of the Contact Lens Association of Ophthalmologists Inc，1996，22（4）：250-257.

21. Erickson G B，Horn F C，Barney T，et al. Visual performance with sport-tinted contact lenses in natural sunlight. Optometry & Vision Science Official Publication of the American Academy of Optometry，2009，86（5）：509-516.

22. Cullen A P，Dumbleton K A，Chou B R. Contact lenses and acute exposure to ultraviolet radiation. Optometry & Vision Science Official Publication of the American Academy of Optometry，1989，66（6）：407-411.

23. Hiraoka T，Ishii Y，Okamoto F，et al. Influence of cosmetically tinted soft contact lenses on higher-order wavefront aberrations and visual performance. Graefe's Archive for Clinical and Experimental Ophthalmology，2009，247（2）：225-233.

24. Morgan P B，Efron N. Patterns of fitting cosmetically tinted contact lenses. Contact Lens & Anterior Eye the Journal of the British Contact Lens Association，2009，32（5）：207-208.

25. Steinemann T L，Pinninti U，Szczotka L B，et al. Ocular complications associated with the use of cosmetic contact lenses from unlicensed vendors.. Eye & Contact Lens，2003，29（4）：196-200.

26. Morganc P B，Dsc E O，Woodsc C A. An international survey of contact lens prescribi. Clinical & Experimental Optometry，2011，94（1）：87-92.

N- 乙烯基吡咯烷酮	n-vinyl pyrrolidone，NVP	46
V 形规	V-goove gauge	86
Wilhelmy 板法	Wilhelmy plate	50

B

孢子	spore	184
绷带	bandage	147
比重	gravity	48
边缘翘起	edge lift	79
表面清洁剂	surfactant cleaner	72
表面张力	surface tension	49
不透明彩色镜片	opaque tinted lens	151

C

彩色接触镜	tinted lens	195
残余散光	residual astigmatism	121
操作性染色	handling tints	195
长戴型	extended wear，EW	66
车削	lathe	60
车削法	lathe cutting	59
持续配戴型	continuous wear，CW	66
传统型	traditional	66
醋酸丁酸纤维素	cellulose acetate butyrate，CAB	2，80
萃取	extraction	60
春季卡他性角结膜炎	vernal keratoconjunctivitis	179

D

大泡性角膜病变	bullous keratopathy	149
戴镜验光	over refraction	42，69
单体	monomer	44
单眼视	monoblepsis	163
等效球镜度	spherical equivalent，SE	29
等效氧分压	equivalent oxygen percentage，EOP	13，53
低视力	low vision	170
滴液附着实验	sessile drop	50
第二弧曲率半径	secondary curve radii，SCR	133
顶点间隙配适	apical clearance fit，ACF	91
顶点距离	vertex distance	19
顶点平行配适	apical alignment fit，AAF	91
动态稳定法	dynamic stabilization	125

对二氯基氨磺酰苯甲酸	halaone	71
顿挫型	forme fruste	138
多功能护理液	multi-purpose solutions	72
多焦点接触镜	multifocal contact lens	164
多形变	polymegthism	8

E

儿童屈光不正问卷调查评分	pediatric refractive error profile，PREP	160
二氯异氰尿酸钠	halane	71

F

反转弧	reverse curve	104
放大镜	magnifier	87
非球面	aspherical	55
非球面接触镜	aspheric contact lens	165
非球面性	asphericity	14
非中心区双凸透镜成形法	eccentric lenticulation	125
氟多聚体	fluoropolymers	80，81
氟硅丙烯酸酯	fluorosilicone acrylates，FSA	80，81
覆盖度	coverage	68
放射状神经炎	radial neuritis	182

G

干眼	dry eye	150，187
感染	infection	179
刚度	stiffness	48
巩膜	sclera	10
共焦显微镜	confocal microscope	174
共聚物	copolymer	45
光学区	optical zone，OZ	55
硅水凝胶	silicon hydrogel	47
硅氧烷甲基丙烯酸酯	siloxanyl methacrylate copolymers，SiMA	80，81
国际眼科理事会	International Council of Ophthalmology，ICO	181
过敏	allergy	179

H

含水量	water content	51
后表面光学区的曲率半径	back optical zone radius，BOZR	18
后表面光学区	back optical zone，BOZ	55
后弹力层	Descemet's membrane	7
后顶点屈光力	back optical power，BVP	18
后环曲面	back toric	126
厚度计	dial gauge	87
弧矢高度	sagittal depth	58
化妆染色镜片	cosmetic tinted lenses	195
环曲面镜	toric lens	123
环曲面性	toricity	15

J

基弧	base curve，BC	20，55，104
基质层	stroma	7

棘阿米巴角膜炎	acanthamoeba keratitis	182
计算机辅助角膜地形仪	computer-assisted videokeratography	16
甲基丙烯酸甲酯	methyl methacrylate，MMA	45
甲基丙烯酸羟乙酯	hydroxyethyl methacrylate，HEMA	2，46
睑结膜	palpebral conjunctiva	9
交替视	alternating/translating vision	164
焦度计	lensometer	18，63，85
角结膜干燥症	keratoconjunctivitis sicca	150
角膜	cornea	6
角膜变形综合征	corneal warpage syndrome	14
角膜地形	corneal topography	14
角膜顶点	corneal apex	14
角膜曲率计法	keratometry	15
角膜散光	corneal astigmatism	121
角膜塑形术	orthokeratology，ortho-K	101
角膜缘	limbus	6
接触镜护理	contact lens care	70
接触镜配戴相关的干眼	contact lens related dry eye	187
接合部	blend	94
结膜	conjunctiva	9
睫状肌麻痹	cycloplegia	159
镜片直径	lens diameter or overall diameter	58
镜片总直径	overall diameter	105
巨乳头性结膜炎	giant papillary conjunctivitis，GPC	179
聚合	polymerization	45
聚合物	polymer	44
聚甲基丙烯酸甲酯	polymethylmethacrylate，PMMA	2，80，101
聚甲基丙烯酸羟乙酯	poly-hydroxyethylmethacrylate，PHEMA	46
聚乙烯醇	polyvinyl alcohol，PVA	47
菌丝	mycelium	184

K

抗张强度	tensile strength	48
可见虹膜横径	horizontal visible iris diameter，HVID	31，108
可见虹膜纵径	vertical visible iris diameter，VVID	31
可视化染色	lens visibility tints	195

L

老视	presbyopia	161
泪河	tear meniscus	8
泪膜	tear film	8
泪膜破裂时间	tear break up time，TBUT/BUT	34
泪囊	lacrimal sac	8
泪腺	lacrimal gland	8
泪液镜	lacrimal lens	18，20
离心率	eccentricity，e	15，76
离子性	ionic charge	51
理想长戴	ideal extended wear	13
理想日戴	ideal daily wear	13
良好制造	good manufacture program，GMP	59
临界氧需求	critical oxygen requirement，COR	13
氯己定	chlorhexidine	183

M

| 灭菌 | sterilization | 60 |
| 模压法 | cast molding | 62 |

N

内皮泵	endothelium pump	7
内皮层	endothelium	7
逆规散光	astigmatism against the rule	122

P

抛光	polish	60
抛弃型	disposable	66
配戴者教育	patient education	69
配适陡峭	steep fit	93
配适平坦	flat fit	93
配适适宜	optimum fit	92
培养阴性的角膜周边溃疡	culture-negative peripheral ulcer，CNPU	178
频繁更换型	frequent replacement	66
平行弧	alignment curve	105

Q

气泡俘获法	captive bubble	50
前表面光学区的曲率半径	front optical zone radius，FOZR	18
前弹力层	Bowman's membrane	7
前表面光学区	front optical zone，FOZ	56
前环曲面镜	anterior surface toric lens	132
倾斜面	bevel	79
穹隆结膜	fornical conjunctiva	9
球结膜	bulbar conjunctiva	9
球面	spherical	55
球形锥	globus cone	138
曲率仪	radiuscope	65，82
屈光参差	anisometropia	158，169
屈光度	diopter，D	80
屈光力	power	80
缺氧	hypoxia	174
前房积脓	hypopyon	180

R

染色	staining	175
人工晶状体	intraocular lens	158
人工泪液	artificial tears	188
人工瞳孔	artificial pupil	151
日戴型	daily wear，DW	66
日光性角膜炎	solar keratitis	191
日抛型	one-day disposable	188
乳头形锥	nipple cone	138
软性接触镜	soft contact lens	44
软 - 硬结合镜片	hybrid softperm lenses	143，159
软 - 硬组合型接触镜	Piggy-back	143

弱视	amblyopia	151

S

三叉神经	trigeminal	176
三棱镜稳定法	prism ballast	124
散光	astigmatism	121
色盲	achromatopsia	172
色弱	color amblyopia	172
上方角膜缘角结膜炎	superior limbic keratoconjunctivitis，SLK	177
上皮层	epithelium	7
上推下睑试验	push-up test	69
摄影角膜镜法	photokeratoscopy	15
生理性	physiologic	122
生理盐水	saline solution	63
湿度	humidity	192
湿房	wet cell	63
湿润角	angle of wetting	49
湿润性	wettability	49
视力	visual acuity，VA	35
视频终端	video display terminal，VDT	192
双边削薄法	thick-thin zones	125
双环曲面镜	bitoric lens	133
双焦点接触镜	bifocal contact lens	164
双削薄镜片	double slab-off lens	125
水合	hydration	60
水合氯醛	chloral hydrate	159
水凝胶	hydrogel	44
水肿	edema	14，178
顺规散光	astigmatism with the rule	122
瞬目	blink	8
随访	follow-up	70
缩径镜片	lenticular lens	55

T

弹性模量	modulus of elasticity	48
弹性配戴	flexible wear，FW	96
铜绿假单胞菌	pseudomonas aeruginosa	180
同时视	simultaneous vision	164
同心双焦点接触镜	concentric bifocal contact lens	165
瞳孔	pupil	10
投影仪	projection magnifier	86
透明度	transparency	48
椭圆形锥	oval cone	138

W

微波	microwave	71
微囊	epithelial microcysts	174
稳定性软镜模压法	stabilized soft molding，SSM	62
无晶状体眼	aphakic eye	167
雾视接受试验	blur acceptance test	163

X

西瓜子原理	watermelon seed principle	125
吸水性	water imbibition	51
戏剧染色眼镜	theatric tinted lenses	196
细菌性角膜炎	bacterial keratitis	180
相对眼镜放大	relative spectacle magnification，RSM	26
相干光断层成像	optical coherence tomography，OCT	17
新生血管	neovascularization	176
斜轴散光	oblique astigmatism	122
形状因子	shape factor，SF	40，76
修正	revised	62
旋转成型技术	spin-casting technique	3
旋转浇铸法	spin casting	61
旋转试验	twist test	129
眩光	glare	164
血管翳	pannus	177

Y

衍射式接触镜	diffractive contact lens	165
眼（总）散光	total astigmatism of the eye	121
眼睑	eye lid	9
眼镜放大率	spectacle magnification	25
眼球筋膜	Tenon's capsule	10
眼球震颤	nystagmus	158
氧传导性	oxygen transmissibility	12
氧通透性	oxygen permeability	12
移动度	movement	68
荧光素染色显像	fluorescein pattern，FLP	93
硬度	hardness	48
硬性接触镜	hard contact lens，HCL	74
硬性透气性接触镜	rigid gas permeable contact lens，RGPCL	4，74
有效屈光力	effective power	19
诱导性	induced	122
圆锥角膜	keratoconus	137

Z

折射率	refractive index	49
真菌性角膜炎	fungal keratitis	184
诊断镜	diagnostic lenses	35，41
中心定位	position	68
周边弧	peripheral curve	105
周边弧曲率半径	peripheral curve radii，PCR	133
周边稳定法	peri-ballasting	125
助视器	typoscope	170
着色	tinting	60
紫外线	ultraviolet radiation	71
左加右减	left add and right subtract，LARS	128